これはネズミの
実験です

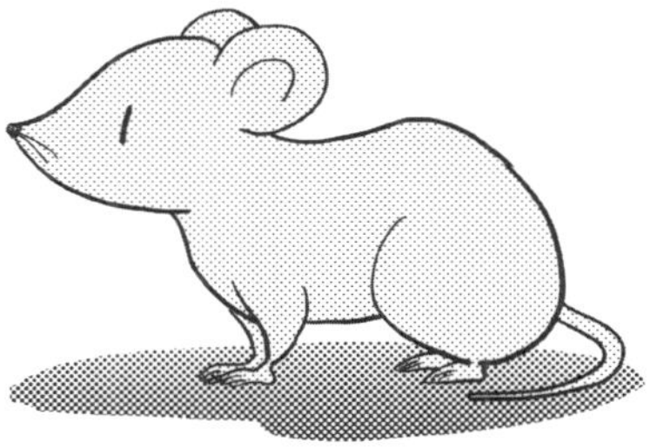

プロローグ①
世にも奇妙なネズミたち

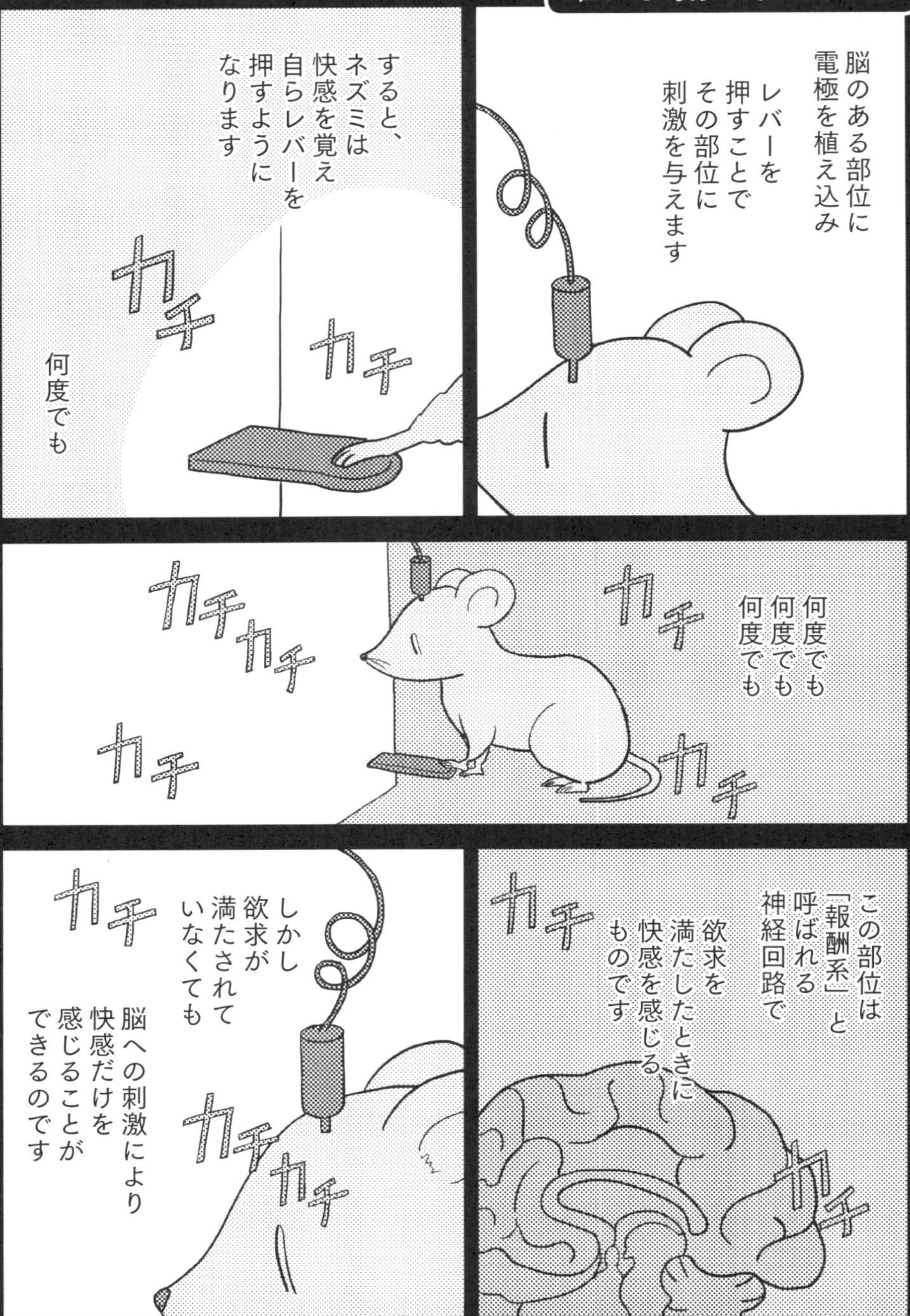

脳のある部位に電極を植え込み
レバーを押すことでその部位に刺激を与えます
すると、ネズミは快感を覚え自らレバーを押すようになります
カチ
カチ
何度でも
何度でも何度でも何度でも
カチ
カチカチ
カチ
カチ
この部位は「報酬系」と呼ばれる神経回路で
欲求を満たしたときに快感を感じるものです
カチ
カチ
しかし欲求が満たされていなくても
脳への刺激により快感だけを感じることができるのです
カチ
カチ
カチ

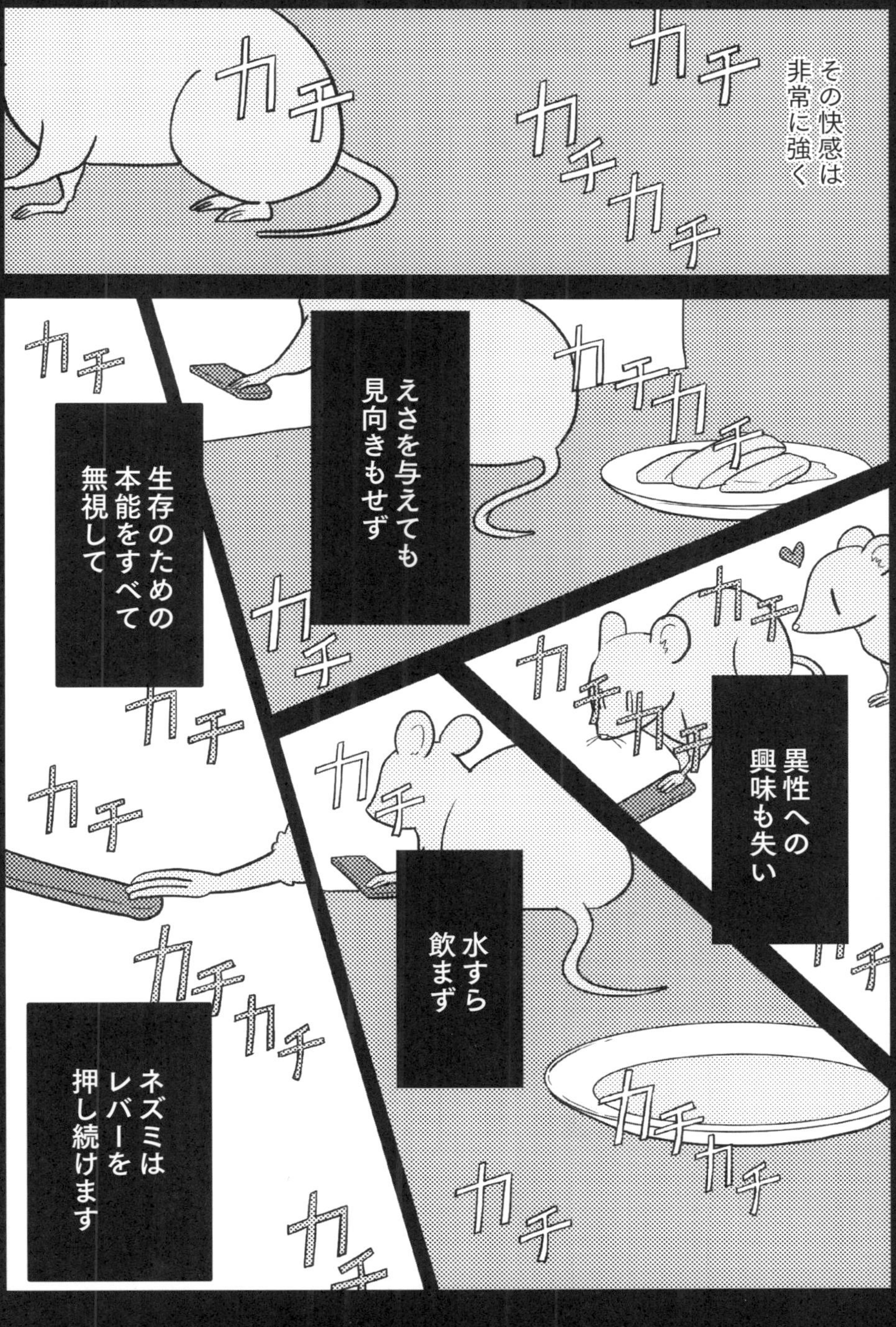
その快感は
非常に強く
カチ
カチ
カチ
カチ
えさを与えても
見向きもせず
カチ
カチ
異性への
興味も失い
カチ
水すら
飲まず
カチ
カチ
生存のための
本能をすべて
無視して
カチ
カチ
カチ
ネズミは
レバーを
押し続けます
カチ

「本当は何も
満たされて
いないのに」

狂ったように
レバーを
押し続け

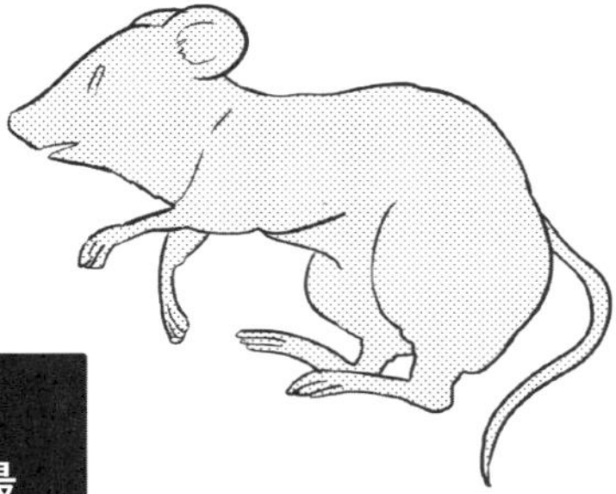

最後には
死んでしまう
ものもいる

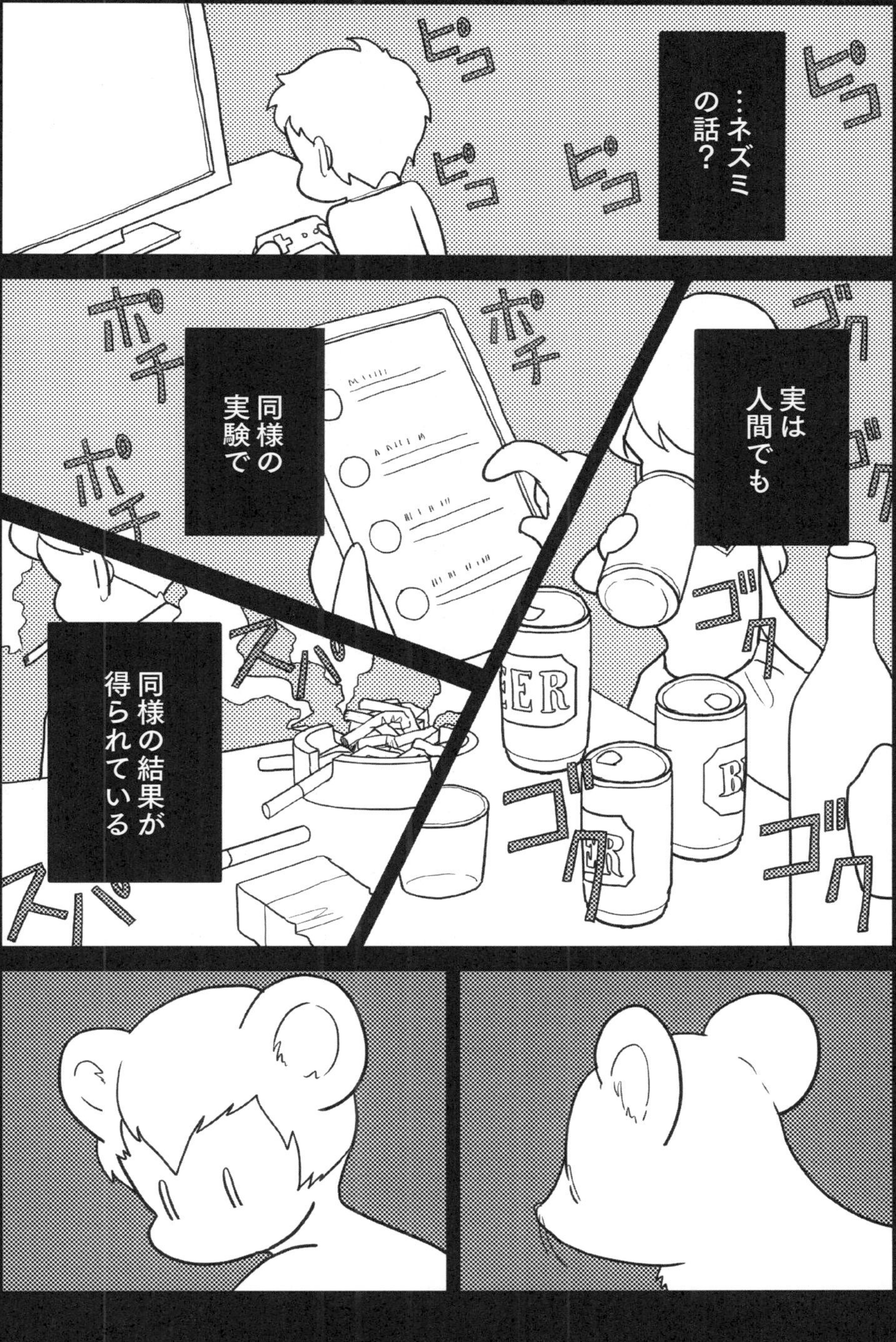

ピコ
…ネズミの話？
ピコ
ピコ
ピコ
ゴクゴク
実は人間でも
ゴクゴク
ゴクゴク
ゴクゴク
ポチ
ポチ
同様の実験で
ポチ
スパ
同様の結果が得られている
スパ

これは

人間の話なのです

プロローグ②
誰にとっても身近なプチ依存

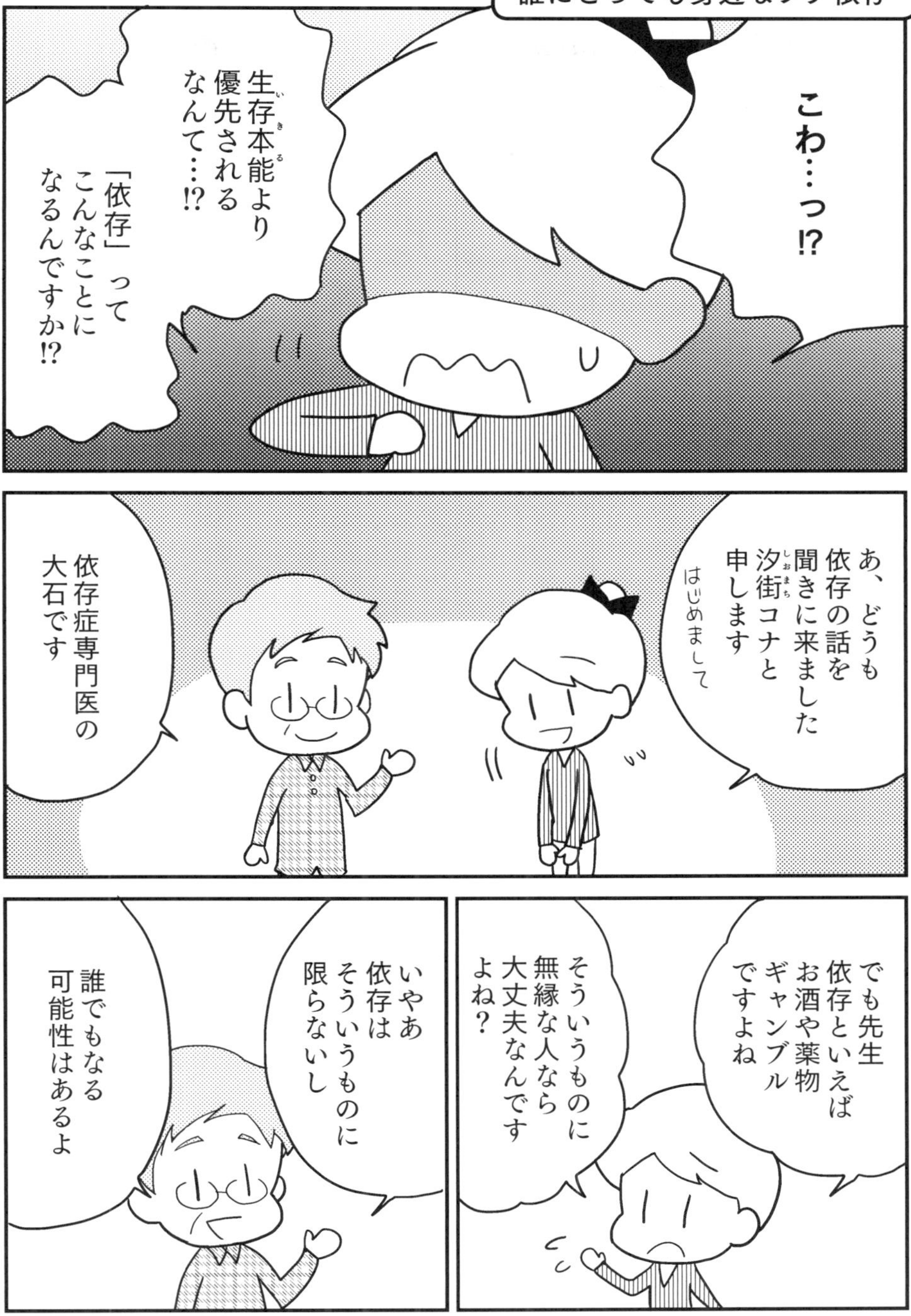
こわ…っ⁉
生存本能《いきる》より優先されるなんて…⁉
「依存」ってこんなことになるんですか⁉
あ、どうも依存の話を聞きに来ました汐街《しおまち》コナと申します
はじめまして
依存症専門医の大石です
でも先生依存といえばお酒や薬物ギャンブルですよね
そういうものに無縁な人なら大丈夫なんですよね？
いやあ依存はそういうものに限らないし
誰でもなる可能性はあるよ

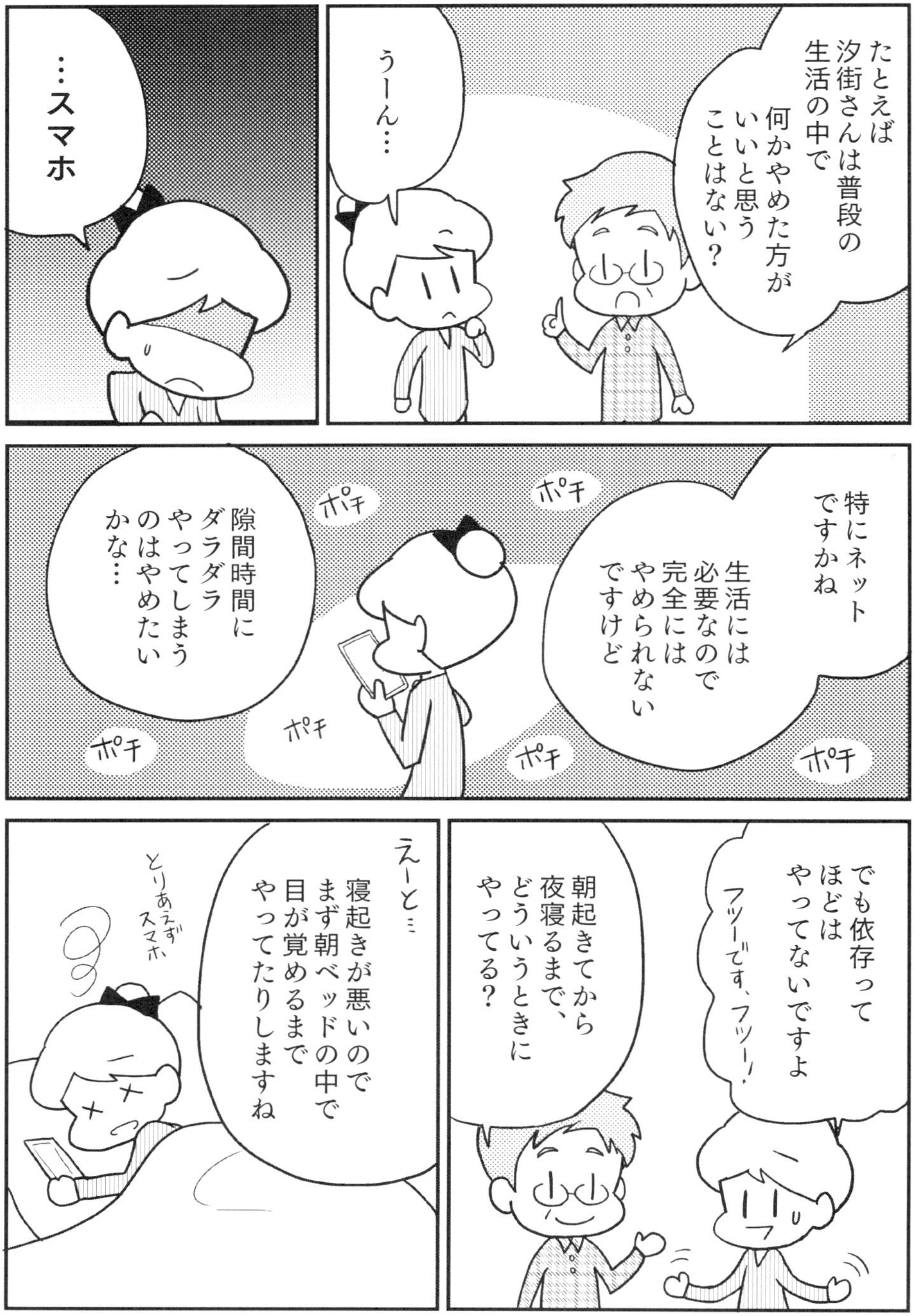
たとえば汐街さんは普段の生活の中で
何かやめた方がいいと思うことはない？
うーん…
…スマホ
特にネットですかね
生活には必要なので完全にはやめられないですけど
ポチ
ポチ
ポチ
ポチ
ポチ
ポチ
隙間時間にダラダラやってしまうのはやめたいかな…
でも依存ってほどはやってないですよ
フツーです、フツー！
朝起きてから夜寝るまで、どういうときにやってる？
えーと…
寝起きが悪いのでまず朝ベッドの中で目が覚めるまでやってたりしますね
とりあえずスマホ

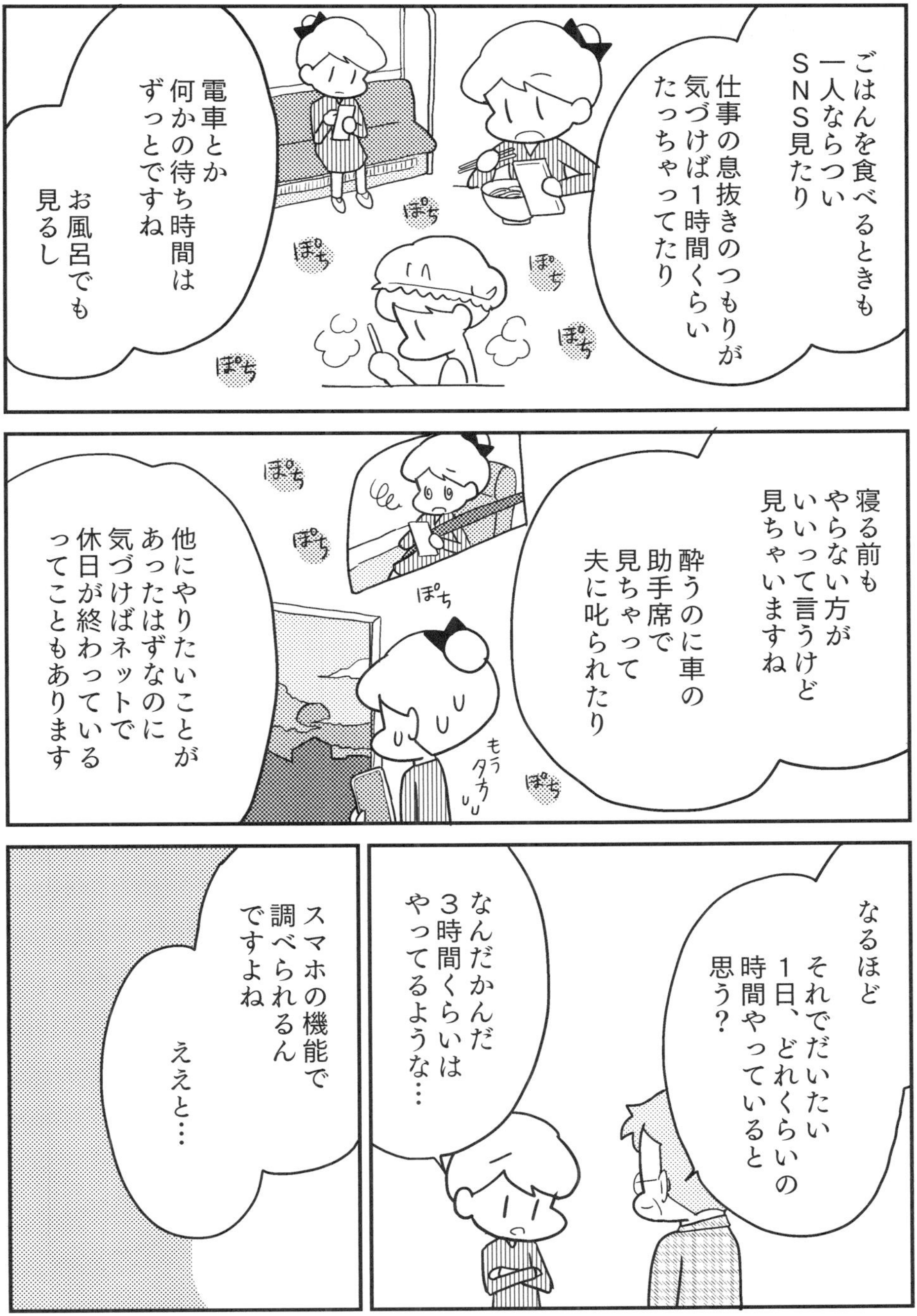
ごはんを食べるときも
一人ならつい
SNS見たり
仕事の息抜きのつもりが
気づけば1時間くらい
たっちゃってたり
電車とか
何かの待ち時間は
ずっとですね
お風呂でも
見るし
ぽち
ぽち
ぽち
ぽち
ぽち
寝る前も
やらない方が
いいって言うけど
見ちゃいますね
酔うのに車の
助手席で
見ちゃって
夫に叱られたり
他にやりたいことが
あったはずなのに
気づけばネットで
休日が終わっている
ってこともあります
ぽち
ぽち
ぽち
ぽち
なるほど
それでだいたい
1日、どれくらいの
時間やっていると
思う？
なんだかんだ
3時間くらいは
やってるような…
スマホの機能で
調べられるん
ですよね
ええと…

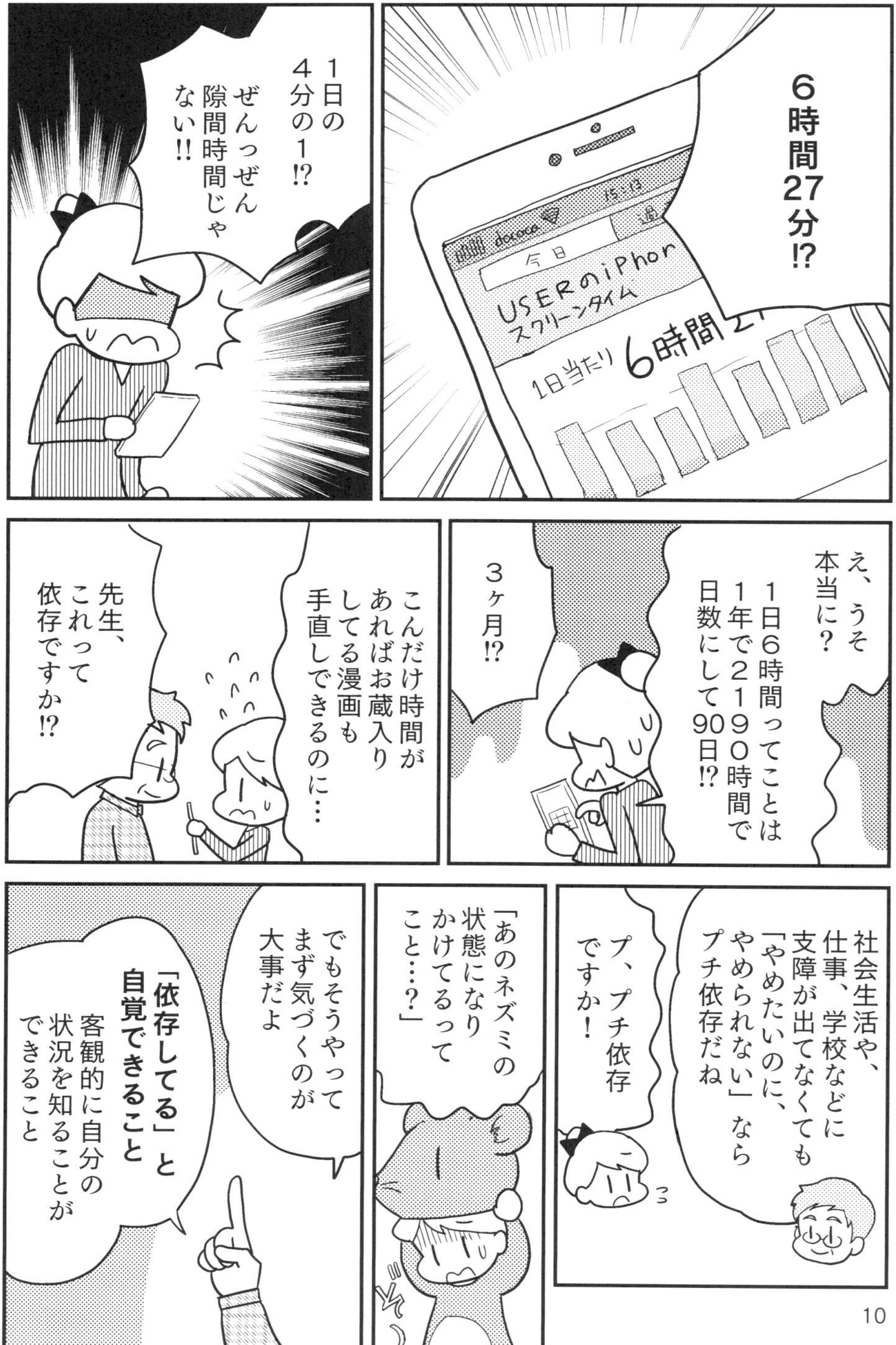
6時間27分!?
今日
USERのiPhon
スクリーンタイム
1日当たり 6時間27
1日の4分の1!?
ぜんっぜん隙間時間じゃない!!
え、うそ本当に？
1日6時間ってことは1年で2190時間で日数にして90日!?
3ヶ月!?
こんだけ時間があればお蔵入りしてる漫画も手直しできるのに…
先生、これって依存ですか!?
社会生活や、仕事、学校などに支障が出てなくても「やめたいのに、やめられない」ならプチ依存だね
プ、プチ依存ですか！
「あのネズミの状態になりかけてるってこと…？」
でもそうやってまず気づくのが大事だよ
「依存してる」と自覚できること
客観的に自分の状況を知ることができること

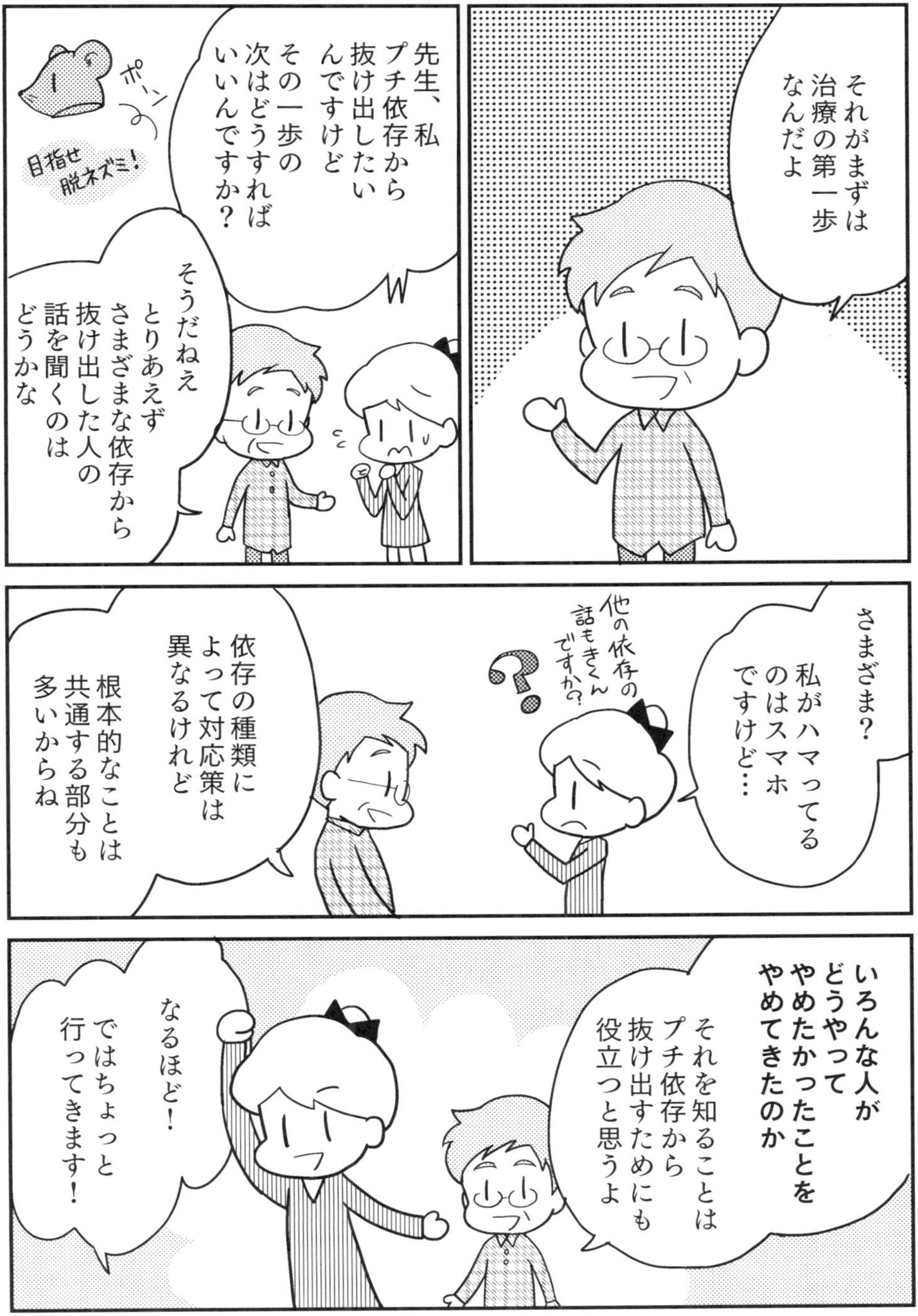

それがまずは治療の第一歩なんだよ
先生、私プチ依存から抜け出したいんですけどその一歩の次はどうすればいいんですか？
ポーン
目指せ脱ネズミ！
そうだねえ とりあえずさまざまな依存から抜け出した人の話を聞くのはどうかな
さまざま？ 私がハマってるのはスマホですけど…
他の依存の話もきくんですか？
依存の種類によって対応策は異なるけれど 根本的なことは共通する部分も多いからね
いろんな人がどうやってやめたかったことをやめてきたのか
それを知ることはプチ依存から抜け出すためにも役立つと思うよ
なるほど！ ではちょっと行ってきます！

かったこと こうして

こうしてやめられました。

ました。

Yameraremashita

プチ依存歴6年 汐街コナ

精神科医／依存症専門クリニック医院長 大石雅之【監修】

サンマーク出版

ずっとやめた

ずっとやめたかったこと、

やめられ

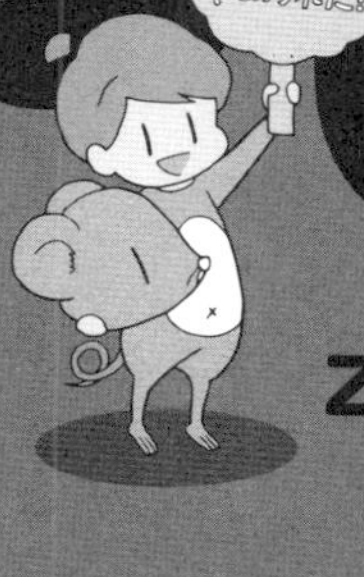

Zutto Yametakatta koto koushite

はじめに

こんにちは！　汐街コナです。

最初に「依存」をテーマにした本のお話をいただいたとき、正直、自分に関係あるものだとは思えませんでした。

「そういう人たちも世の中にはいるよね」といった程度の認識でした。

でも、「依存」を「やめたいのに、やめられないこと」と言い換えたとき、自分にもあてはまること、あてはまること……！

ネットやゲームにハマりすぎたこと、ついつい漫画を買いすぎてしまっていたこと……。そして勤めていたブラック企業を辞められなかったことも、すべて「やめたいのに、やめられないこと」でした。

そこで、「やめられない」から抜け出すヒントを見出せれば……！　ということで、「ちょっとだけ依存」（プチ依存）や、「どっぷり依存」（依存の沼）から、抜け出すことができた人たち、そして依存症専門の先生にもお話を聞き、この本にまとめました。

お話を聞いてわかったことは、依存というのは、自分の人生のハンドルを制御できなくなること……、本来の道、大切だった目標を、見失ってしまうことだということです。

「やめられないこと」に向き合うことは、おおげさに言えば、自分の人生に向き合い、「人生のハンドルを取り戻す」第一歩なのかもしれません。

「やめたほうがいいとわかっているのに、またやっちゃった――」と一度でも思ったことがある人が、この本を読んで、人生がちょっとでもよくなるキッカケになればうれしいです。

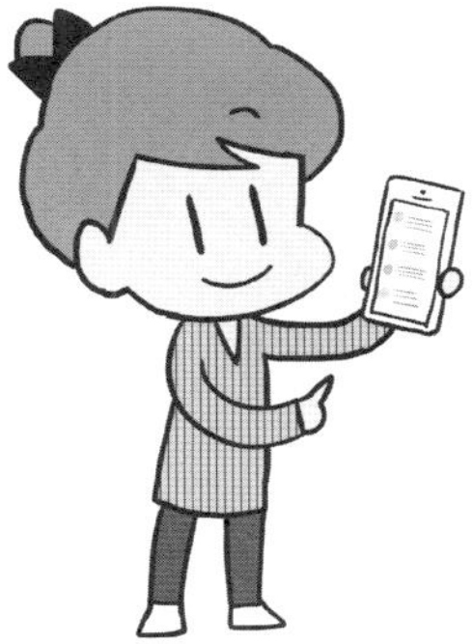

Contents

ずっとやめたかったこと、こうしてやめられました。

プロローグ① 世にも奇妙なネズミたち ―― 1

プロローグ② 誰にとっても身近なプチ依存 ―― 7

はじめに ―― 14

登場人物紹介 ―― 19

第1章 ネットしすぎ・ゲームしすぎをやめる

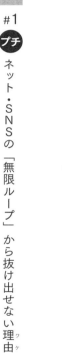

#1 プチ ネット・SNSの「無限ループ」から抜け出せない理由《ワケ》 ―― 22

#2 沼 「自分を不幸にしているネット」から離れて仕事を充実させられた理由《ワケ》 ―― 25

#3 プチ 私が「ネトゲ」だけには手を出さない理由《ワケ》 ―― 36

#4 沼 高校合格を阻んだ「ゲームという楽園」から抜け出せた理由《ワケ》 ―― 39

おしえて！大石先生Q&A① やりすぎて人生を「台なしにする人」と、「謳歌《おうか》する人」の差は？ ―― 48

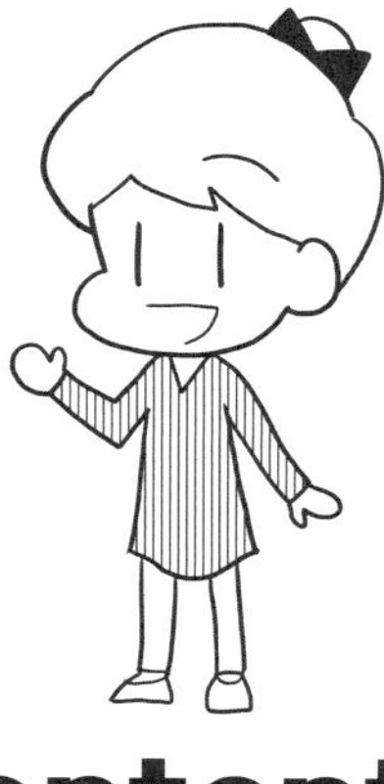

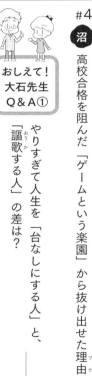

第2章

飲みすぎ・食べすぎをやめる

#5 プチ 毎晩飲まずにはいられなかった私が「飲みすぎ」をやめられた理由《ワケ》 ―― 54

#6 沼 お酒におぼれた私が「大切なものを取り戻せた」理由《ワケ》 ―― 59

#7 プチ 「育児ストレスで甘いものがやめられない！」から抜け出せた理由《ワケ》 ―― 72

#8 沼 「毎日だるくて眠い」糖質依存から抜け出せた理由《ワケ》 ―― 77

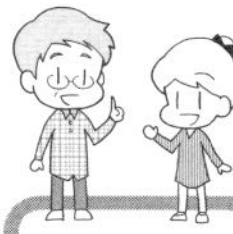

おしえて！大石先生 Q＆A② 依存症の人の頭の中ってどうなっているの？ ―― 84

第3章

買いすぎ・賭けすぎをやめる

#9 プチ 「2トンのゴミに家賃!?」買い物依存を抜け出せた理由《ワケ》 ―― 90

#10 沼 買い物依存で「借金５００万」あった私が貯金できた理由《ワケ》 ―― 97

#11 プチ ギャンブルに一切手を出さなくなった理由《ワケ》 ―― 106

#12 沼 人生を刺激でごまかし続けた私がギャンブルをやめられた理由《ワケ》 ―― 109

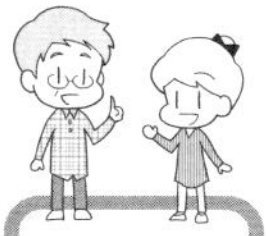

おしえて！大石先生 Q＆A③ 「やめたいのに、やめられない……」プチ依存に気づいたらどうしたらいいの？ ―― 118

第4章

ブラック企業・ムダな恋愛・毒親をやめる

#13 プチ 「死ぬくらいなら会社辞めれば」ができない理由《ワケ》 124

#14 沼 「死ぬくらいなら会社辞めれば」ができない理由《ワケ》2 129

#15 プチ 「セフレ5人」ダメンズ好きな私が結婚できた理由《ワケ》 140

#16 沼 「超束縛男《ソクバッキー》」だった私が2人目の妻と対等になれた理由《ワケ》 151

#17 沼 42歳で毒親からやっと「精神的に自立」できた理由《ワケ》 162

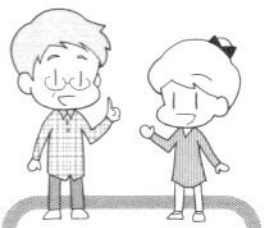

おしえて！大石先生Q&A④ パワハラ上司、DV彼氏・彼女、毒親の見分け方は？ 171

エピローグ① 現実vs依存～あなたが大切だと思うものは何？～ 176

エピローグ② 依存は誰でも抜けられる 181

カバーデザイン　井上新八
本文デザイン・DTP　小山悠太
編集協力　乙部美帆
編集　淡路勇介（サンマーク出版）

登場人物紹介

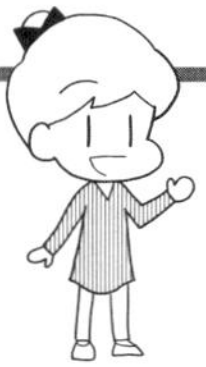

汐街コナ

イラストレーター。
ネットプチ依存。
ブラック企業を辞められず、自殺しかけた経験もある。

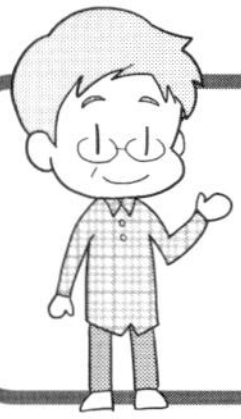

大石先生

依存症専門の精神科クリニック院長。
さまざまな依存症当事者と28年以上向き合う。

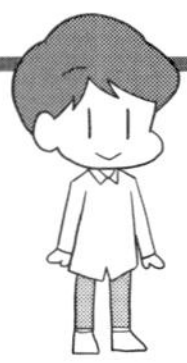

担当編集A

この本の担当編集者。
ある日、家のトイレにまでスマホを持ち込んで見ていることに気持ち悪さを感じ、依存について調べ始める。

「プチ依存」から抜け出した人たち

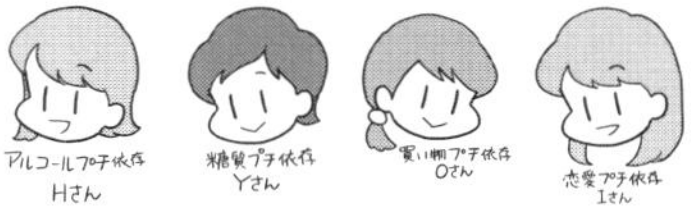

社会生活に支障が出るほどではないが、何かにちょっと依存している状態から自力で抜け出した人たち。それぞれ変わりたい！と思ったキッカケがある。

依存の「沼」から抜け出した人たち

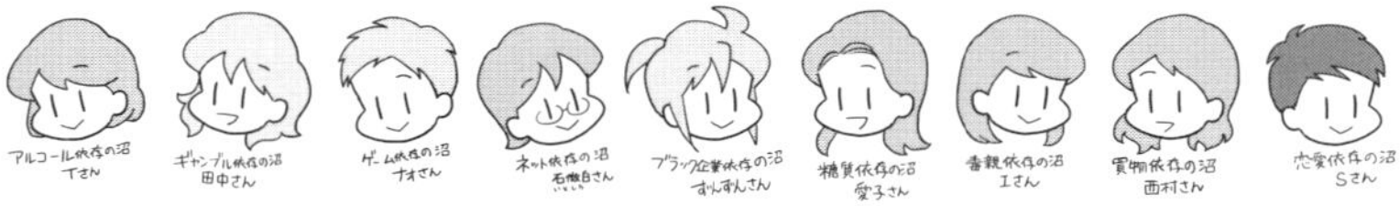

社会生活に支障が出るほど、どっぷり依存してしまった人。「沼」に一度ハマってしまうと抜け出すのに相当時間と労力がかかる。

第1章

ネットしすぎ・ゲームしすぎをやめる

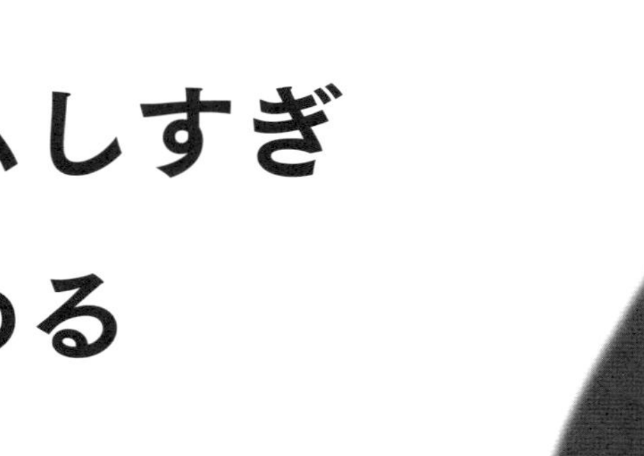

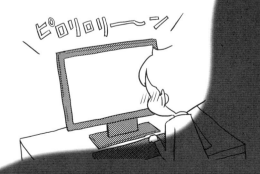

#1　#2
ネットのプチ依存沼から抜け出した人の話

#3　#4
ゲームのプチ依存沼から抜け出した人の話

とある研究によると、ネット依存症患者の脳はアルコール依存や薬物依存の患者と同じくらいダメージを受けているそう。

病的とまではいかないけれど、ネットニュースを見ていたら、気がつけば1時間もたっていた……といった経験をしたことがある人は少なくないはず。

この章は、ダラダラとネット上のSNSやゲームに費やしていた時間を自分の大切なもの（仕事や勉強）にあてた人たちのお話です。

ネットは現代を生きるのに欠かせないものだからこそ、一度使い方を見直してみてもいいかもしれません。

#1 ネットのプチ依存

ネット・SNSの「無限ループ」から抜け出せない理由《ワケ》

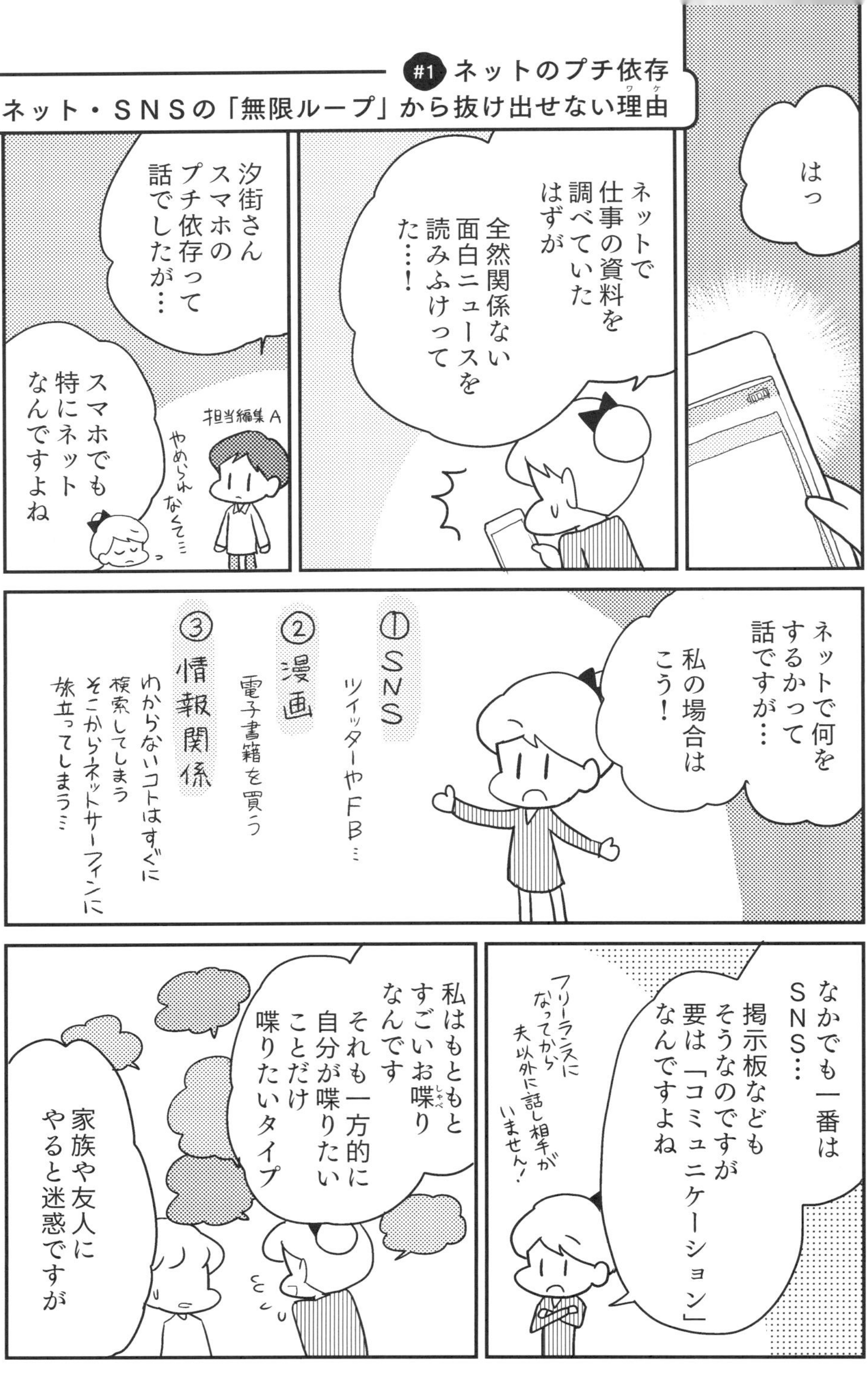

はっ
ネットで仕事の資料を調べていたはずが
全然関係ない面白ニュースを読みふけってた…！
汐街さんスマホのプチ依存って話でしたが…
スマホでも特にネットなんですよね
やめられなくて…
担当編集A
ネットで何をするかって話ですが…
私の場合はこう！
①SNS
ツイッターやFB…
②漫画
電子書籍を買う
③情報関係
わからないコトはすぐに検索してしまう そこからネットサーフィンに旅立ってしまう…
なかでも一番はSNS…
掲示板などもそうなのですが要は「コミュニケーション」なんですよね
フリーランスになってから夫以外に話し相手がいません！
私はもともとすごいお喋《しゃべ》りなんです
それも一方的に自分が喋りたいことだけ喋りたいタイプ
家族や友人にやると迷惑ですが

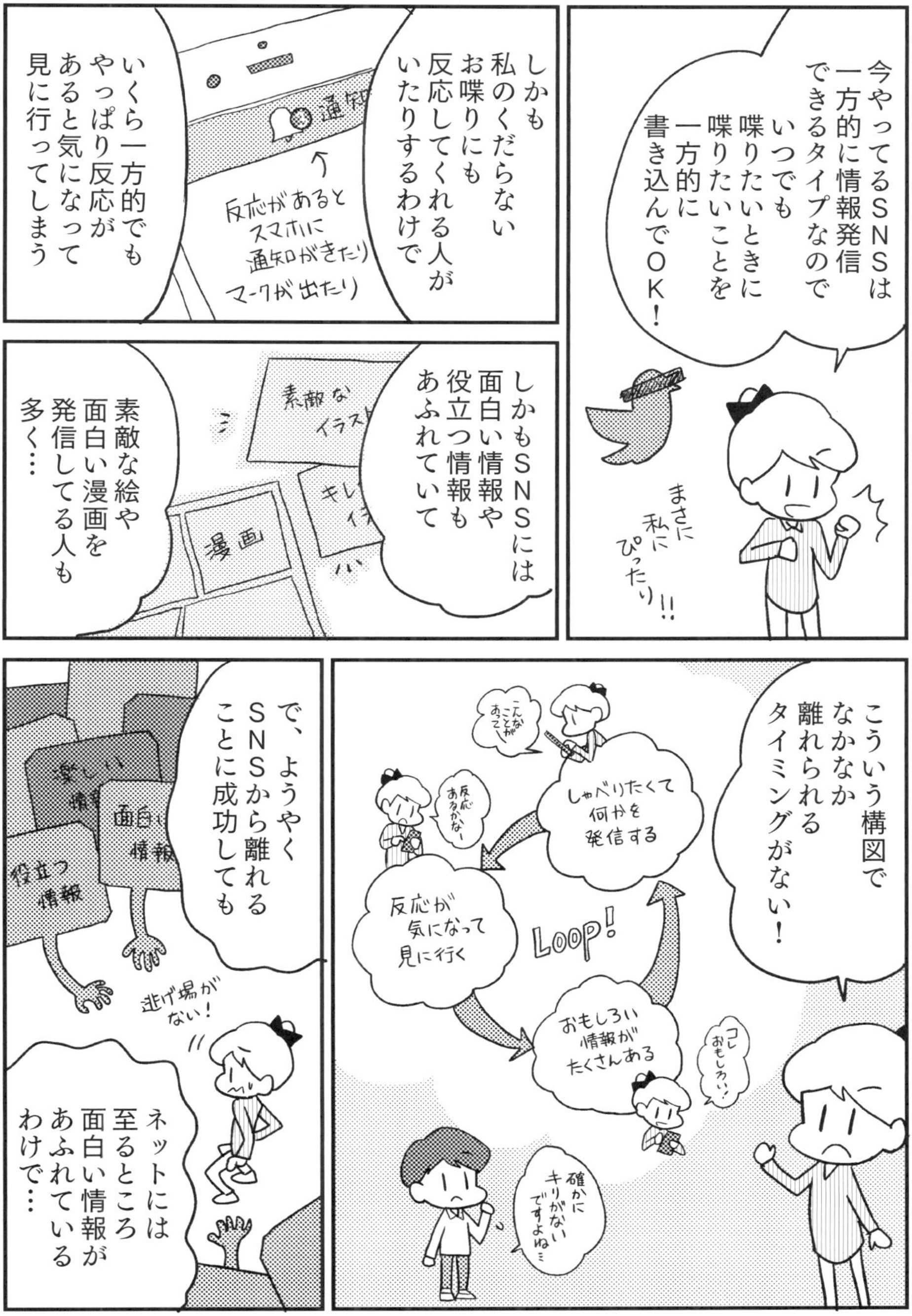
今やってるSNSは
一方的に情報発信できるタイプなので
いつでも喋りたいときに喋りたいことを一方的に書き込んでOK!
まさに私にぴったり!!
しかも私のくだらないお喋りにも反応してくれる人がいたりするわけで
反応があるとスマホに通知がきたりマークが出たり
いくら一方的でもやっぱり反応があると気になって見に行ってしまう
しかもSNSには面白い情報や役立つ情報もあふれていて
漫画
素敵な絵や面白い漫画を発信してる人も多く…
こういう構図でなかなか離れられるタイミングがない!
こんなことがあって
しゃべりたくて何かを発信する
反応あるかなー
反応が気になって見に行く
LOOP!
おもしろい情報がたくさんある
コレおもしろい!
確かにキリがないですよねぇ…
で、ようやくSNSから離れることに成功しても
役立つ情報
逃げ場がない!
ネットには至るところ面白い情報があふれているわけで…

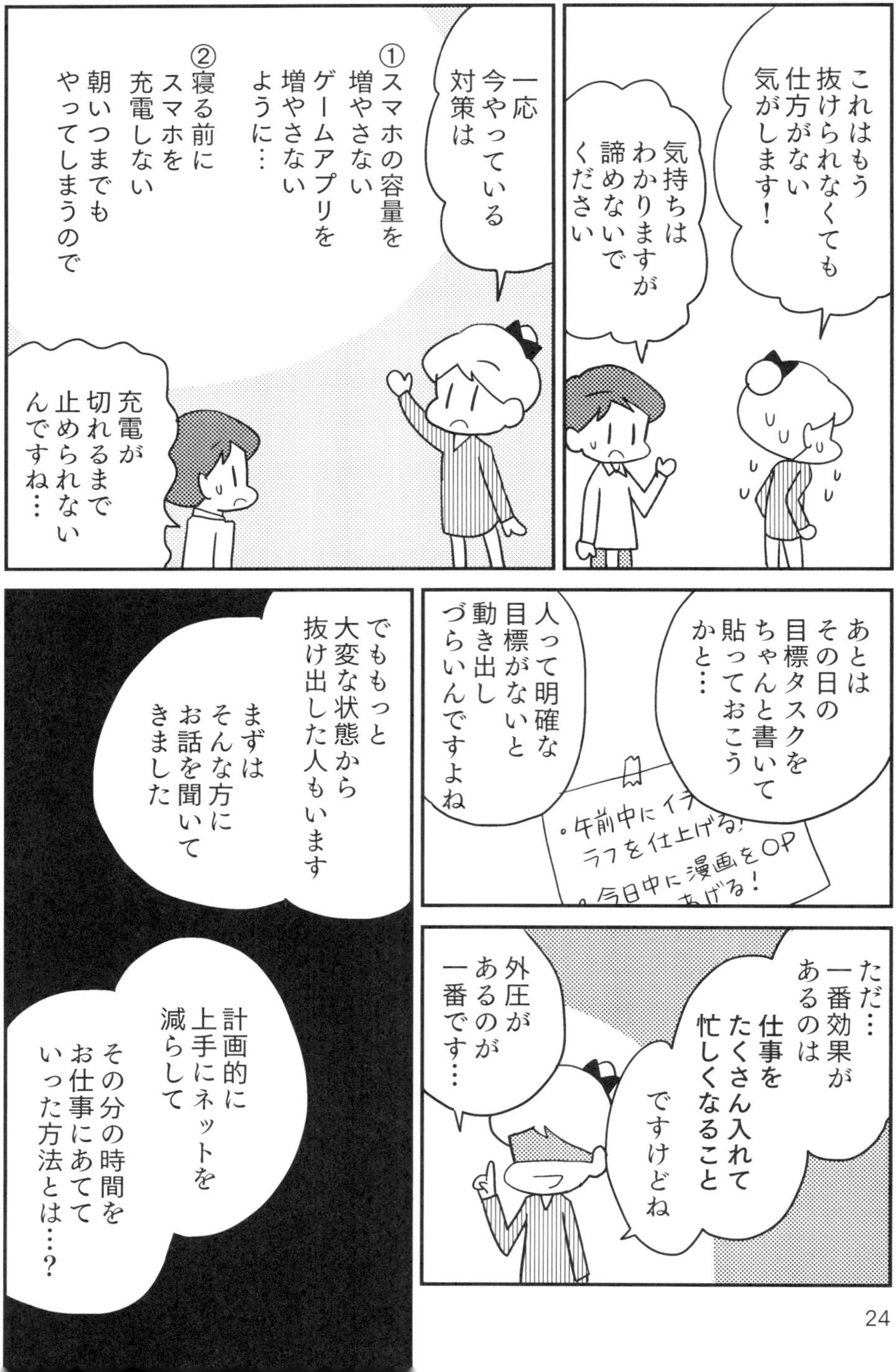
これはもう抜けられなくても仕方がない気がします！
気持ちはわかりますが諦めないでください
一応今やっている対策は
①スマホの容量を増やさない ゲームアプリを増やさないように…
②寝る前にスマホを充電しない 朝いつまでもやってしまうので
充電が切れるまで止められないんですね…
あとはその日の目標タスクをちゃんと書いて貼っておこうかと…
人って明確な目標がないと動き出しづらいんですよね
ラフを仕上げる！
ただ…一番効果があるのは
仕事をたくさん入れて忙しくなること
ですけどね
外圧があるのが一番です…
でももっと大変な状態から抜け出した人もいます
まずはそんな方にお話を聞いてきました
計画的に上手にネットを減らして
その分の時間をお仕事にあてていった方法とは…？

#2 ネットの沼

「自分を不幸にしているネット」から離れて仕事を充実させられた理由《ワケ》

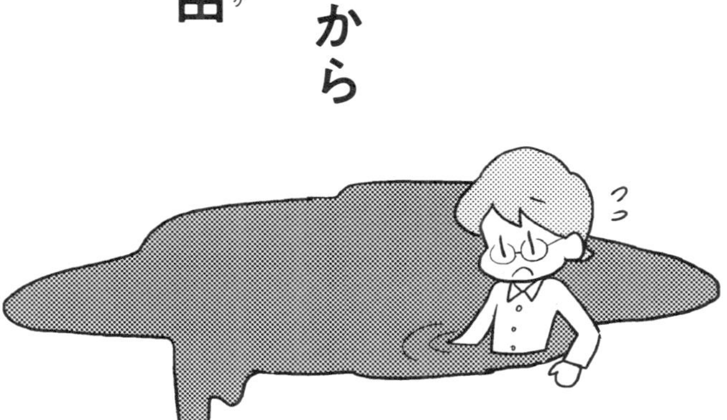

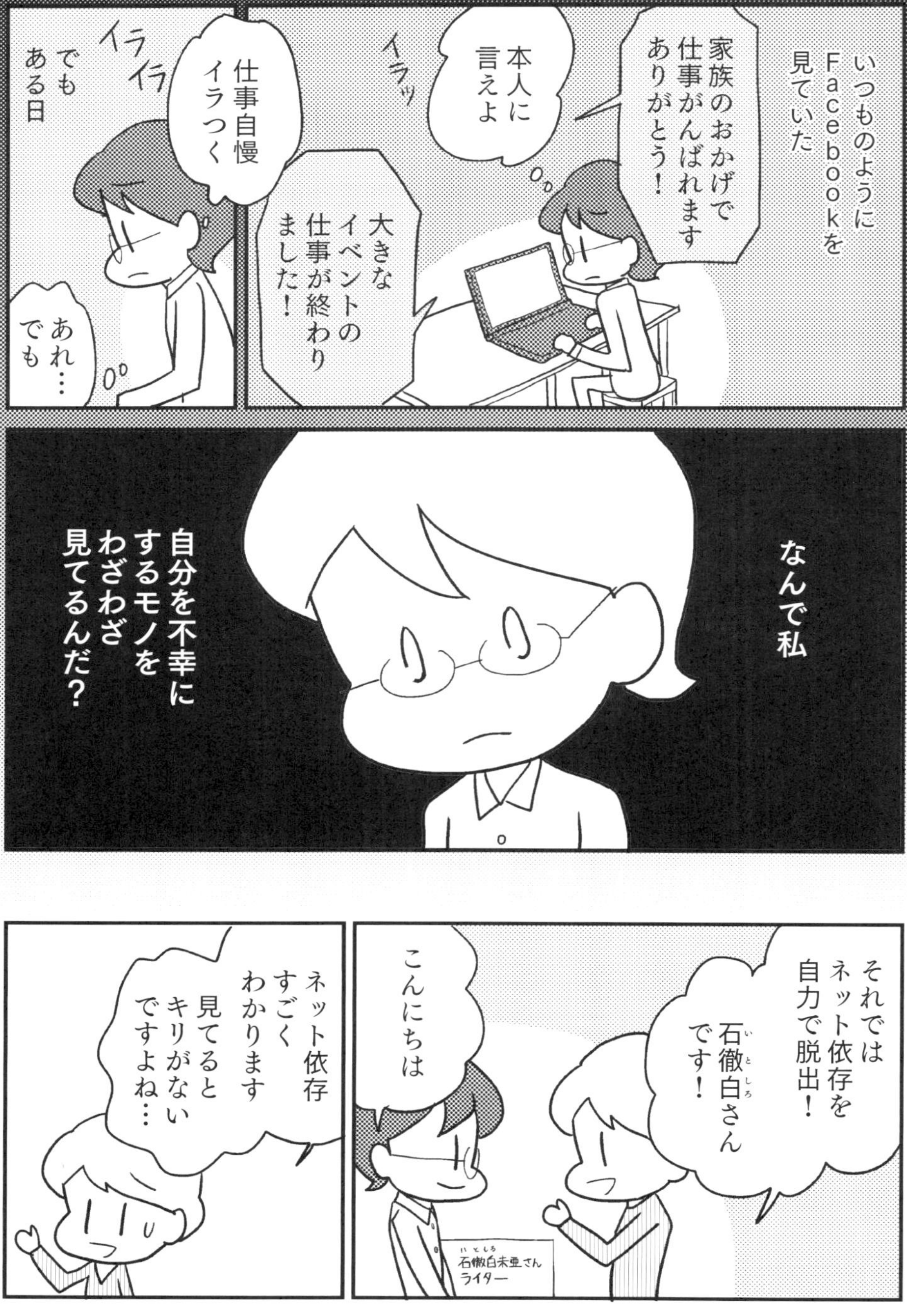
いつものようにFacebookを見ていた
家族のおかげで仕事がんばれます ありがとう！
本人に言えよ
イラッ
大きなイベントの仕事が終わりました！
仕事自慢イラつく
イラ イラ
でもある日
あれ…でも
なんで私
自分を不幸にするモノをわざわざ見てるんだ？
それではネット依存を自力で脱出！石徹白《いとしろ》さんです！
こんにちは
石徹白《いとしろ》未亜さん
ライター
ネット依存すごくわかります
見てるとキリがないですよね…

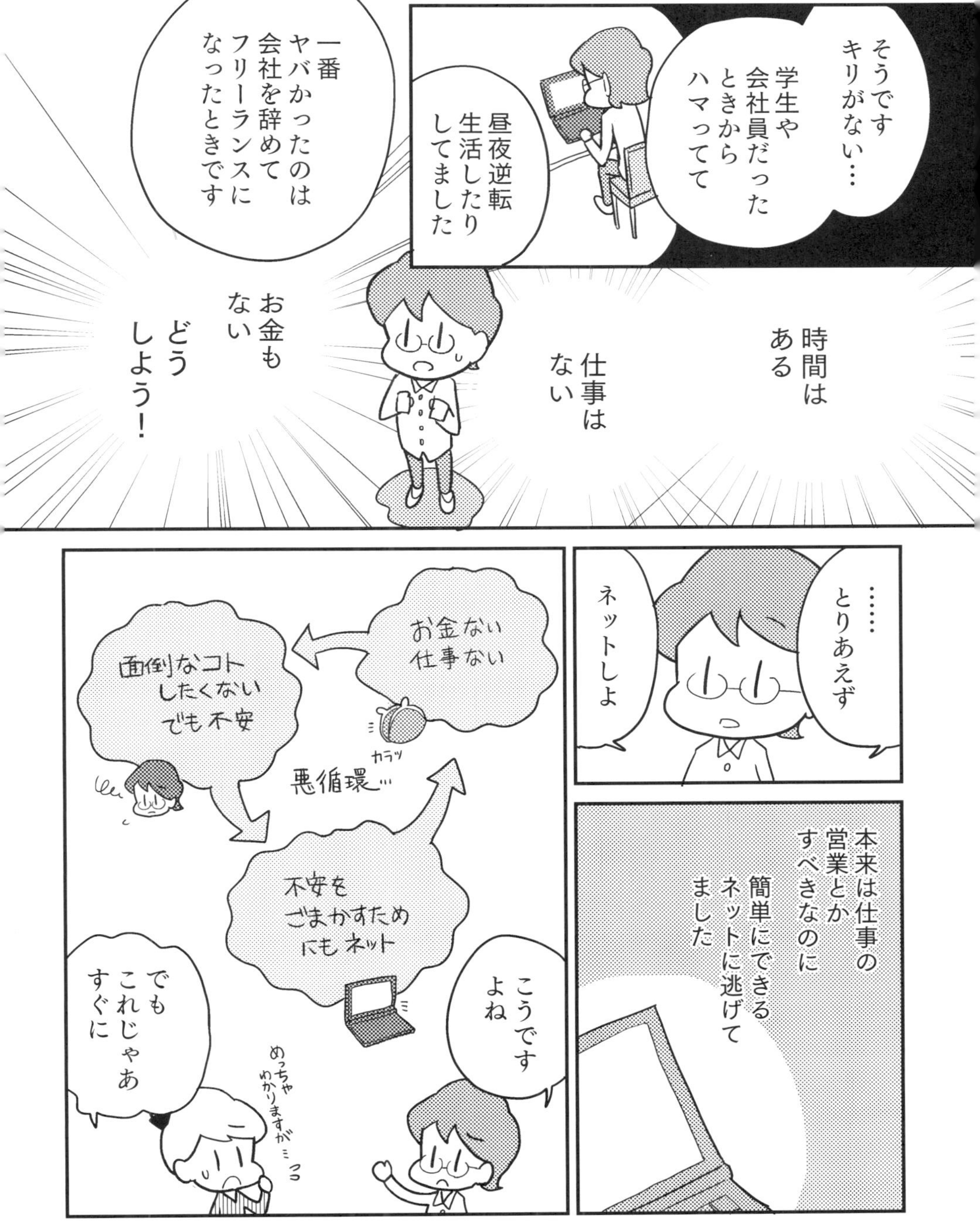
そうです
キリがない…
学生や会社員だったときからハマってて
昼夜逆転生活したりしてました
一番ヤバかったのは会社を辞めてフリーランスになったときです
時間はある
仕事はない
お金もない
どうしよう！
……とりあえず
ネットしよ
本来は仕事の営業とかすべきなのに簡単にできるネットに逃げてました
お金ない
仕事ない
カラッ
面倒なコトしたくない
でも不安
悪循環…
不安をごまかすためにもネット
こうですよね
めっちゃわかりますが…
でもこれじゃあすぐに

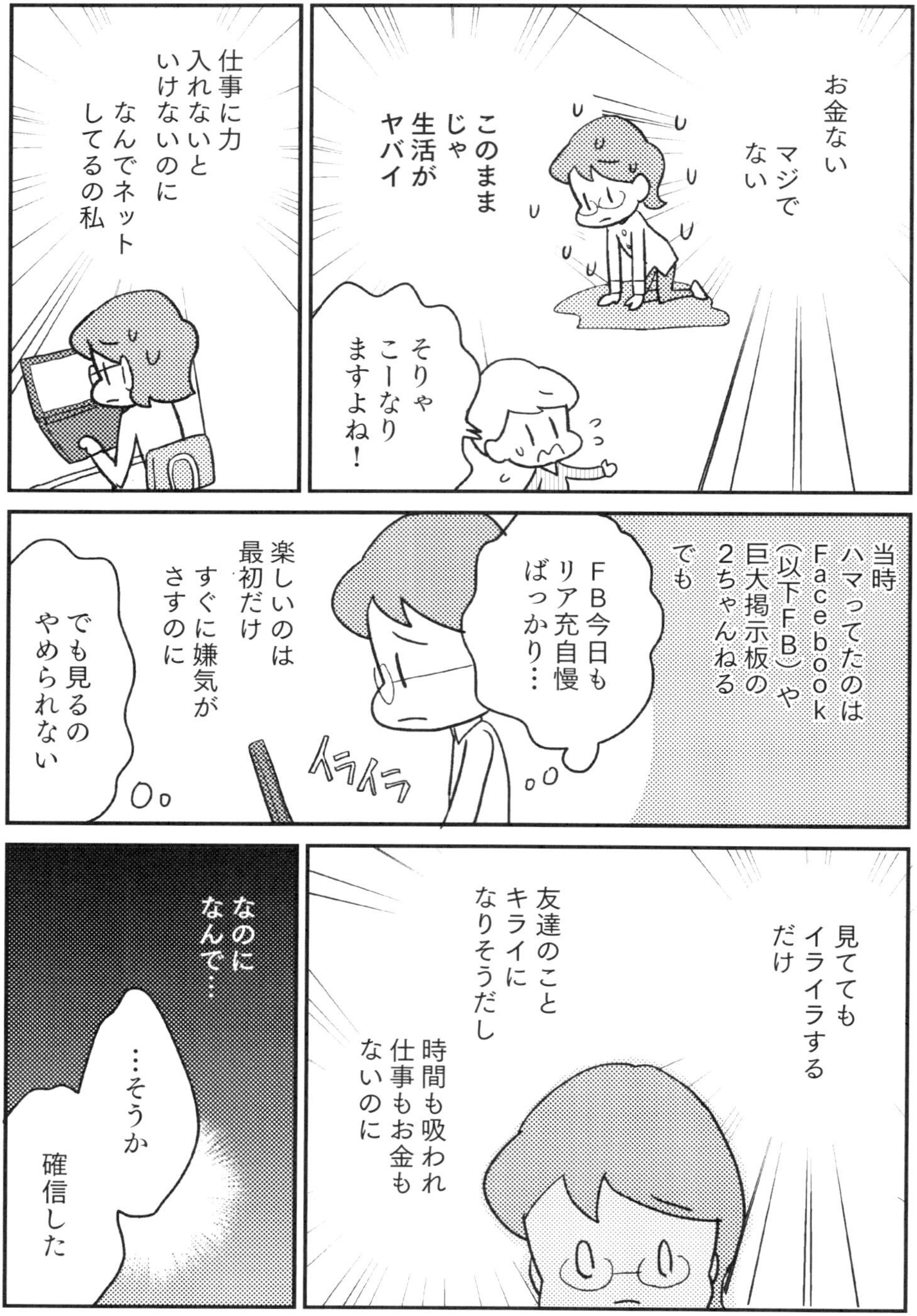
お金ない
マジでない
このままじゃ生活がヤバイ
そりゃこーなりますよね！
仕事に力入れないといけないのになんでネットしてるの私
当時ハマってたのはFacebook（以下FB）や巨大掲示板の2ちゃんねるでも
FB今日もリア充自慢ばっかり…
イライラ
楽しいのは最初だけすぐに嫌気がさすのに
でも見るのやめられない
見ててもイライラするだけ
友達のことキライになりそうだし
時間も吸われ仕事もお金もないのに
なのになんで…
…そうか
確信した

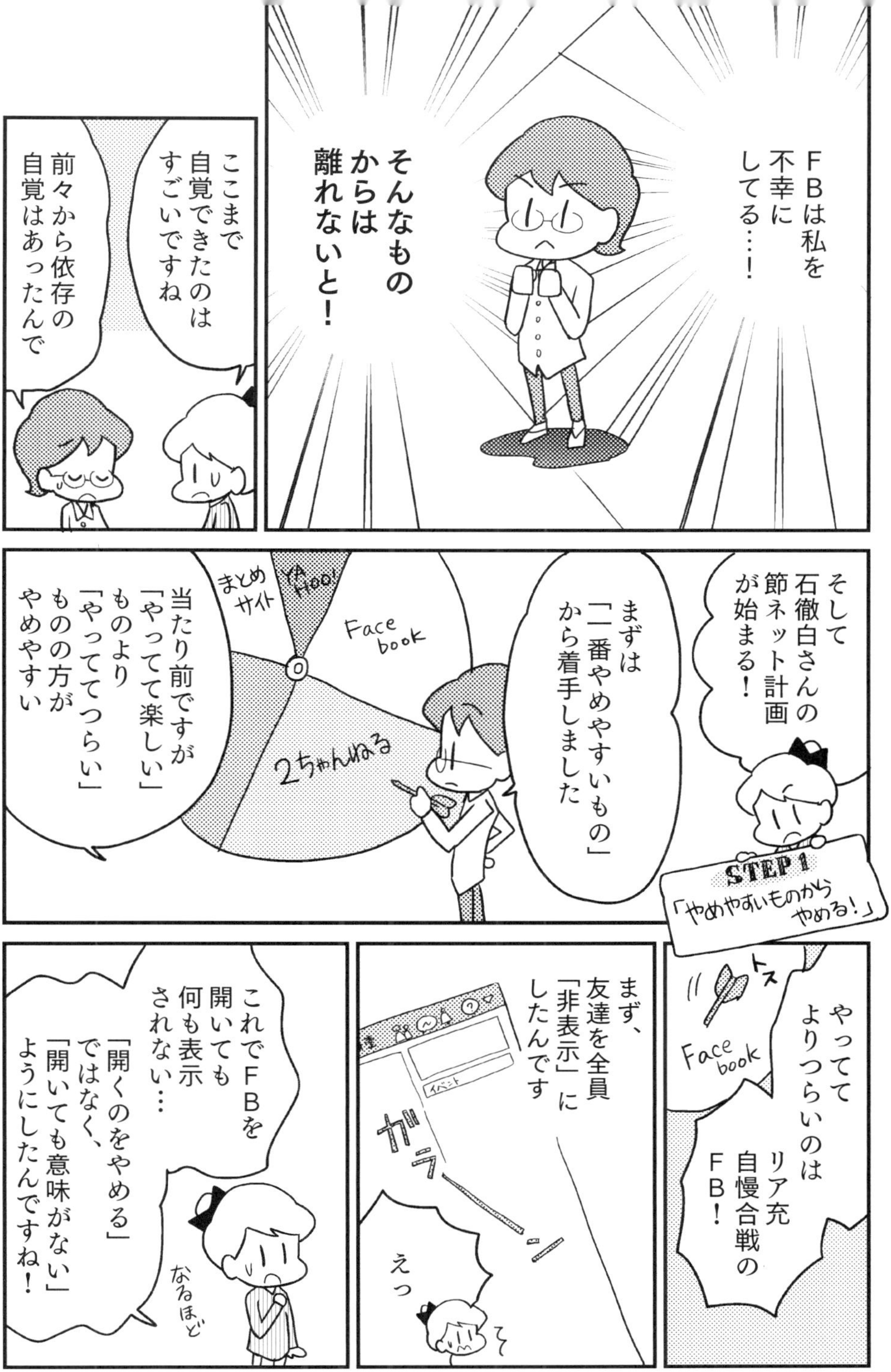
FBは私を不幸にしてる…！
そんなものからは離れないと！
ここまで自覚できたのはすごいですね
前々から依存の自覚はあったんで
そして石徹白さんの節ネット計画が始まる！
まずは「一番やめやすいもの」から着手しました
当たり前ですが「やってて楽しい」ものより「やっててつらい」ものの方がやめやすい
まとめサイト
YAHOO!
Facebook
2ちゃんねる
STEP 1
「やめやすいものからやめる！」
トス
Facebook
やっててよりつらいのはリア充自慢合戦のFB！
まず、友達を全員「非表示」にしたんです
イベント
ガララ
えっ
これでFBを開いても何も表示されない…
「開くのをやめる」ではなく、「開いても意味がない」ようにしたんですね！
なるほど

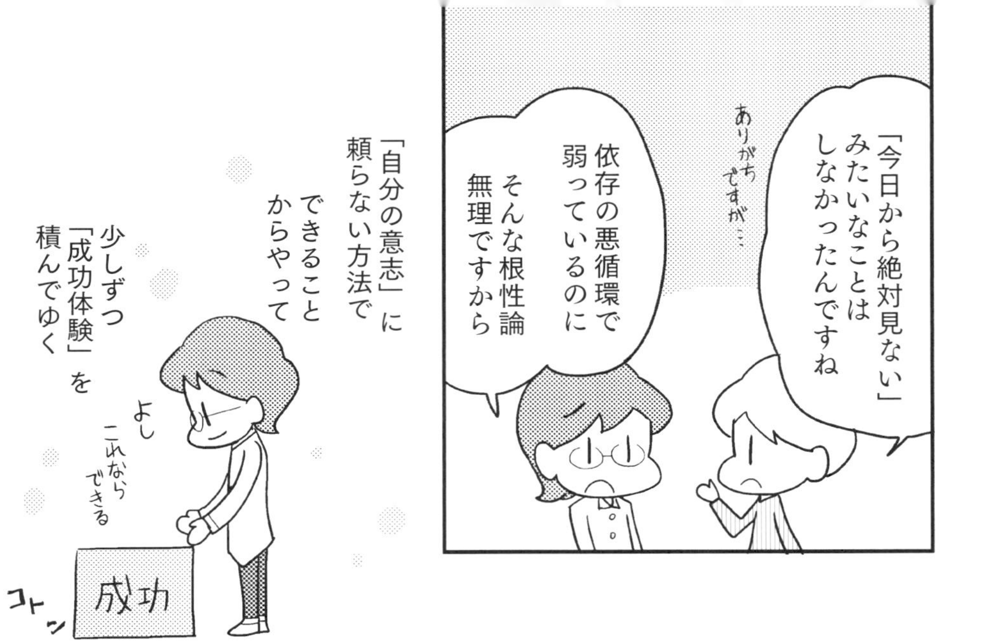
「今日から絶対見ない」みたいなことはしなかったんですね
ありがちですが…
依存の悪循環で弱っているのにそんな根性論無理ですから
「自分の意志」に頼らない方法でできることからやって
少しずつ「成功体験」を積んでゆく
よし
これならできる
成功
コトッ

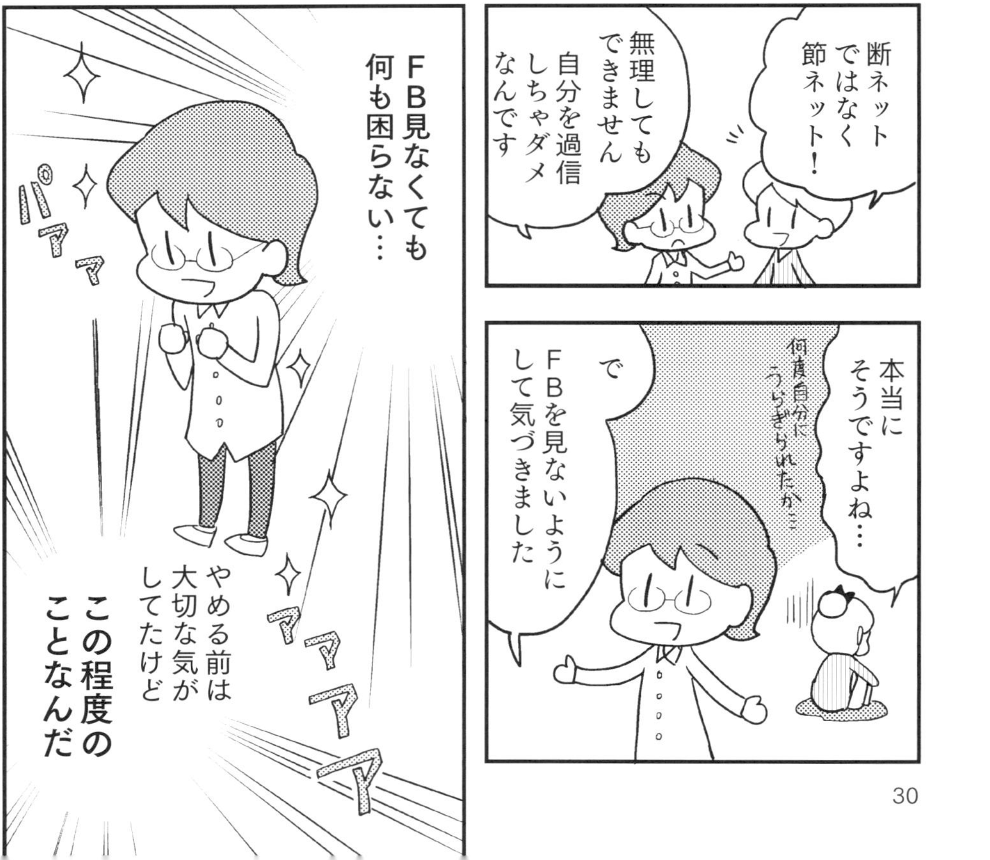
断ネットではなく節ネット！
無理してもできません自分を過信しちゃダメなんです
本当にそうですよね…
何度自分にうらぎられたか…
でFBを見ないようにして気づきました
FB見なくても何も困らない…
パァァ
やめる前は大切な気がしてたけど
この程度のことなんだ

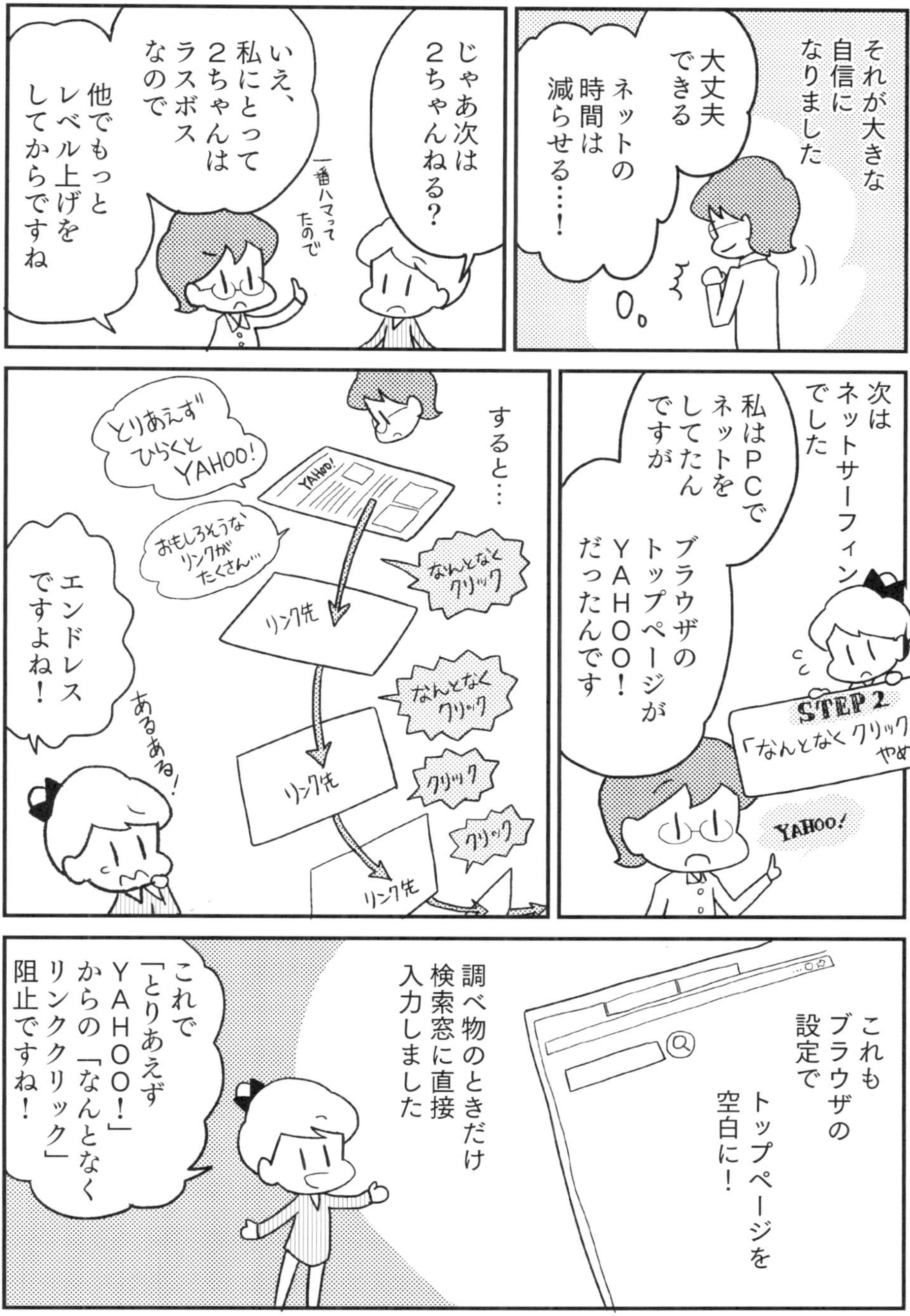
それが大きな自信になりました
大丈夫できる ネットの時間は減らせる……！
じゃあ次は２ちゃんねる？
一番ハマってたので
いえ、私にとって２ちゃんはラスボスなので 他でもっとレベル上げをしてからですね
次はネットサーフィンでした
私はＰＣでネットをしてたんですが ブラウザのトップページがＹＡＨＯＯ！だったんです
STEP 2
「なんとなくクリックをやめる！」
YAHOO!
すると…
とりあえずひらくとYAHOO!
YAHOO!
おもしろそうなリンクがたくさん…
なんとなくクリック
リンク先
なんとなくクリック
リンク先
クリック
クリック
リンク先
エンドレスですよね！
あるある！
これもブラウザの設定でトップページを空白に！
調べ物のときだけ検索窓に直接入力しました
これで「とりあえずＹＡＨＯＯ！」からの「なんとなくクリック」阻止ですね！

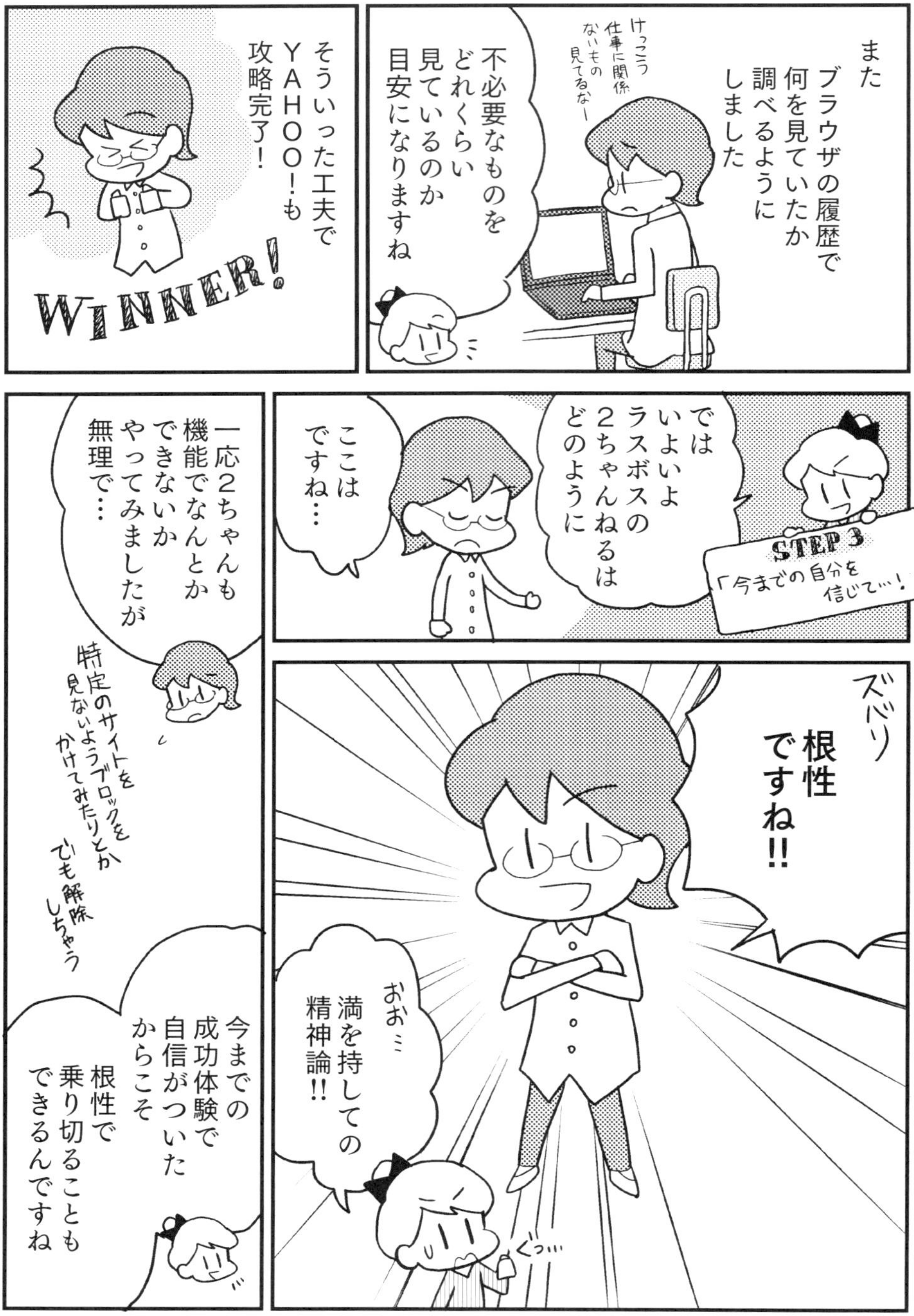
また ブラウザの履歴で何を見ていたか調べるようにしました
けっこう仕事に関係ないもの見てるなー
不必要なものをどれくらい見ているのか目安になりますね
そういった工夫でYAHOO!も攻略完了!
WINNER!
ではいよいよラスボスの2ちゃんねるはどのように
STEP 3
「今までの自分を信じて…!」
ここはですね…
ズバリ
根性ですね!!
おお…
満を持しての精神論!!
ぐっ…
一応2ちゃんねるも機能でなんとかできないかやってみましたが無理で…
特定のサイトを見ないようブロックをかけてみたりとか
でも解除しちゃう
今までの成功体験で自信がついたからこそ根性で乗り切ることもできるんですね

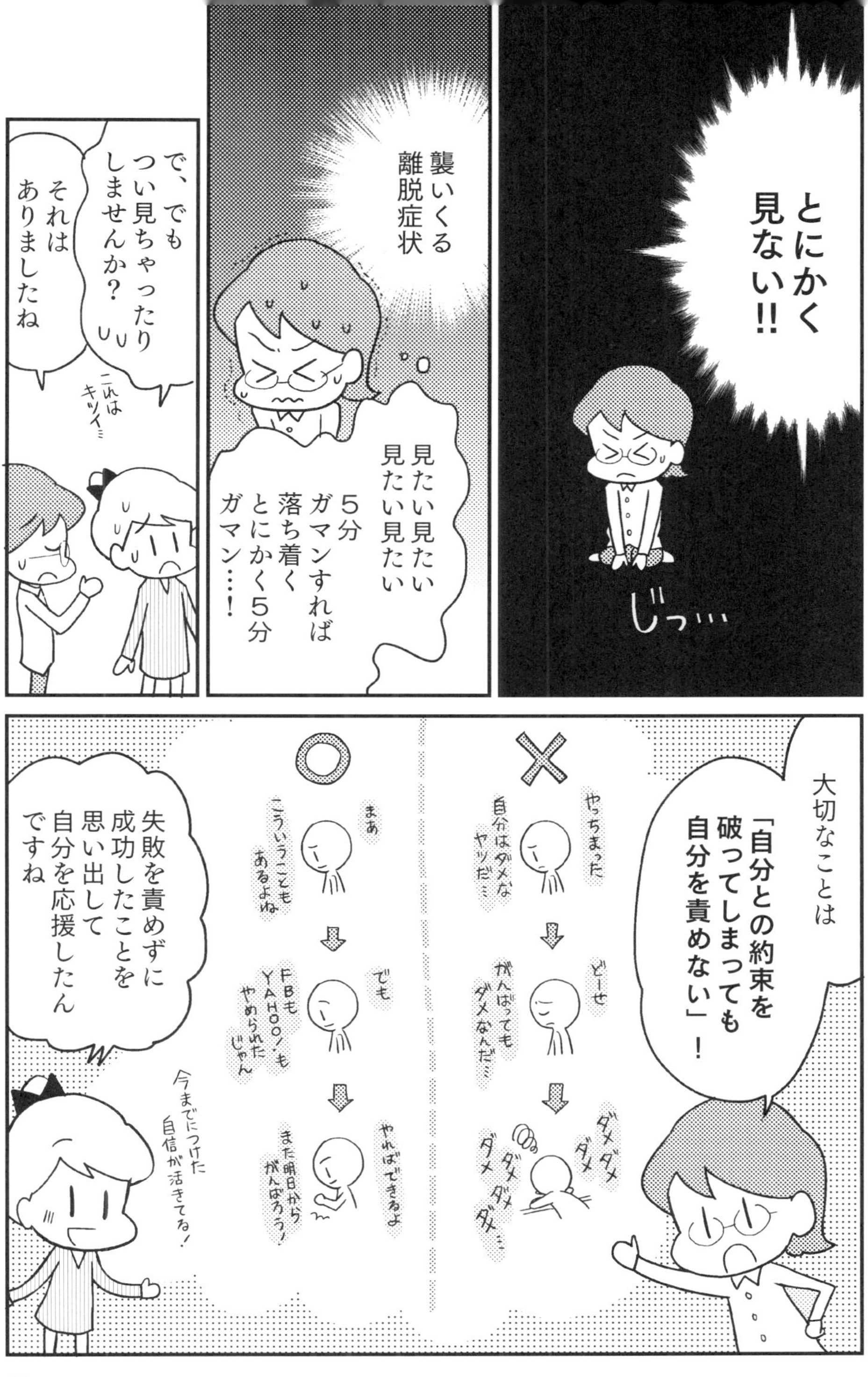
とにかく見ない!!
じっ…
襲いくる離脱症状
見たい見たい見たい見たい
5分ガマンすれば落ち着く
とにかく5分ガマン…!
で、でもつい見ちゃったりしませんか?
これはキツイ…
それはありましたね
大切なことは「自分との約束を破ってしまっても自分を責めない」!
×
やっちまった
自分はダメなヤツだ…
どーせ
がんばってもダメなんだ…
ダメダメダメダメダメ…
○
まあ
こういうこともあるよね
でも
FBもYAHOO!もやめられたじゃん
やればできるよ
また明日からがんばろう!
失敗を責めずに成功したことを思い出して自分を応援したんですね
今までにつけた自信が活きてる!

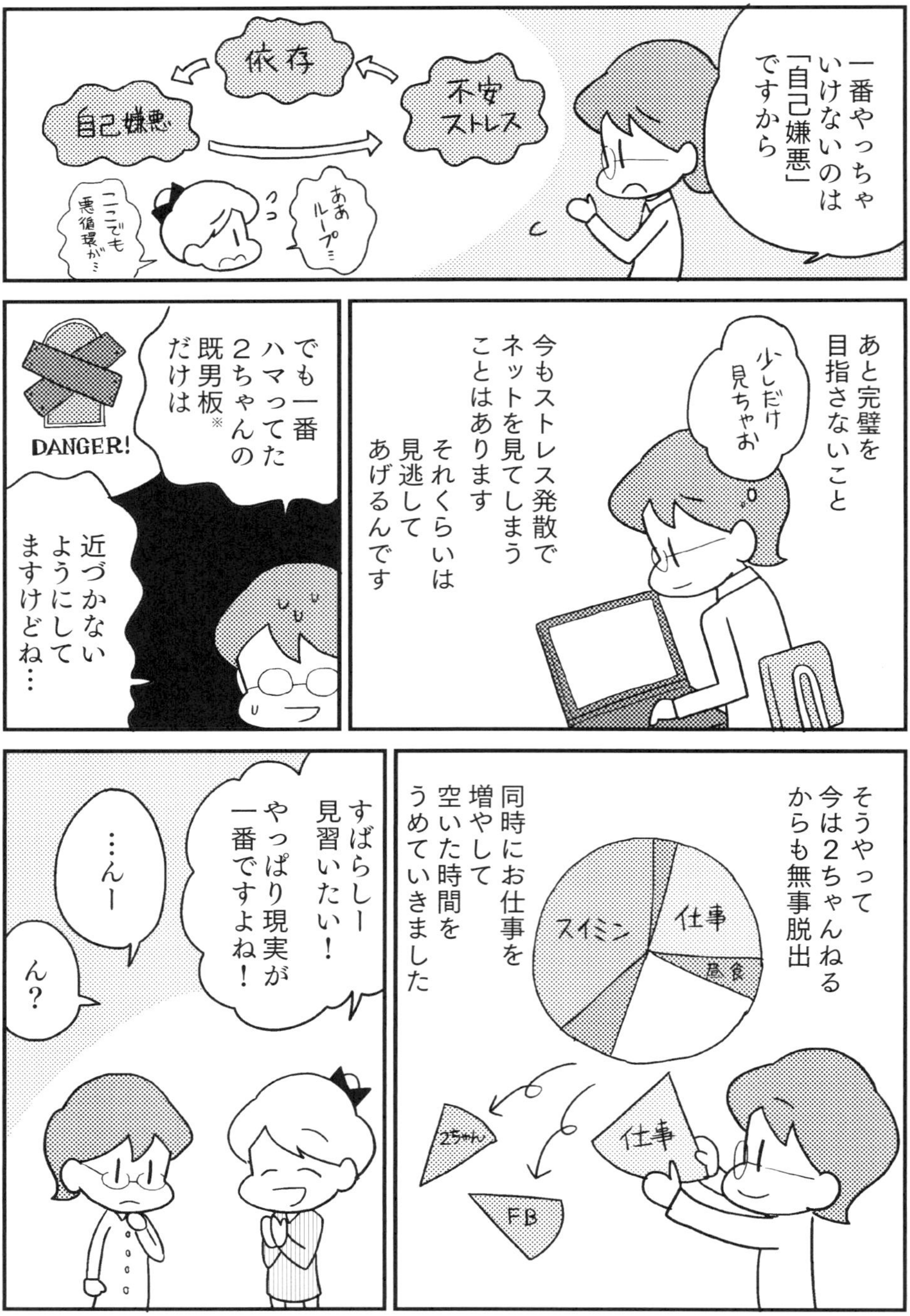

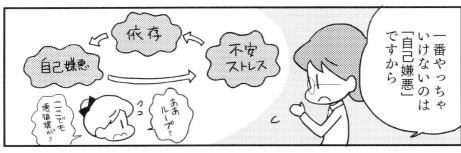

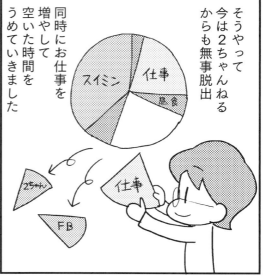

※既婚男性板（ネット掲示板の一つ）

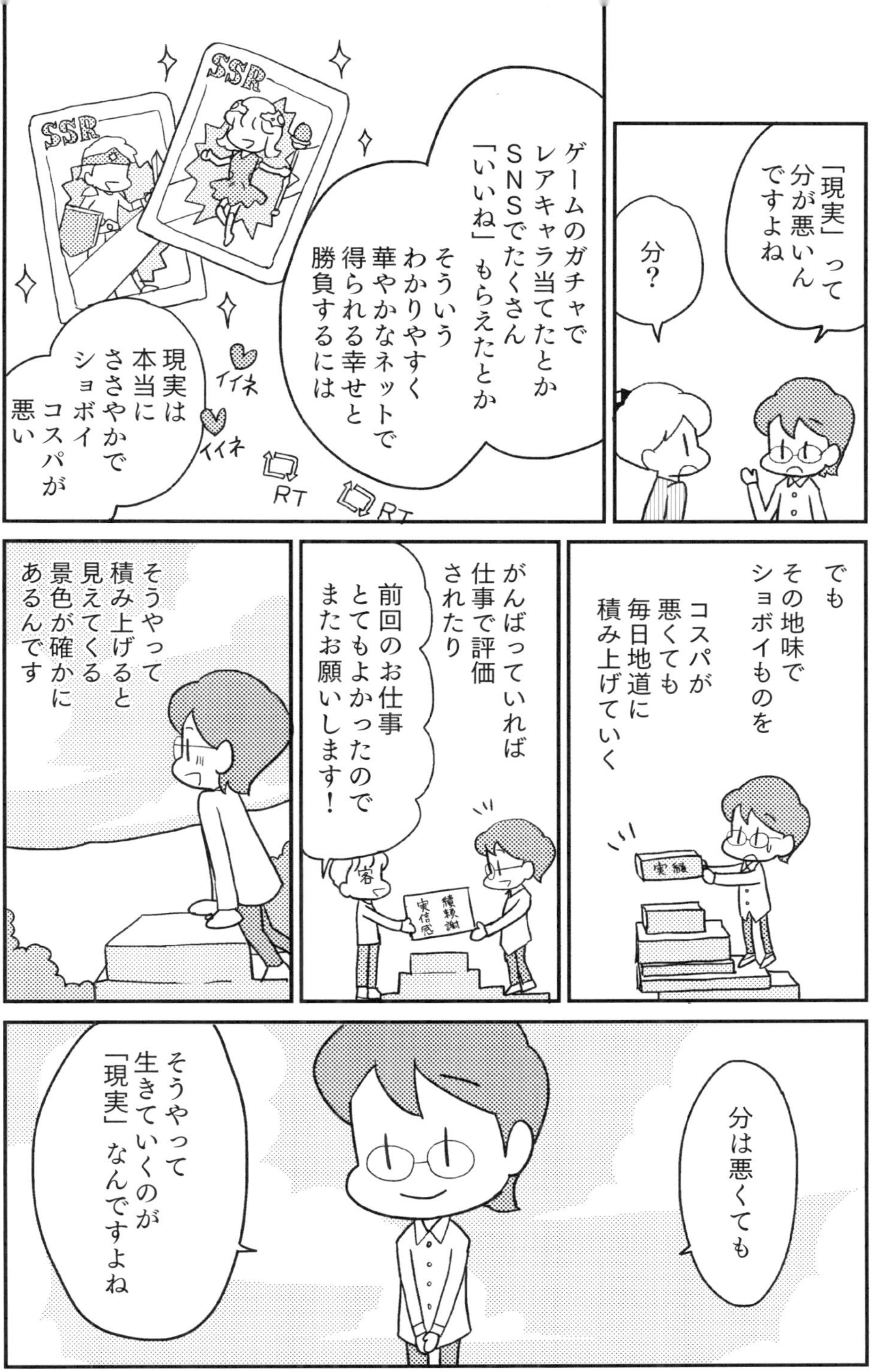
「現実」って分が悪いんですよね
分?
SSR
SSR
ゲームのガチャでレアキャラ当てたとかSNSでたくさん「いいね」もらえたとかそういうわかりやすく華やかなネットで得られる幸せと勝負するには
現実は本当にささやかでショボイコスパが悪い
イイネ
イイネ
RT
RT
でもその地味でショボイものをコスパが悪くても毎日地道に積み上げていく
実績
がんばっていれば仕事で評価されたり
前回のお仕事とてもよかったのでまたお願いします!
客
そうやって積み上げると見えてくる景色が確かにあるんです
分は悪くても
そうやって生きていくのが「現実」なんですよね

※石徹白さんの節ネット計画については著書『節ネット、はじめました。』に書かれています。

私が「ネトゲ」だけには手を出さない理由《ワケ》

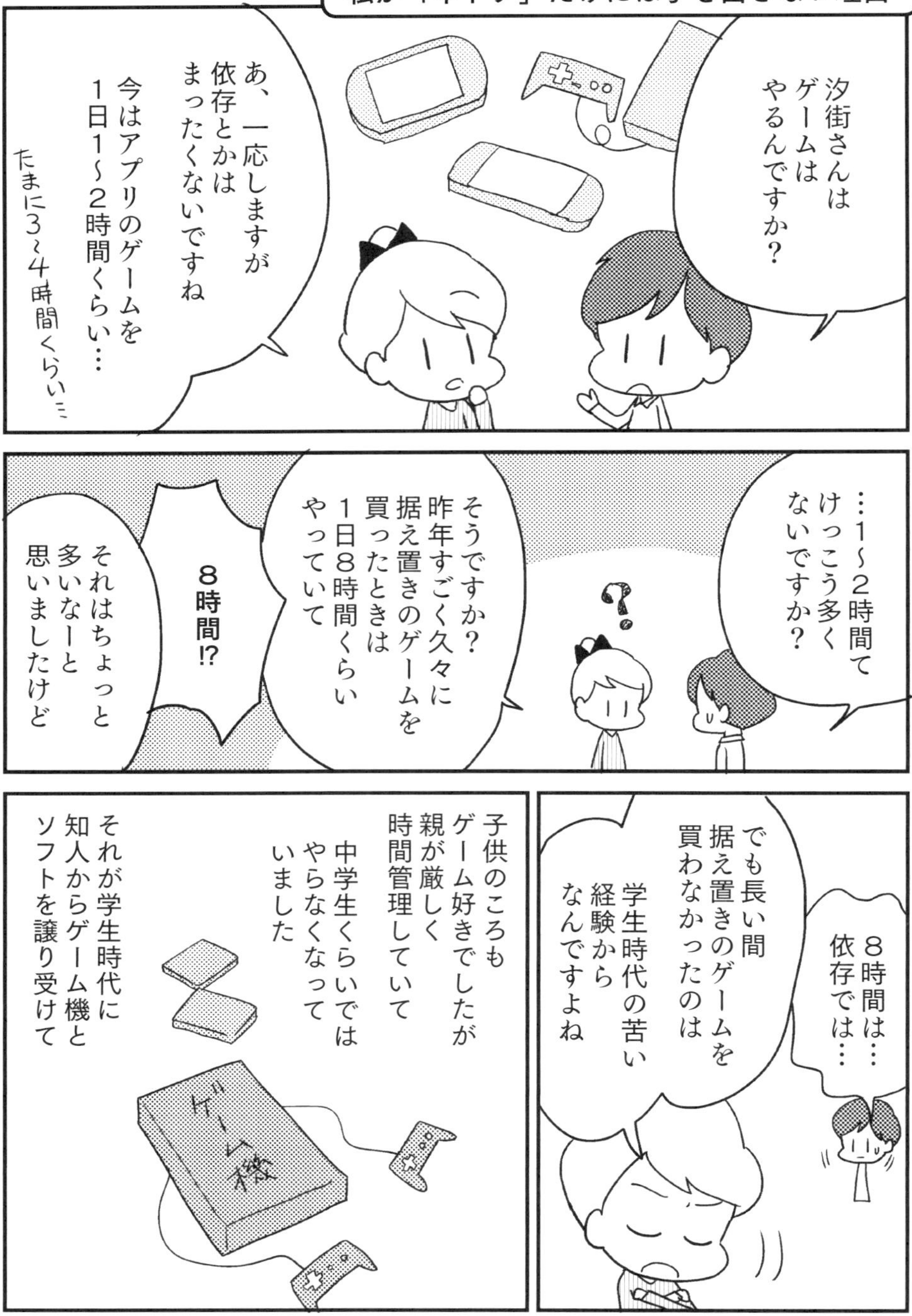
汐街さんはゲームはやるんですか？
あ、一応しますが依存とかはまったくないですね
今はアプリのゲームを1日1～2時間くらい…
たまに3～4時間くらい
…1～2時間てけっこう多くないですか？
そうですか？昨年すごく久々に据え置きのゲームを買ったときは1日8時間くらいやっていて
8時間!?
それはちょっと多いなーと思いましたけど
8時間は…依存では…
でも長い間据え置きのゲームを買わなかったのは
学生時代の苦い経験からなんですよね
子供のころもゲーム好きでしたが親が厳しく時間管理していて
中学生くらいではやらなくなっていました
それが学生時代に知人からゲーム機とソフトを譲り受けて
ゲーム機

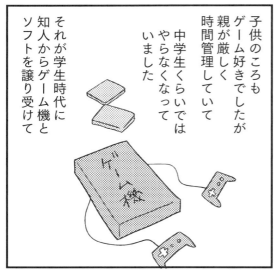

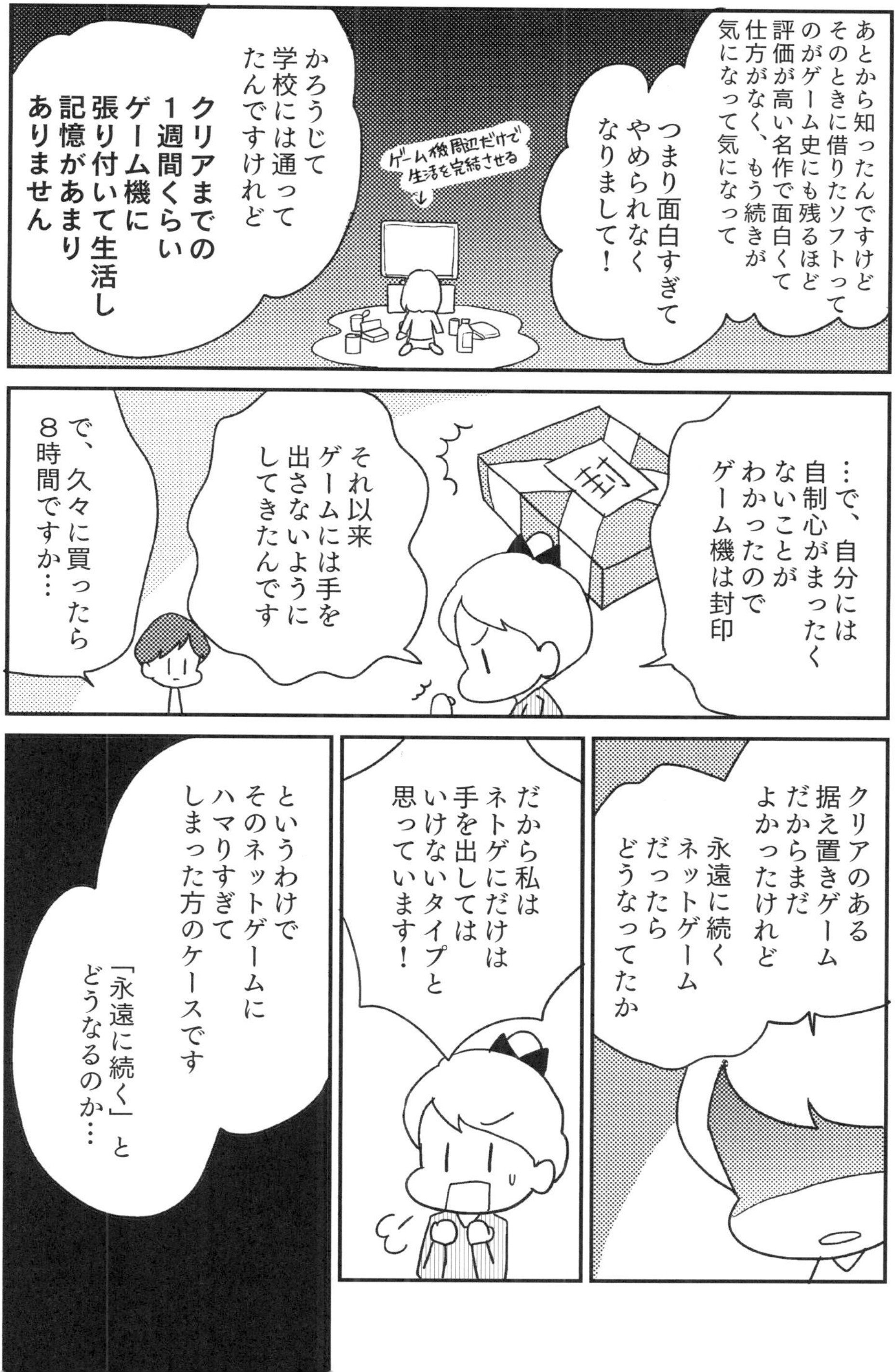

あとから知ったんですけどそのときに借りたソフトってのがゲーム史にも残るほど評価が高い名作で面白くて仕方がなく、もう続きが気になって気になって
つまり面白すぎてやめられなくなりまして！
ゲーム機周辺だけで生活を完結させる
かろうじて学校には通ってたんですけれど
クリアまでの１週間くらいゲーム機に張り付いて生活し記憶があまりありません
…で、自分にはまったく自制心がまったくないことがわかったのでゲーム機は封印
封
それ以来ゲームには手を出さないようにしてきたんです
で、久々に買ったら８時間ですか…
クリアのある据え置きゲームだからまだよかったけれど
永遠に続くネットゲームだったらどうなってたか
だから私はネトゲにだけは手を出してはいけないタイプと思っています！
というわけでそのネットゲームにハマりすぎてしまった方のケースです
「永遠に続く」とどうなるのか…

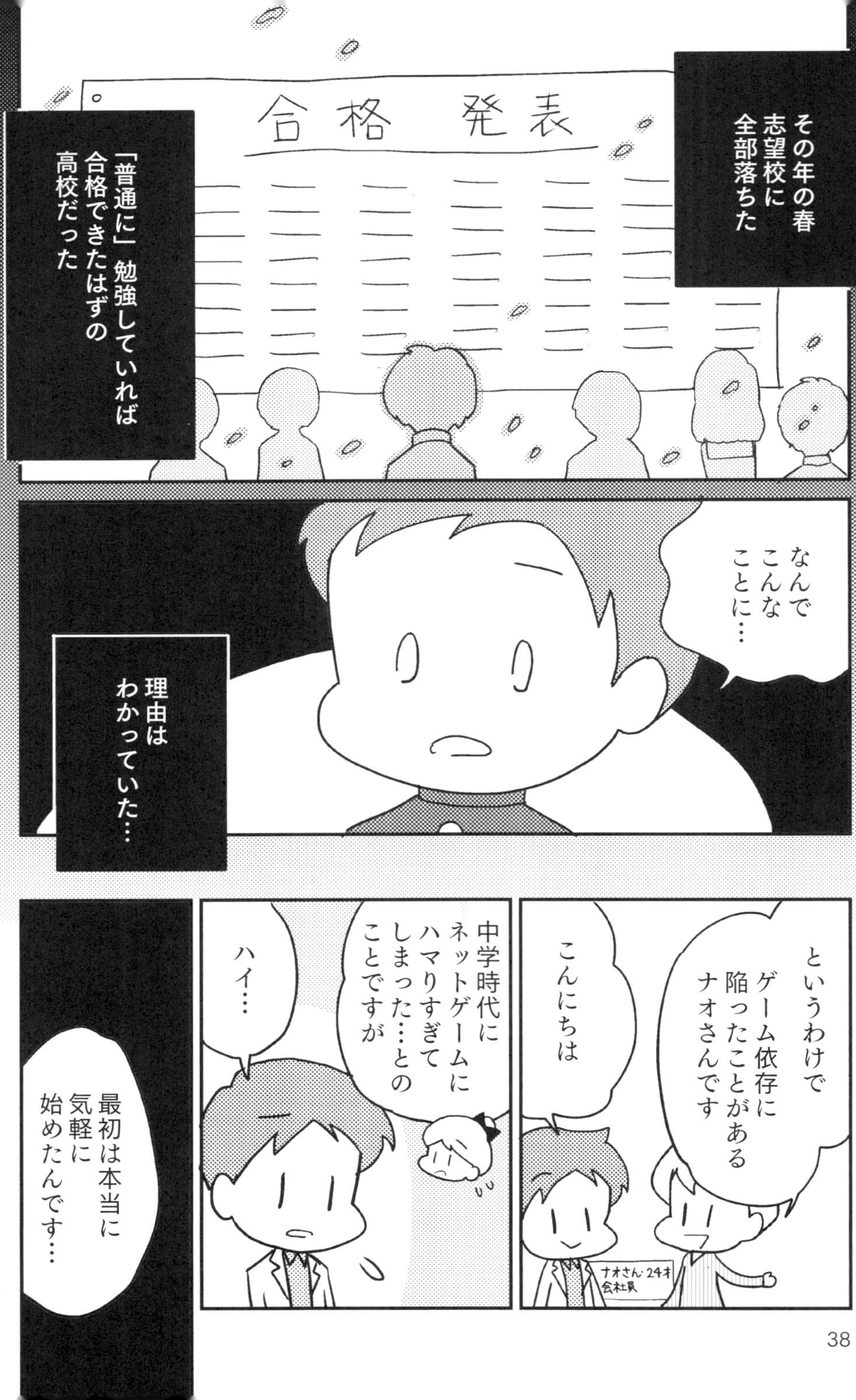

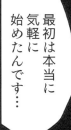

その年の春
志望校に
全部落ちた
合格　発表
「普通に」勉強していれば
合格できたはずの
高校だった
なんで
こんな
ことに…
理由は
わかっていた…
というわけで
ゲーム依存に
陥ったことがある
ナオさんです
こんにちは
ナオさん 24才
会社員
中学時代に
ネットゲームに
ハマりすぎて
しまった…との
ことですが
ハイ…
最初は本当に
気軽に
始めたんです…

#4 ゲームの沼

高校合格を阻んだ「ゲームという楽園」から抜け出せた理由《ワケ》

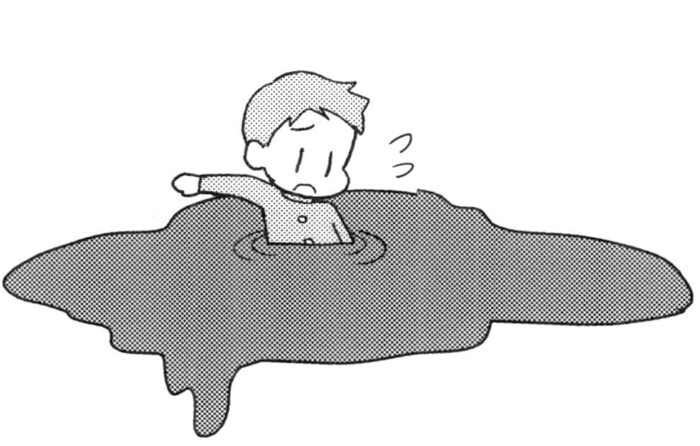

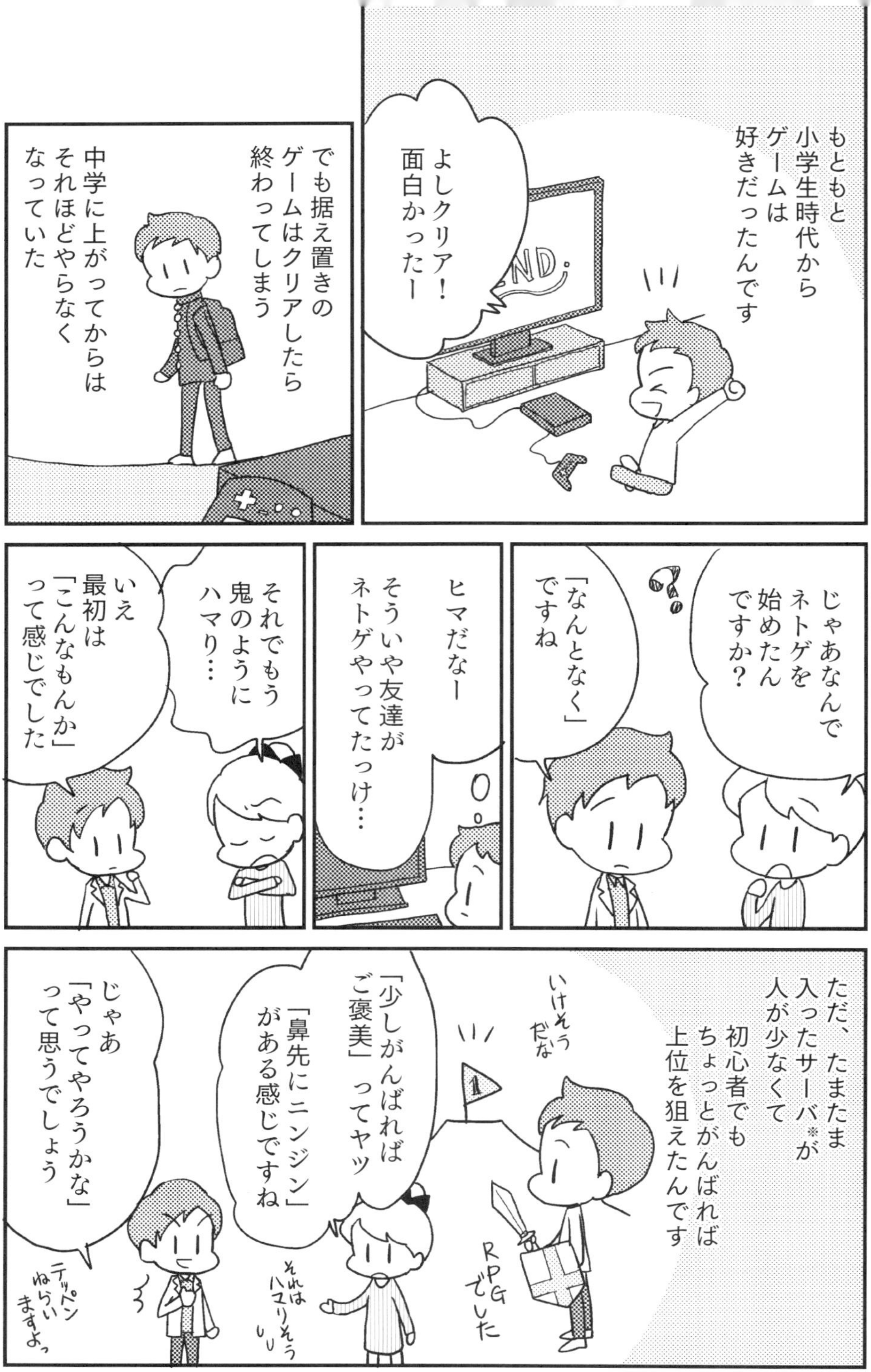
もともと小学生時代からゲームは好きだったんです
よしクリア！面白かったー
END
でも据え置きのゲームはクリアしたら終わってしまう
中学に上がってからはそれほどやらなくなっていた
じゃあなんでネトゲを始めたんですか？
「なんとなく」ですね
ヒマだなー
そういや友達がネトゲやってたっけ…
それでもう鬼のようにハマり…
いえ最初は「こんなもんか」って感じでした
ただ、たまたま入ったサーバ※が人が少なくて初心者でもちょっとがんばれば上位を狙えたんです
いけそうだな
1
RPGでした
「少しがんばればご褒美」ってヤツ
「鼻先にニンジン」がある感じですね
それはハマりそう
じゃあ「やってやろうかな」って思うでしょう
テッパンねらいますよっ

※オンラインゲームの接続先コンピューター
サーバごとにゲーム世界が分かれている

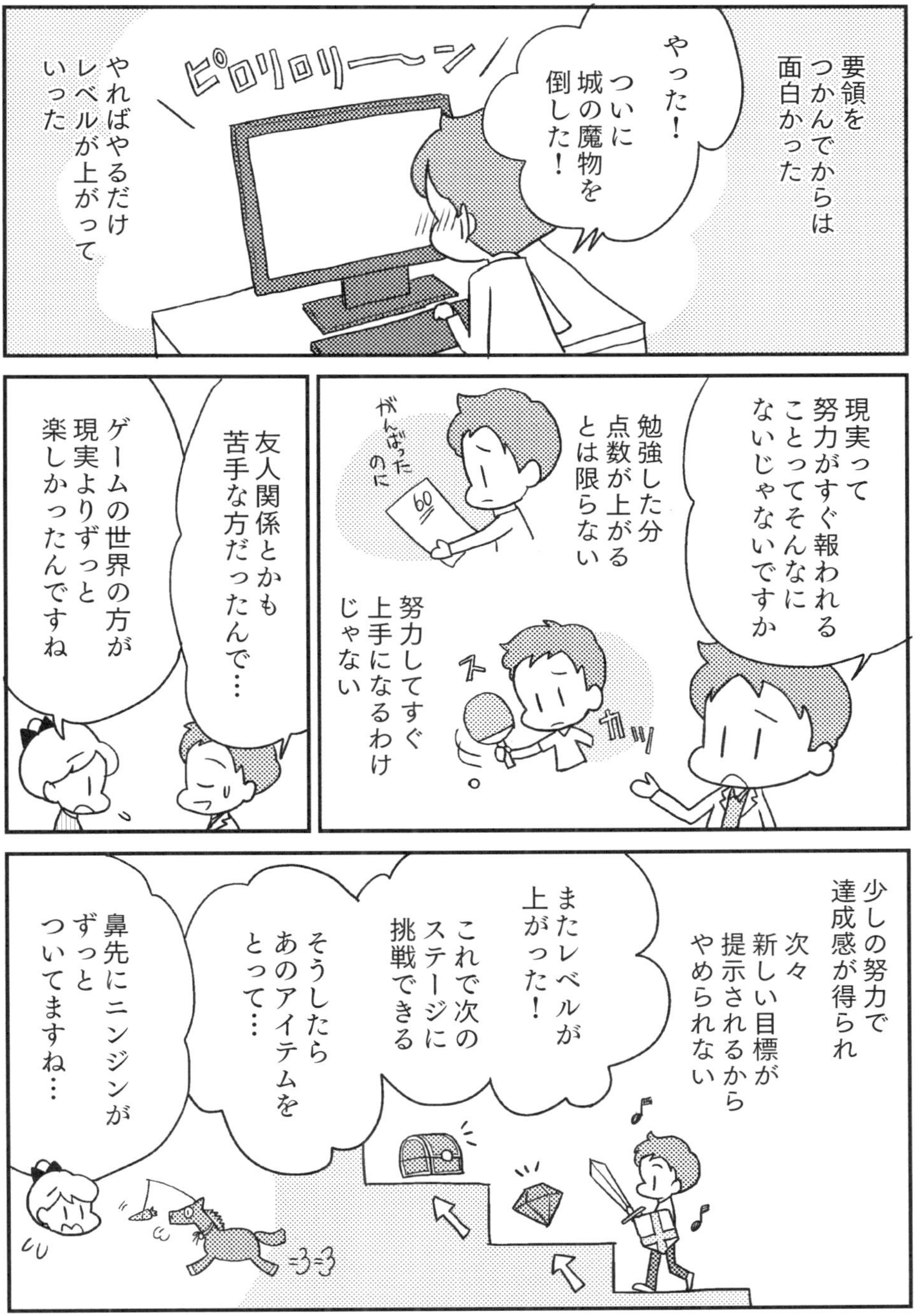
要領をつかんでからは面白かった
やった！ついに城の魔物を倒した！
ピロリロリーン
やればやるだけレベルが上がっていった
現実って努力がすぐ報われることってそんなにないじゃないですか
勉強した分点数が上がるとは限らない
がんばったのに
60
努力してすぐ上手になるわけじゃない
スカッ
友人関係とかも苦手な方だったんで…
ゲームの世界の方が現実よりずっと楽しかったんですね
少しの努力で達成感が得られ
次々新しい目標が提示されるからやめられない
またレベルが上がった！
これで次のステージに挑戦できる
そうしたらあのアイテムをとって…
鼻先にニンジンがずっとついてますね…

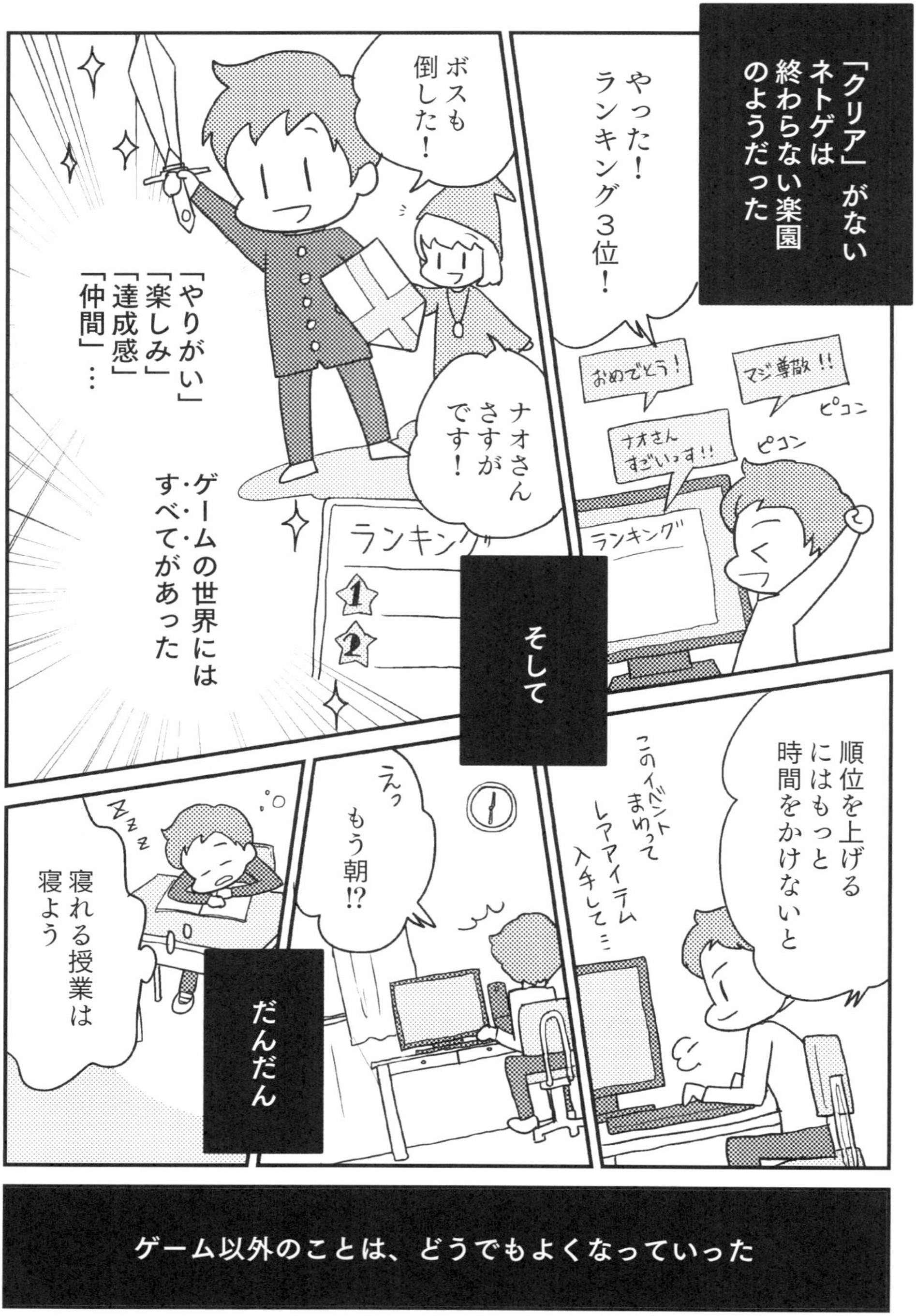
「クリア」がない
ネトゲは
終わらない楽園
のようだった
やった！
ランキング３位！
おめでとう！
マジ尊敬!!
ピコン
ナオさん
すごいっす!!
ピコン
ランキング
ボスも
倒した！
ナオさん
さすがです！
「やりがい」
「楽しみ」
「達成感」
「仲間」…
ゲームの世界には
す・べ・てがあった
ランキング
1
2
そして
順位を上げる
にはもっと
時間をかけないと
このイベントまわって
レアアイテム
入手して…
えっ
もう朝!?
寝れる授業は
寝よう
Zzz
だんだん
ゲーム以外のことは、どうでもよくなっていった

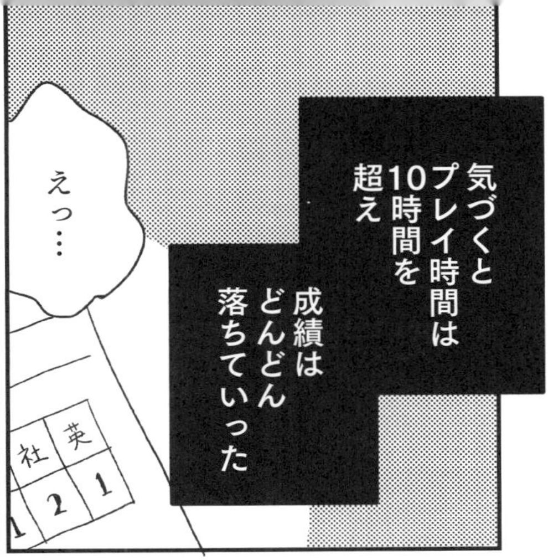
気づくとプレイ時間は10時間を超え
成績はどんどん落ちていった
えっ…
英
社
1
2
1

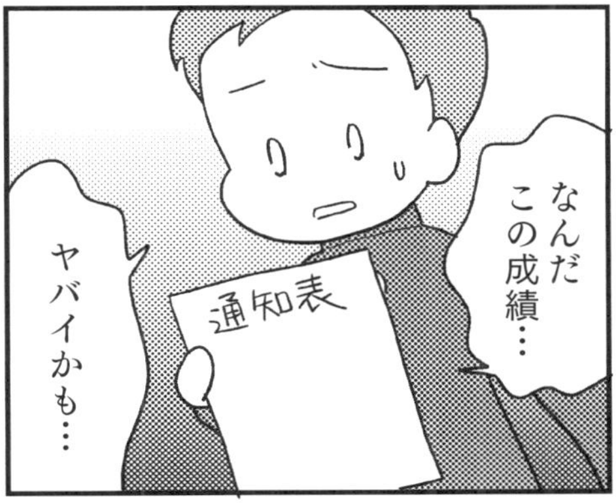
なんだこの成績…
ヤバイかも…
通知表

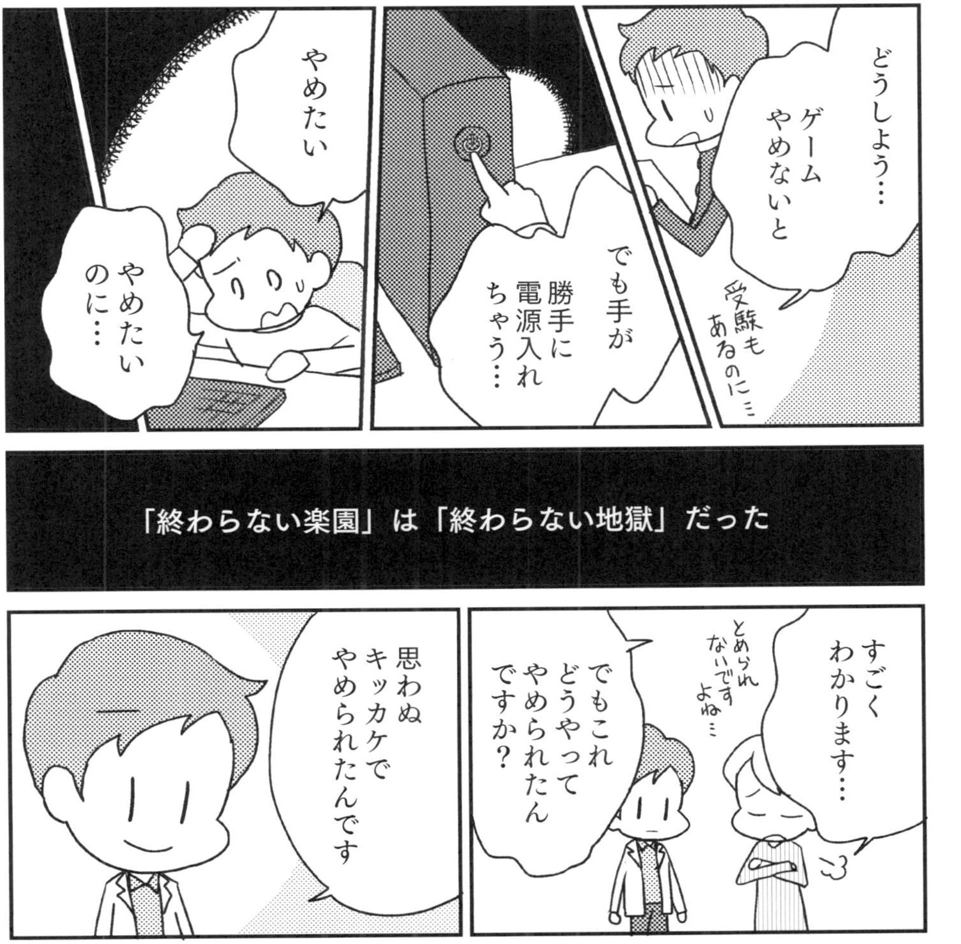
どうしよう…
ゲームやめないと
受験もあるのに…
でも手が勝手に電源入れちゃう…
やめたい
やめたいのに…
「終わらない楽園」は「終わらない地獄」だった
すごくわかります…
とめられないですよね…
でもこれどうやってやめられたんですか？
思わぬキッカケでやめられたんです

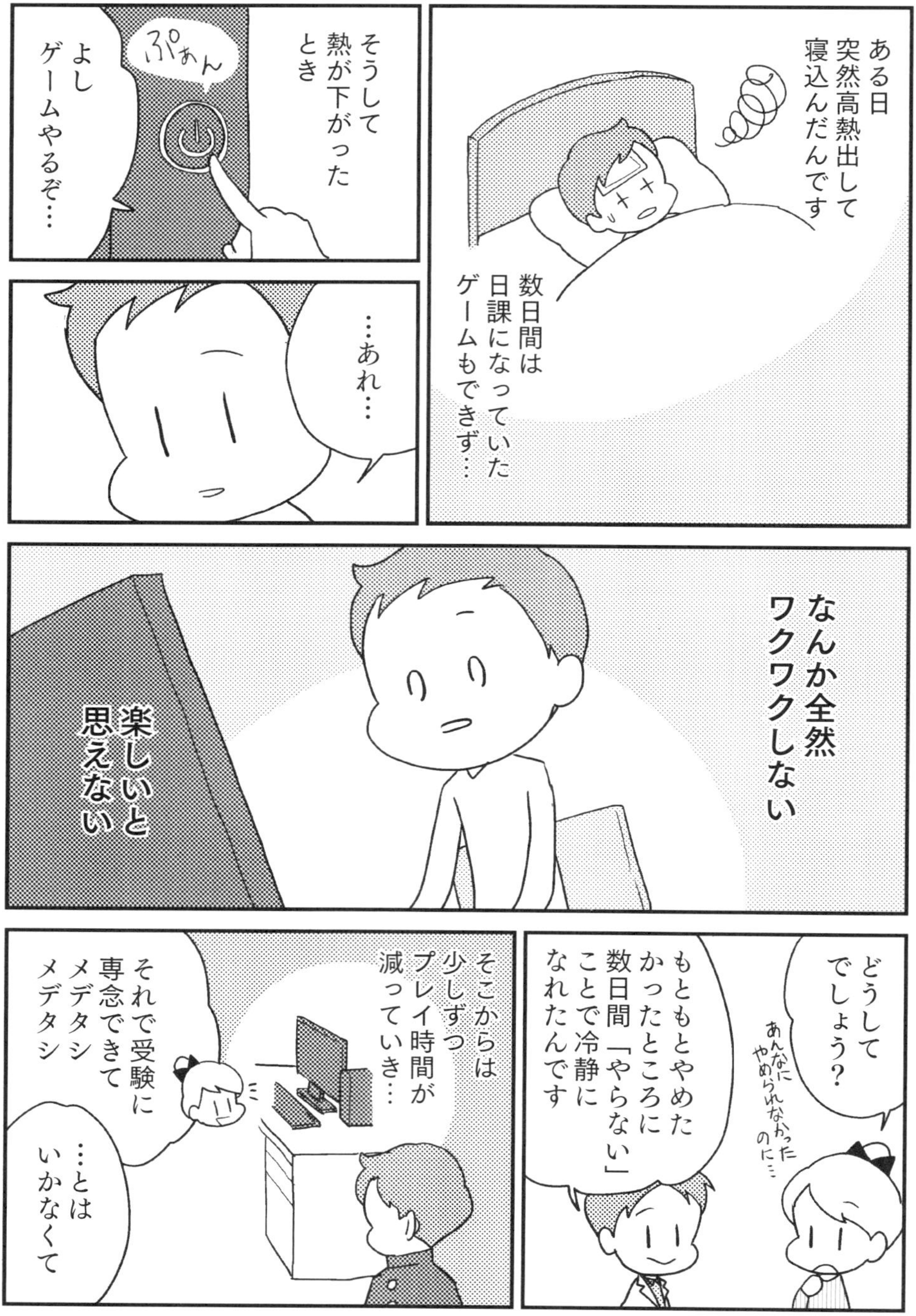

ある日突然高熱出して寝込んだんです
数日間は日課になっていたゲームもできず…
そうして熱が下がったとき
ぷぉん
よしゲームやるぞ…
…あれ…
なんか全然ワクワクしない
楽しいと思えない
どうしてでしょう？
あんなにやめられなかったのに…
もともとやめたかったところに数日間「やらない」ことで冷静になれたんです
そこからは少しずつプレイ時間が減っていき…
それで受験に専念できてメデタシメデタシ
…とはいかなくて

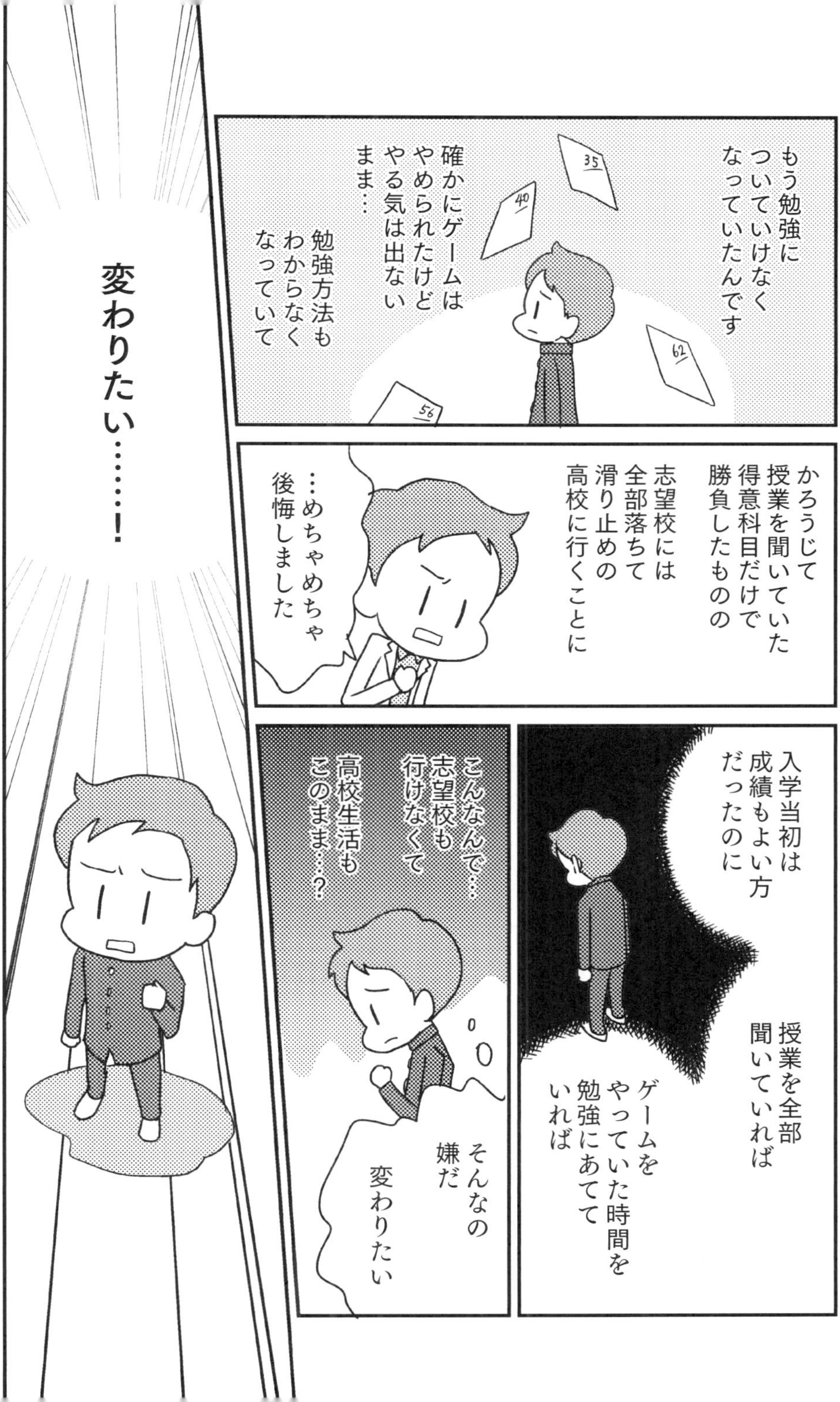
もう勉強についていけなくなっていったんです
確かにゲームはやめられたけどやる気は出ないまま…
勉強方法もわからなくなっていて
かろうじて授業を聞いていた得意科目だけで勝負したものの
志望校には全部落ちて滑り止めの高校に行くことに
…めちゃめちゃ後悔しました
入学当初は成績もよい方だったのに
授業を全部聞いていれば
ゲームをやっていた時間を勉強にあてていれば
こんなんで…志望校も行けなくて高校生活もこのまま…？
そんなの嫌だ
変わりたい
変わりたい……！

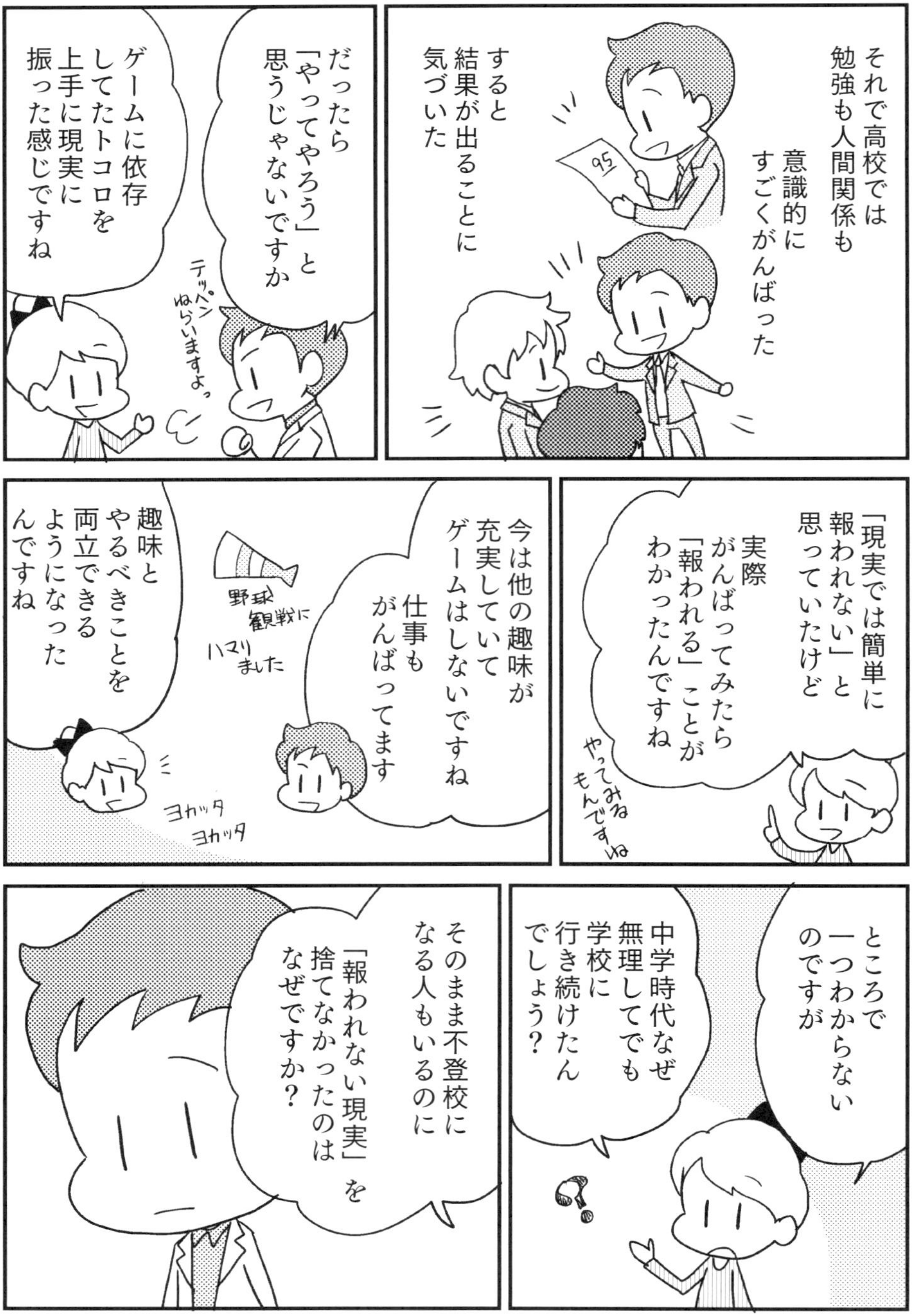
それで高校では勉強も人間関係も
意識的にすごくがんばった
95
すると結果が出ることに気づいた
だったら「やってやろう」と思うじゃないですか
テッペンねらいますよっ
ゲームに依存してたトコロを上手に現実に振った感じですね
「現実では簡単に報われない」と思っていたけど
実際がんばってみたら「報われる」ことがわかったんですね
やってみるもんですね
今は他の趣味が充実していてゲームはしないですね
仕事もがんばってます
野球観戦にハマりました
趣味とやるべきことを両立できるようになったんですね
ヨカッタヨカッタ
ところで一つわからないのですが
中学時代なぜ無理してでも学校に行き続けたんでしょう?
そのまま不登校になる人もいるのに「報われない現実」を捨てなかったのはなぜですか?

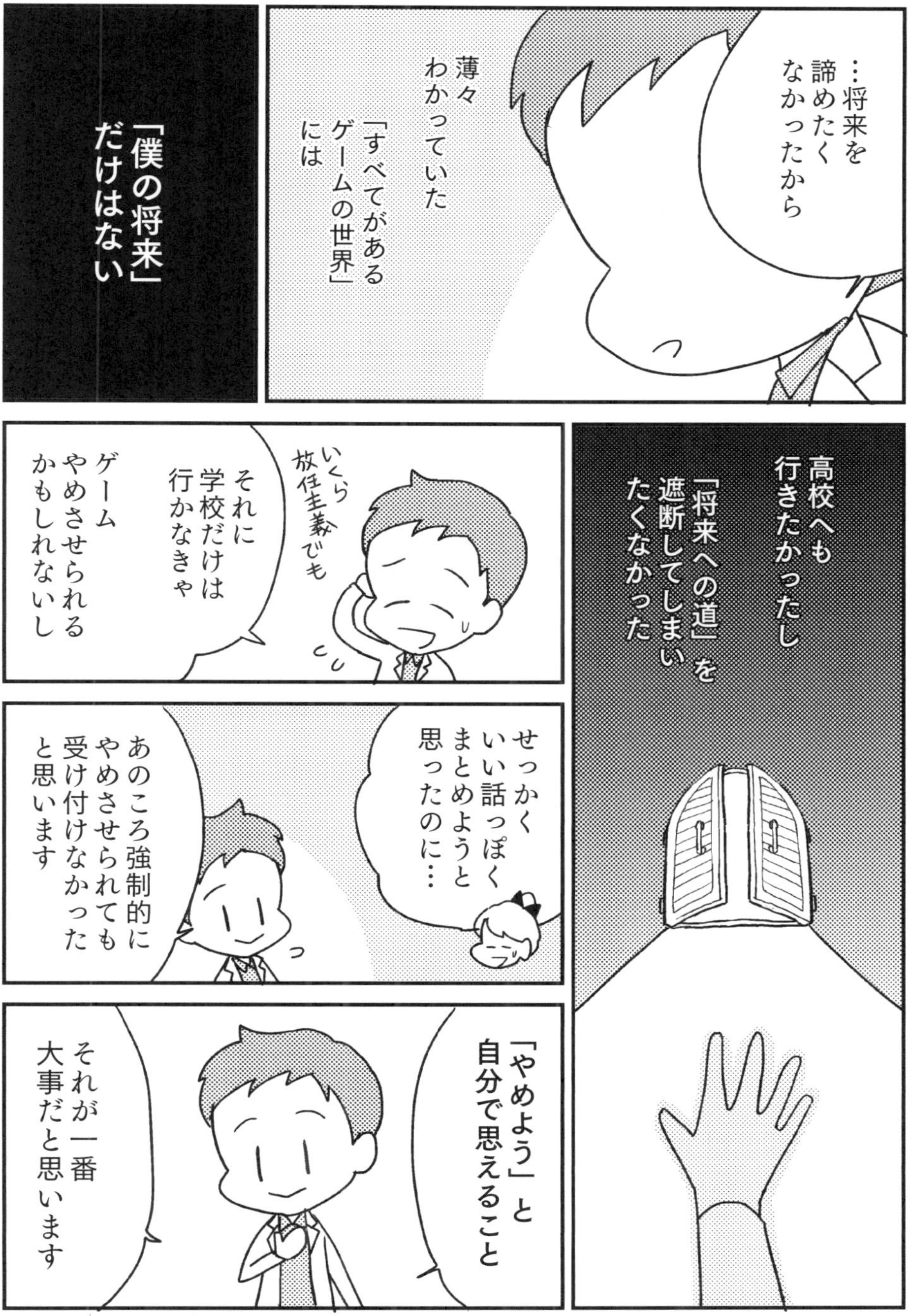
…将来を諦めたくなかったから
薄々わかっていた「すべてがあるゲームの世界」には
「僕の将来」だけはない
高校へも行きたかったし
「将来への道」を遮断してしまいたくなかった
いくら放任主義でも
それに学校だけは行かなきゃゲームやめさせられるかもしれないし
せっかくいい話っぽくまとめようと思ったのに…
あのころ強制的にやめさせられても受け付けなかったと思います
「やめよう」と自分で思えること
それが一番大事だと思います

※ナオさんのブログ「なおろぐ!!!―不安20代の幸せ雑記―」

Q＆A
おしえて！
大石先生①

Q

やりすぎて人生を「台なしにする人」と、「謳歌《おうか》する人」の差は？

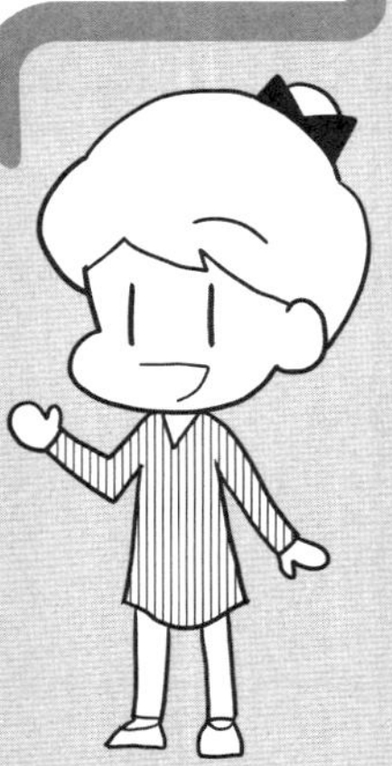

A

依存症は脳の病気。自分で早く気づくことが大切

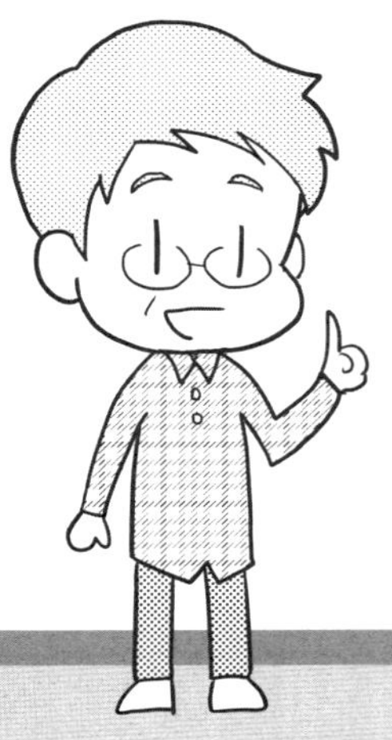

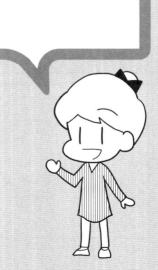

芸能人がアルコール依存症によって、飲酒運転、暴力事件などの事件を起こしたり、薬物依存症による薬物使用で逮捕されるなど、芸能人生を台なしにするようなニュースをほとんどの人が見たことがあると思います。もちろん

「台なしにする人」は芸能人に限った話ではなく、一般人にも言えることです。また、お酒や薬物、たばこなどの従来の依存だけでなく、ネットやSNS、ソーシャルゲームなどの依存に悩む人も増えてきました。韓国や中国ではネットゲームのやりすぎで死亡する若者の事件も報道され、社会問題化しています。

お酒で失敗した人のニュースを見て「バカだなぁ」と思った人もいるかもしれませんが、**依存症は、自分で自分をコントロールできなくなる「脳の病気」**です。依存症になると、脳の報酬系と呼ばれる部位の回路が変わってしまいます。すると、目の前のことしか考えられなくなります。将来のことは頭から消え、自分では歯止めがきかなくなるのです。

依存症は「否認の病気」

とはいえ、お酒もゲームも生活をより楽しくしてくれるものですし、ネットは生きていく上で必要不可欠です。では、やりすぎて依存症になってしまう人と、上手につきあって、人生を謳歌する人の違いは何なのでしょうか？

それは、**自分で早く気づくことができるかどうか**です。

「自分で気づく」というのは、依存症治療の第一歩です。もう少し詳しく言えば「自分で依存していることに気づいてやめよう」と思えることが第一歩です。依存症というのは「否認の病気」と言われているくらい、自分で「依存している」と気づいて認めるのが難しい病気です。家族に依存症クリニックに連れてこられても「自分は依存していない！」と言い張る人も少なくありません。

私はさまざまな依存症の患者を28年にわたって診てきましたが、**依存症から回復するまで平均2年かかりますし、2年という歳月だけではなく、お金も周りの人の助けも必要になってきます**（抜け出すまでに相当な労力を費やすので、この本で汐街さんは「沼」と表現しています）。

ですので、できるだけ「早く」「自分で」気づくことが大事になってきます。ガンも早期発見できれば、比較的簡単に治療できますよね。それと同じです。

ただ、依存は非常に気づきにくいのが難点です。皆さんも、ネットを初めて触ったときがあったと思います。そのころより、今の方がネットに触れている時間は圧倒的に多いはずです。でもどの時期から増えたのか、わからないのではないでしょうか。これは、お酒も同様です。依存は徐々に進行していくものですし、風邪のように「咳が出る」「寒気がする」「頭が痛い」といった症状が明確にあるわけではないので、気づきにくいのです。

プチ依存と依存症の差は「社会生活に支障があるか」

では、自分では気づきにくい〝依存〟というのは、どこからが病気なのでしょうか。各依存症にはさまざまなチェック項目がありますが、すべてに共通しているのは、**「社会生活に支障があるか」**です。お酒でもネットでもゲームでも、仕事や学校に行けない、という人は依存症（沼）と思っていただいていいでしょう。逆にできればやめたいけれど、社会生活に支障をきたすほどではない場合、「プチ依存」と言えます。

冒頭で、「人生を台なしにする人」という言い方をしましたが、依存症になって人生を台なしにしたと感じたとしても、専門の機関で適切な治療を受ければ、依存症から回復し、人生を取り戻すことは可能です。ただし、それには相当な労力を費やす必要があるので、繰り返しになりますが、早く自分で気づくことが大切なのです。ガンに「早期発見が大切」という認識があるように、依存症にも同じように「早期発見が大切」と認識する人が増えることを願います。

第2章

飲みすぎ・食べすぎをやめる

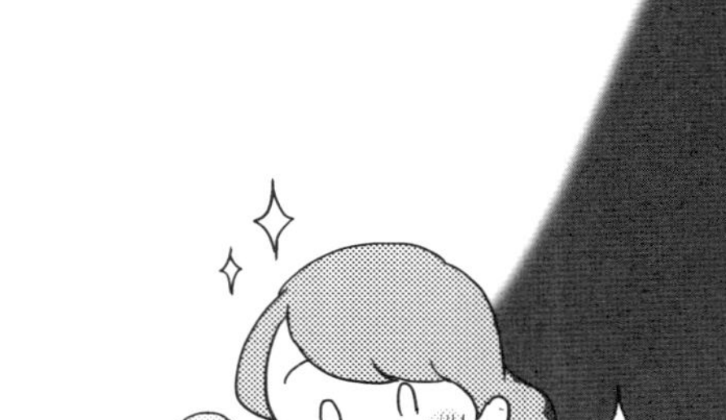

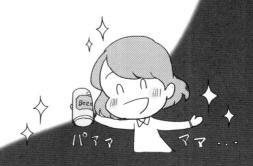

#5　#6
アルコールのプチ依存沼から抜け出した人の話

#7　#8
糖質のプチ依存沼から抜け出した人の話

大石先生曰く、重度のアルコール依存症になってしまうと「一生飲まない」しか選択肢がないんだそう。「ちょっと飲みすぎかも」「ちょっと食べすぎかも」と思ったことがある人はまだまだ選択肢がある状態。

この章は、飲みすぎ・食べすぎをやめて、健康や家族を取り戻した人たちのお話です。

できれば、美味しいお酒も美味しい料理も一生楽しんで暮らしたいですよね。

#5 アルコールのプチ依存
毎晩飲まずにはいられなかった私が「飲みすぎ」をやめられた理由《ワケ》

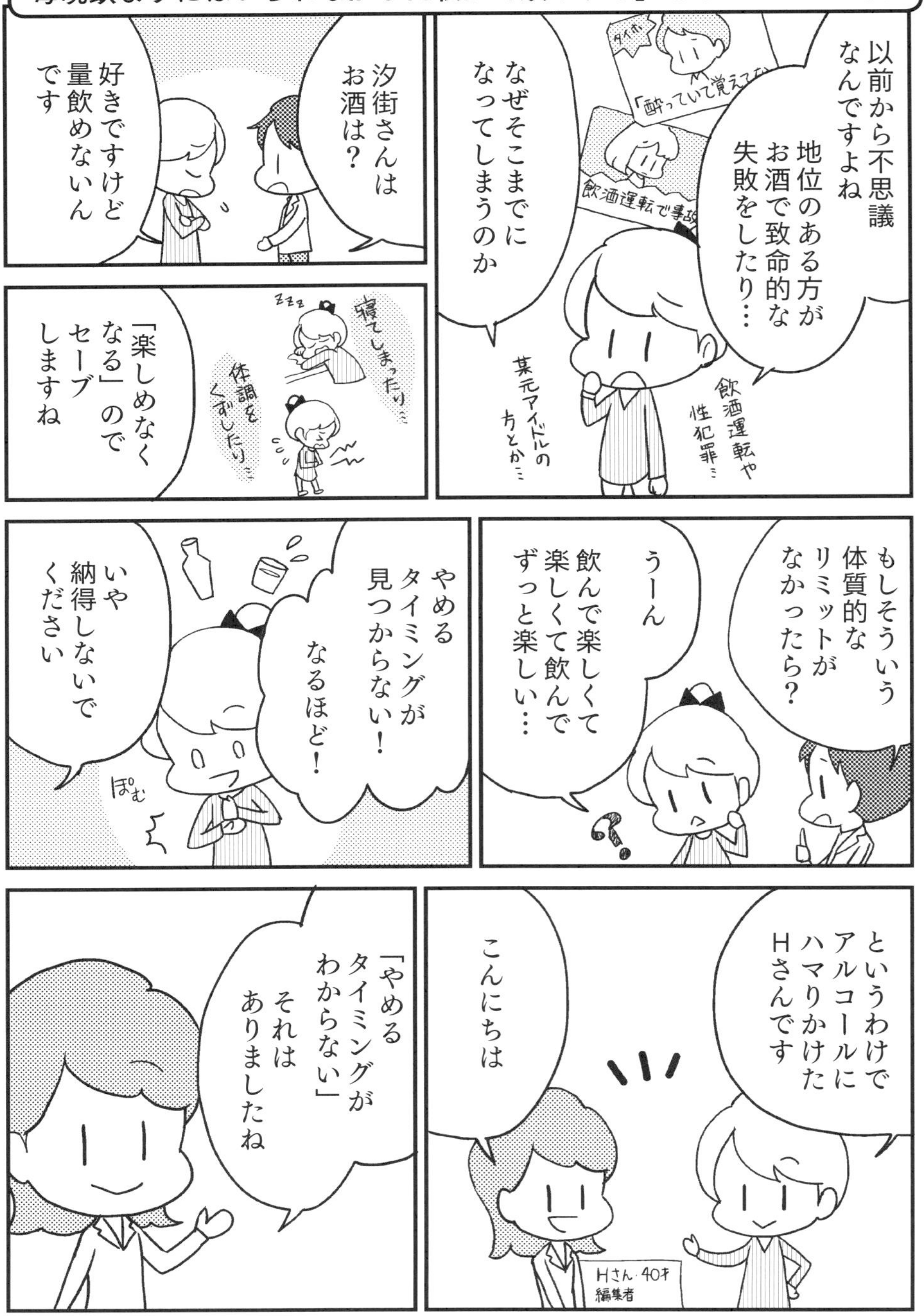

以前から不思議なんですよね
地位のある方がお酒で致命的な失敗をしたり…
タイホ
「酔っていて覚えてな
飲酒運転で事故
飲酒運転や性犯罪…
某元アイドルの方とか…
なぜそこまでになってしまうのか
汐街さんはお酒は？
好きですけど量飲めないんです
寝てしまったり…
体調をくずしたり…
「楽しめなくなる」のでセーブしますね
もしそういう体質的なリミットがなかったら？
うーん飲んで楽しくて楽しくて飲んでずっと楽しい…
やめるタイミングが見つからない！
なるほど！
いや納得しないでください
ぽむ
というわけでアルコールにハマりかけたHさんです
こんにちは
Hさん 40才
編集者
「やめるタイミングがわからない」それはありましたね

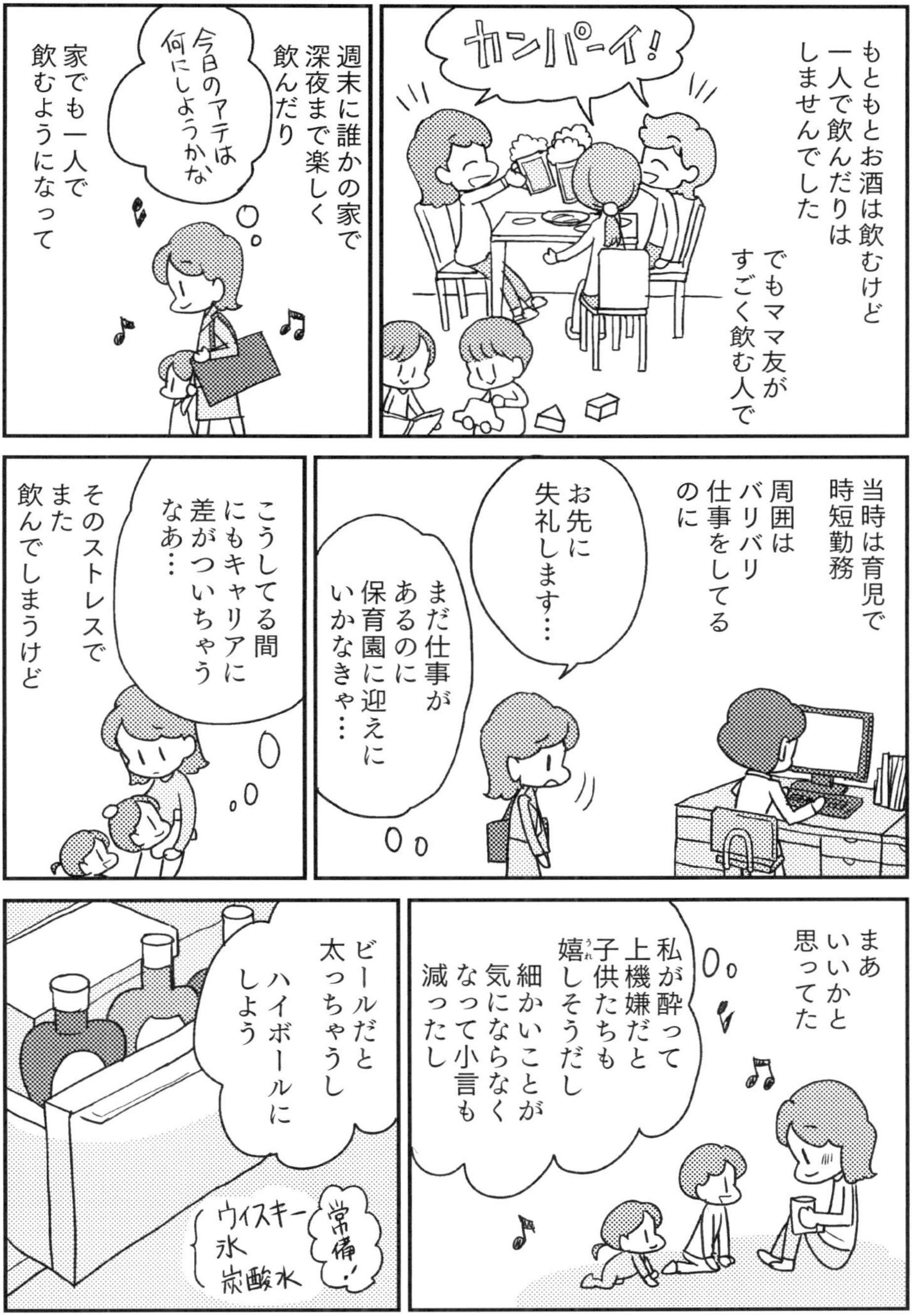
もともとお酒は飲むけど一人で飲んだりはしませんでした
カンパーイ!
でもママ友がすごく飲む人で
週末に誰かの家で深夜まで楽しく飲んだり
今日のアテは何にしようかな
家でも一人で飲むようになって
当時は育児で時短勤務
周囲はバリバリ仕事をしてるのに
お先に失礼します…
まだ仕事があるのに保育園に迎えにいかなきゃ…
こうしてる間にもキャリアに差がついちゃうなあ…
そのストレスでまた飲んでしまうけど
まあいいかと思ってた
私が酔って上機嫌だと子供たちも嬉《うれ》しそうだし細かいことが気にならなくなって小言も減ったし
ビールだと太っちゃうしハイボールにしよう
ウイスキー
氷
炭酸水
常備!

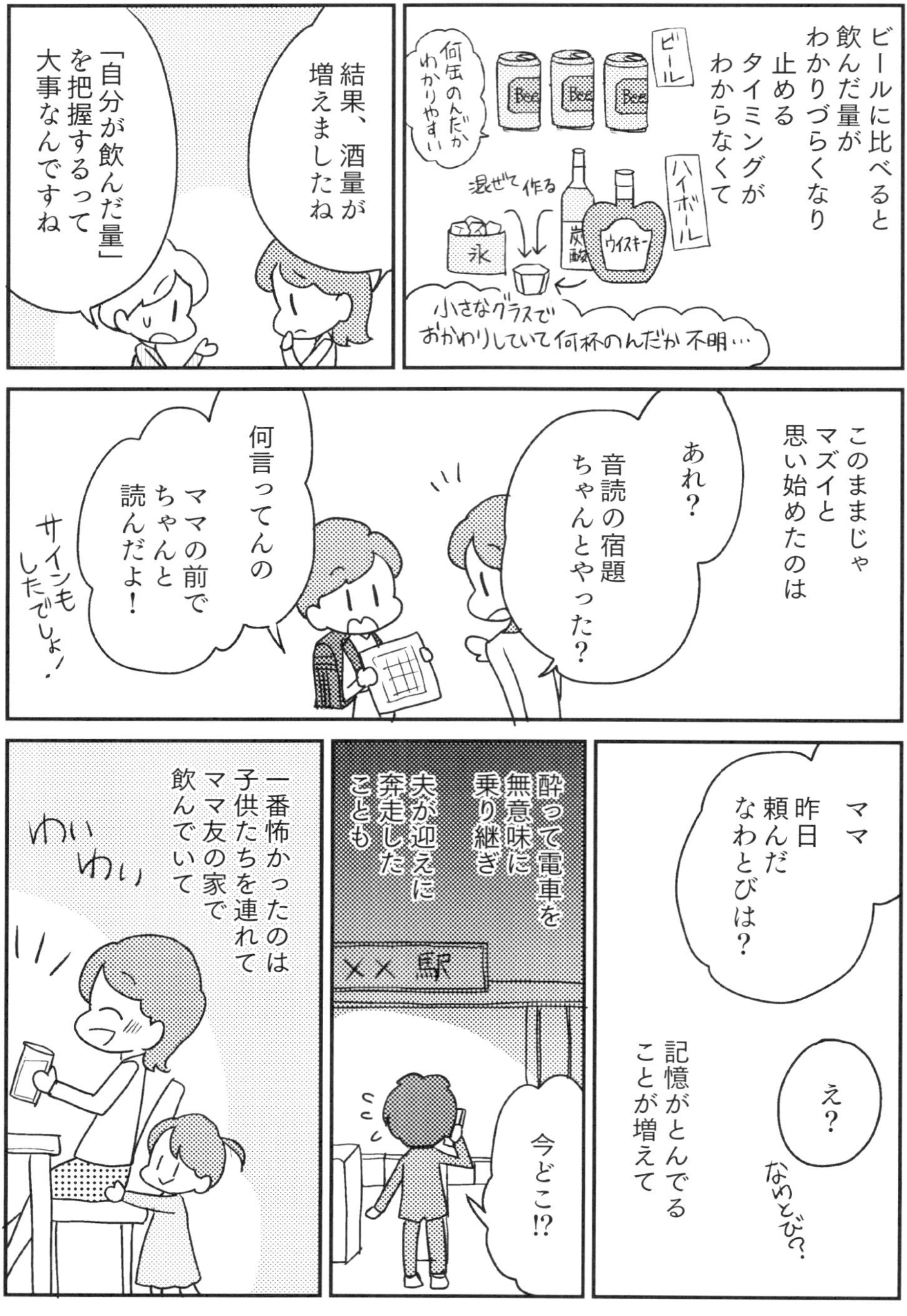
ビールに比べると飲んだ量がわかりづらくなり止めるタイミングがわからなくて
ビール
何缶のんだかわかりやすい
ハイボール
混ぜて作る
氷
炭酸
ウイスキー
小さなグラスでおかわりしていて何杯のんだか不明…
結果、酒量が増えましたね
「自分が飲んだ量」を把握するって大事なんですね
このままじゃマズイと思い始めたのは
あれ？
音読の宿題ちゃんとやった？
何言ってんの
ママの前でちゃんと読んだよ！
サインもしたでしょ！
ママ
昨日頼んだなわとびは？
え？
なわとび？
記憶がとんでることが増えて
酔って電車を無意味に乗り継ぎ
夫が迎えに奔走したことも
××駅
今どこ!?
一番怖かったのは子供たちを連れてママ友の家で飲んでいて
わいわい

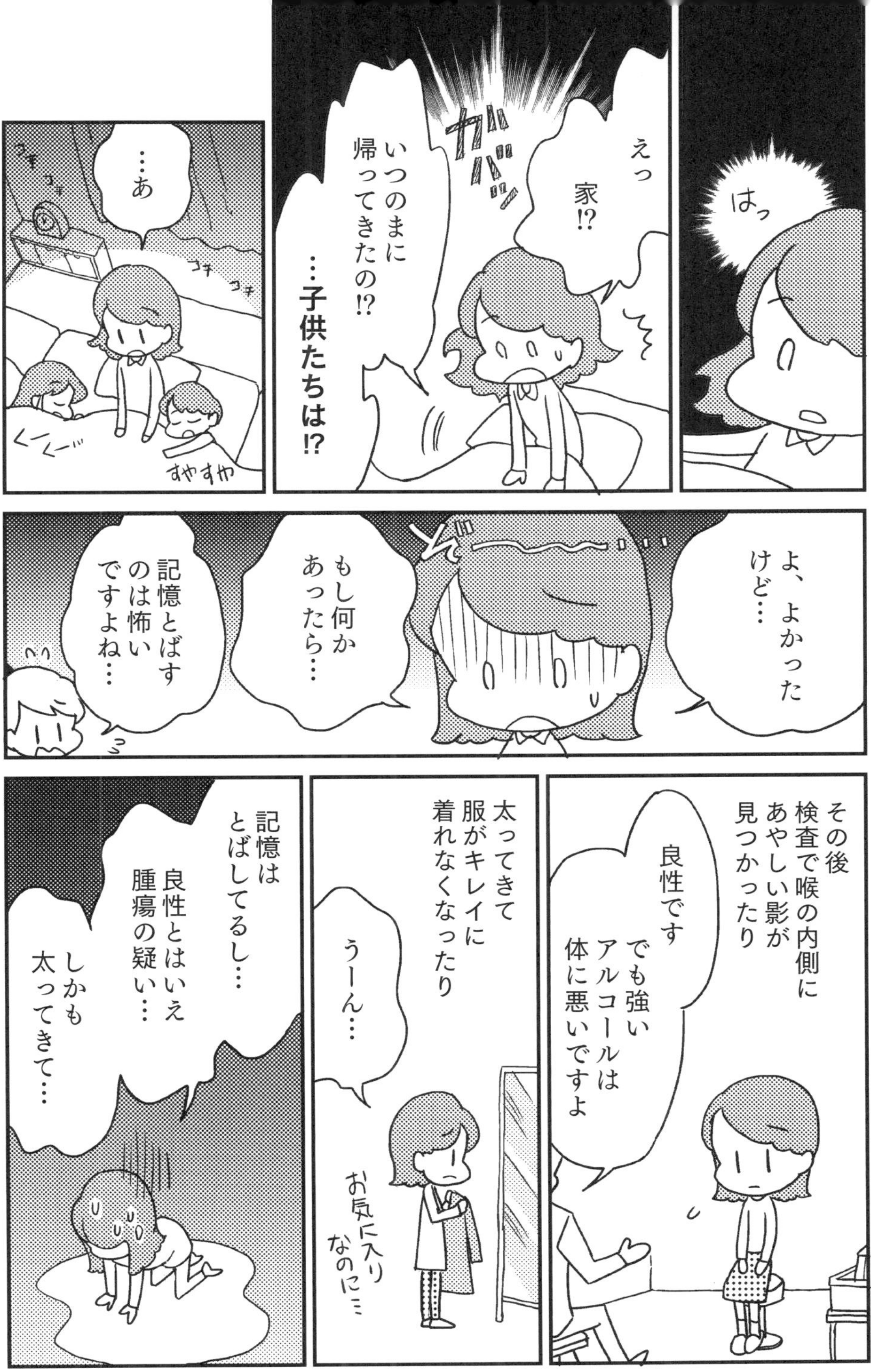
はっ
えっ
家⁉
ガバッ
いつのまに帰ってきたの⁉
…子供たちは⁉
…あ
コチコチ
コチコチ
くーくー
すやすや
よ、よかったけど…
もし何かあったら…
記憶とばすのは怖いですよね…
その後検査で喉の内側にあやしい影が見つかったり
良性です
でも強いアルコールは体に悪いですよ
太ってきて服がキレイに着れなくなったり
うーん…
お気に入りなのに〜
記憶はとばしてるし…
良性とはいえ腫瘍の疑い…
しかも太ってきて…

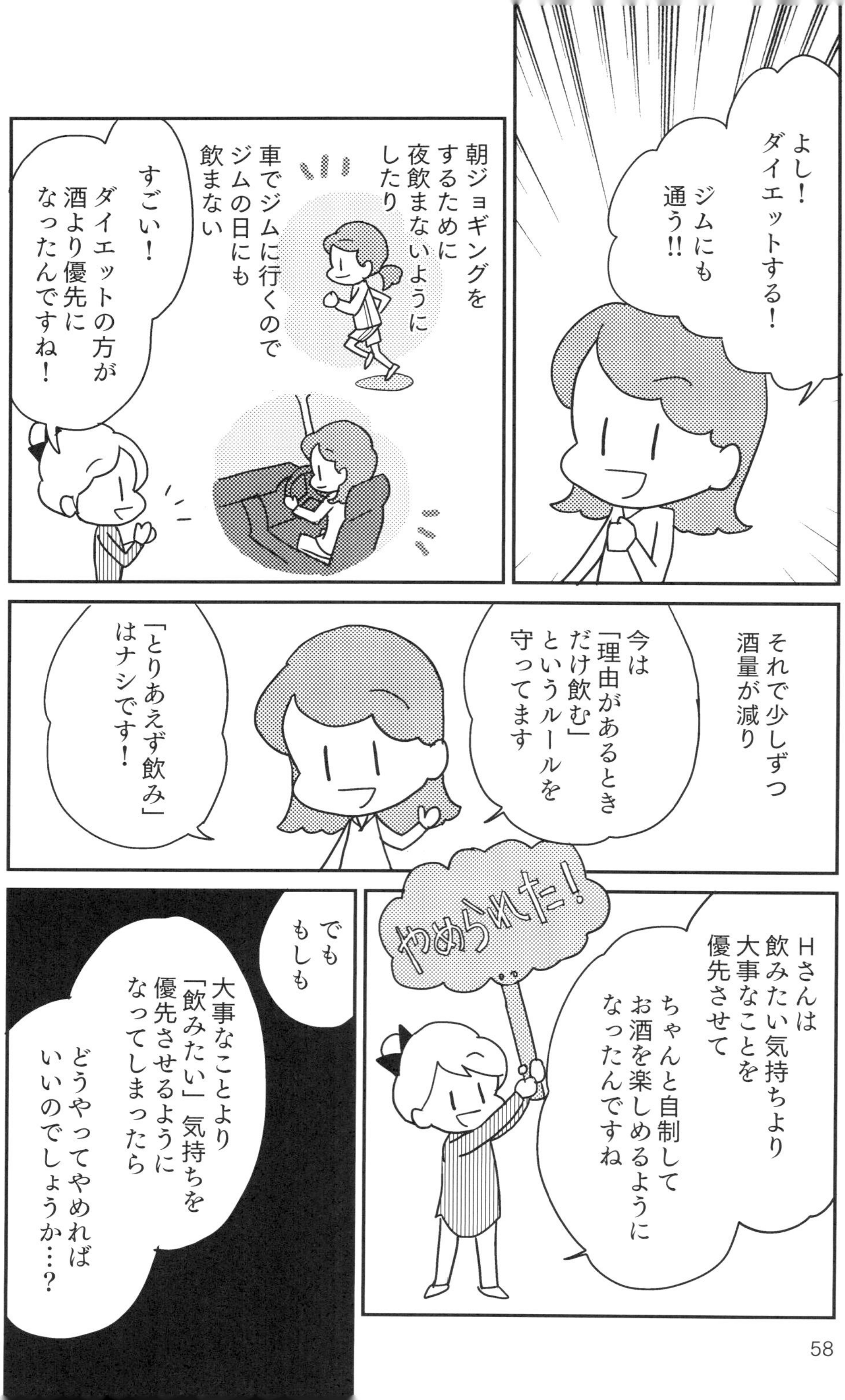
よし！
ダイエットする！
ジムにも
通う!!
朝ジョギングをするために夜飲まないようにしたり
車でジムに行くのでジムの日にも飲まない
すごい！
ダイエットの方が酒より優先になったんですね！
それで少しずつ酒量が減り
今は「理由があるときだけ飲む」というルールを守ってます
「とりあえず飲み」はナシです！
Hさんは飲みたい気持ちより大事なことを優先させて
ちゃんと自制してお酒を楽しめるようになったんですね
やめられた！
でももしも
大事なことより「飲みたい」気持ちを優先させるようになってしまったら
どうやってやめればいいのでしょうか…？

#6 アルコールの沼

お酒におぼれた私が「大切なものを取り戻せた」理由《ワケ》

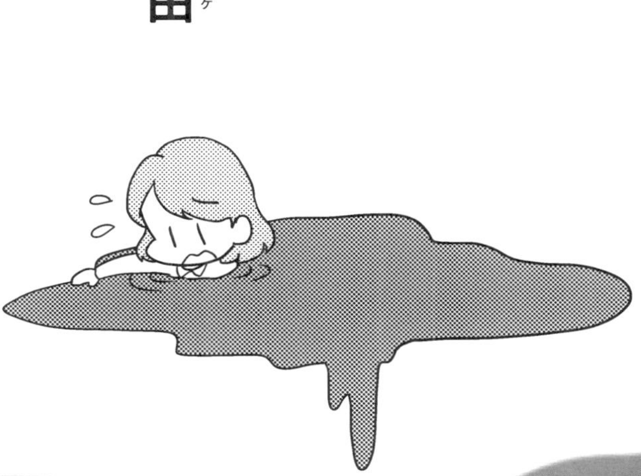

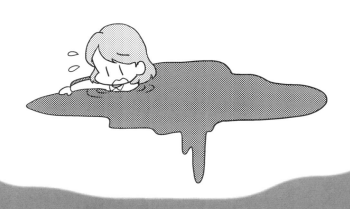

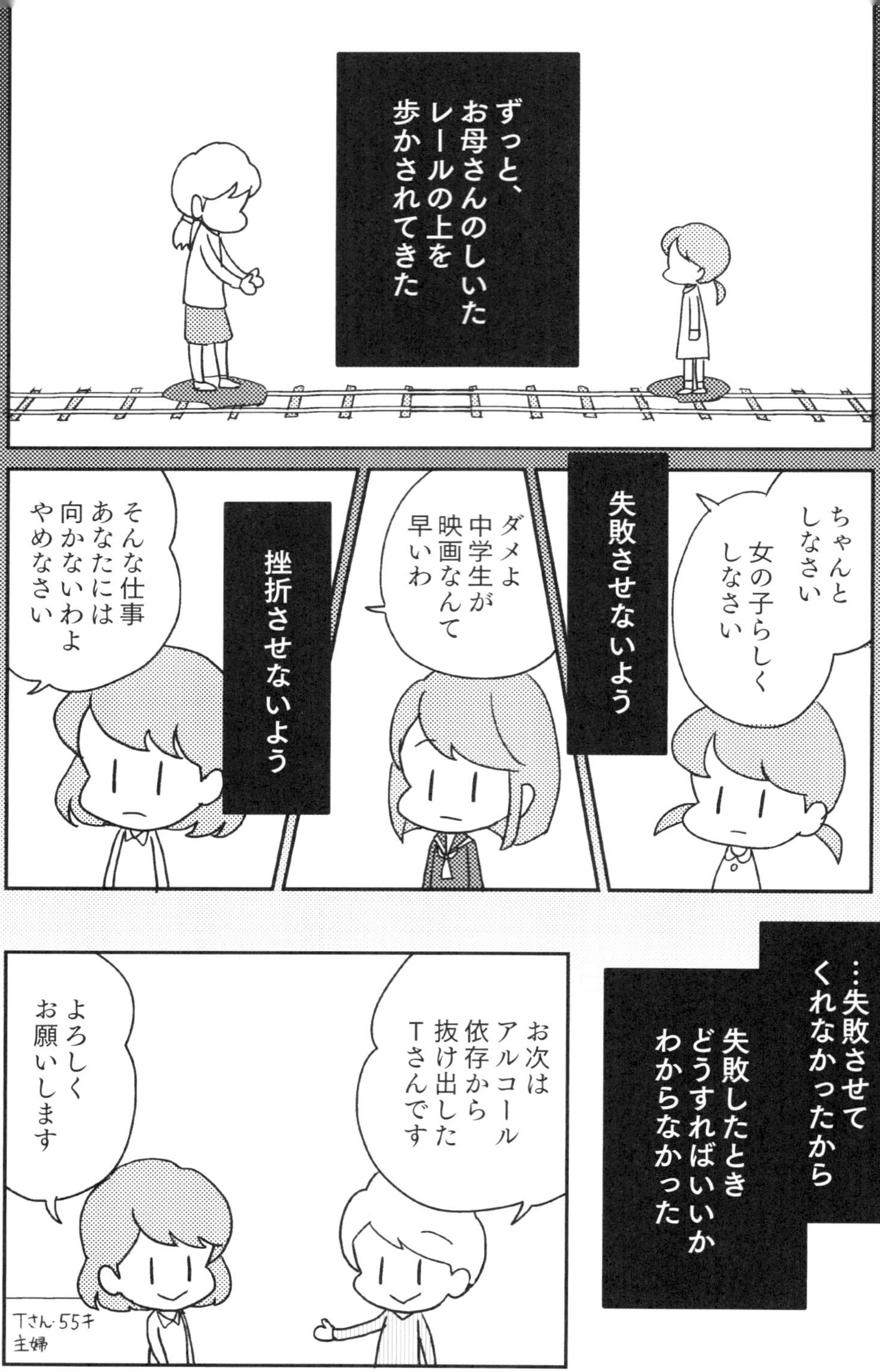
ずっと、お母さんのしいたレールの上を歩かされてきた
ちゃんとしなさい
女の子らしくしなさい
失敗させないよう
ダメよ中学生が映画なんて早いわ
挫折させないよう
そんな仕事あなたには向かないわよやめなさい
…失敗させてくれなかったから
失敗したときどうすればいいかわからなかった
お次はアルコール依存から抜け出したTさんです
よろしくお願いします
Tさん・55才
主婦

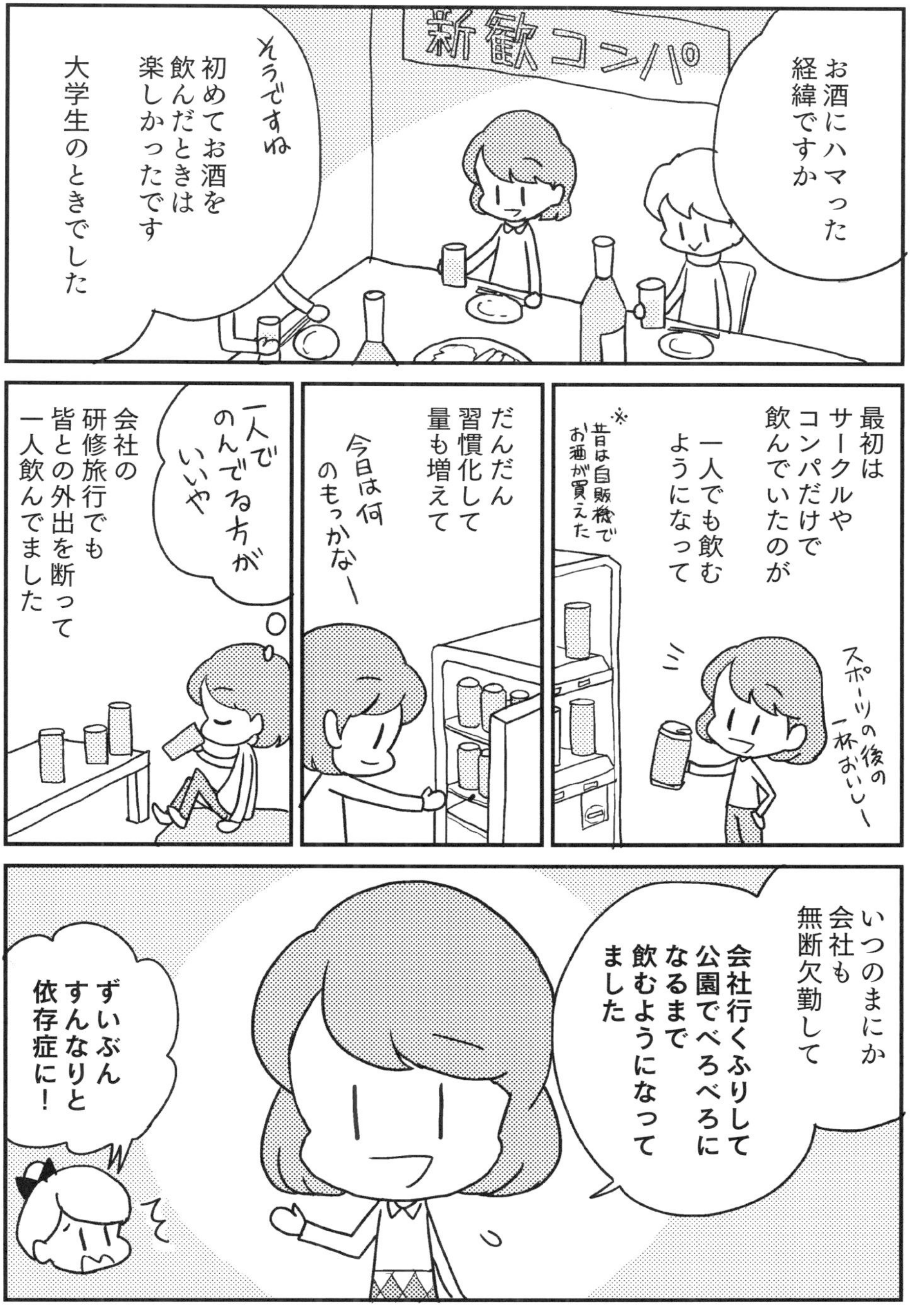

お酒にハマった経緯ですか
新歓コンパ
そうですね 初めてお酒を飲んだときは楽しかったです 大学生のときでした
最初はサークルやコンパだけで飲んでいたのが 一人でも飲むようになって
※昔は自販機でお酒が買えた
スポーツの後の一杯おいしー
ミ
だんだん習慣化して量も増えて
今日は何のもっかなー
会社の研修旅行でも皆との外出を断って一人飲んでました
一人でのんでる方がいいや
いつのまにか会社も無断欠勤して
会社行くふりして公園でべろべろになるまで飲むようになってました
ずいぶんすんなりと依存症に！
てて

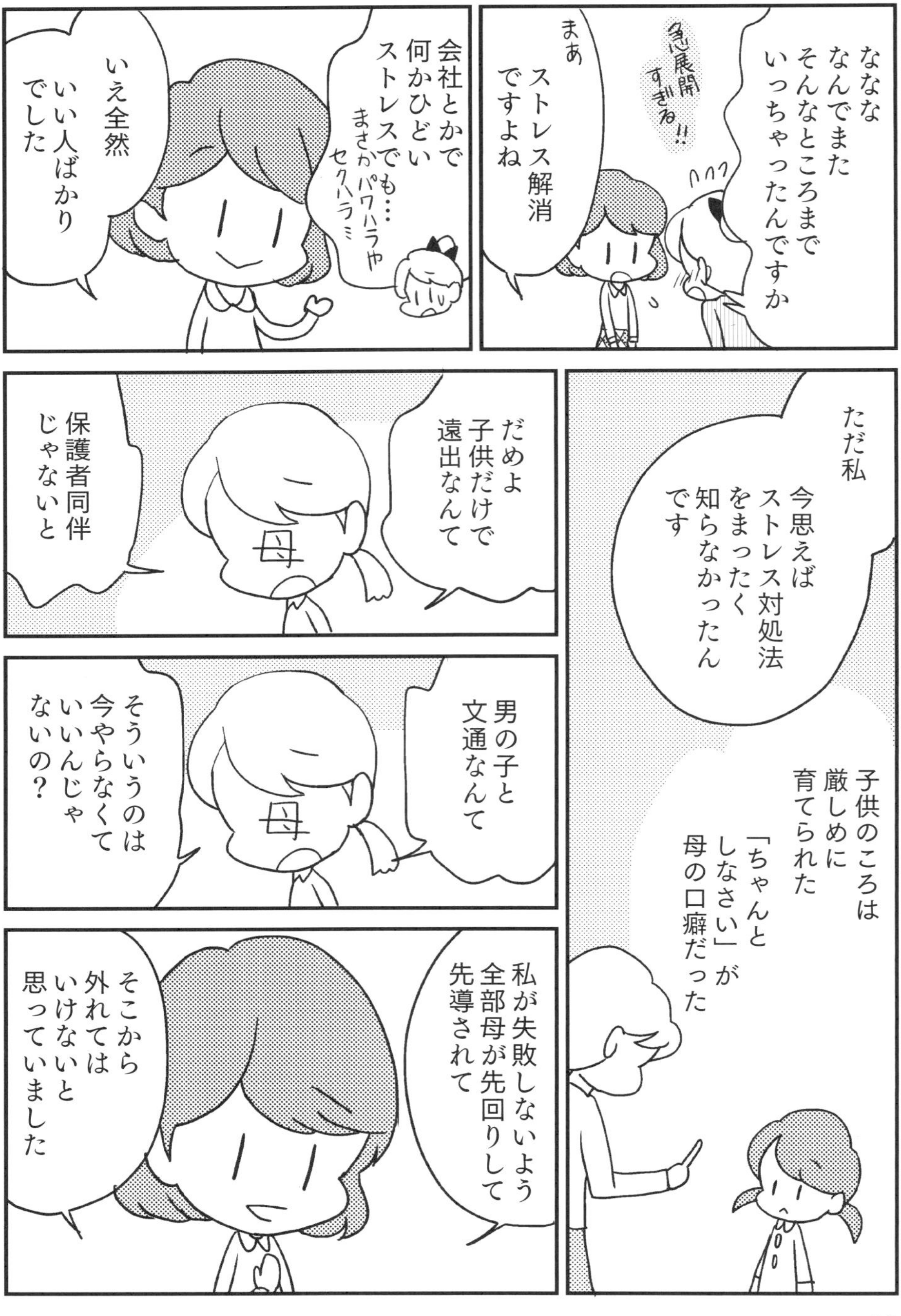
なななんでまたそんなところまでいっちゃったんですか
急展開すぎる!!
まあストレス解消ですよね
会社とかで何かひどいストレスでも…
まさかパワハラやセクハラ?
いえ全然いい人ばかりでした
ただ私
今思えばストレス対処法をまったく知らなかったんです
子供のころは厳しめに育てられた
「ちゃんとしなさい」が母の口癖だった
だめよ子供だけで遠出なんて
保護者同伴じゃないと
母
男の子と文通なんて
そういうのは今やらなくていいんじゃないの?
母
私が失敗しないよう全部母が先回りして先導されて
そこから外れてはいけないと思っていました

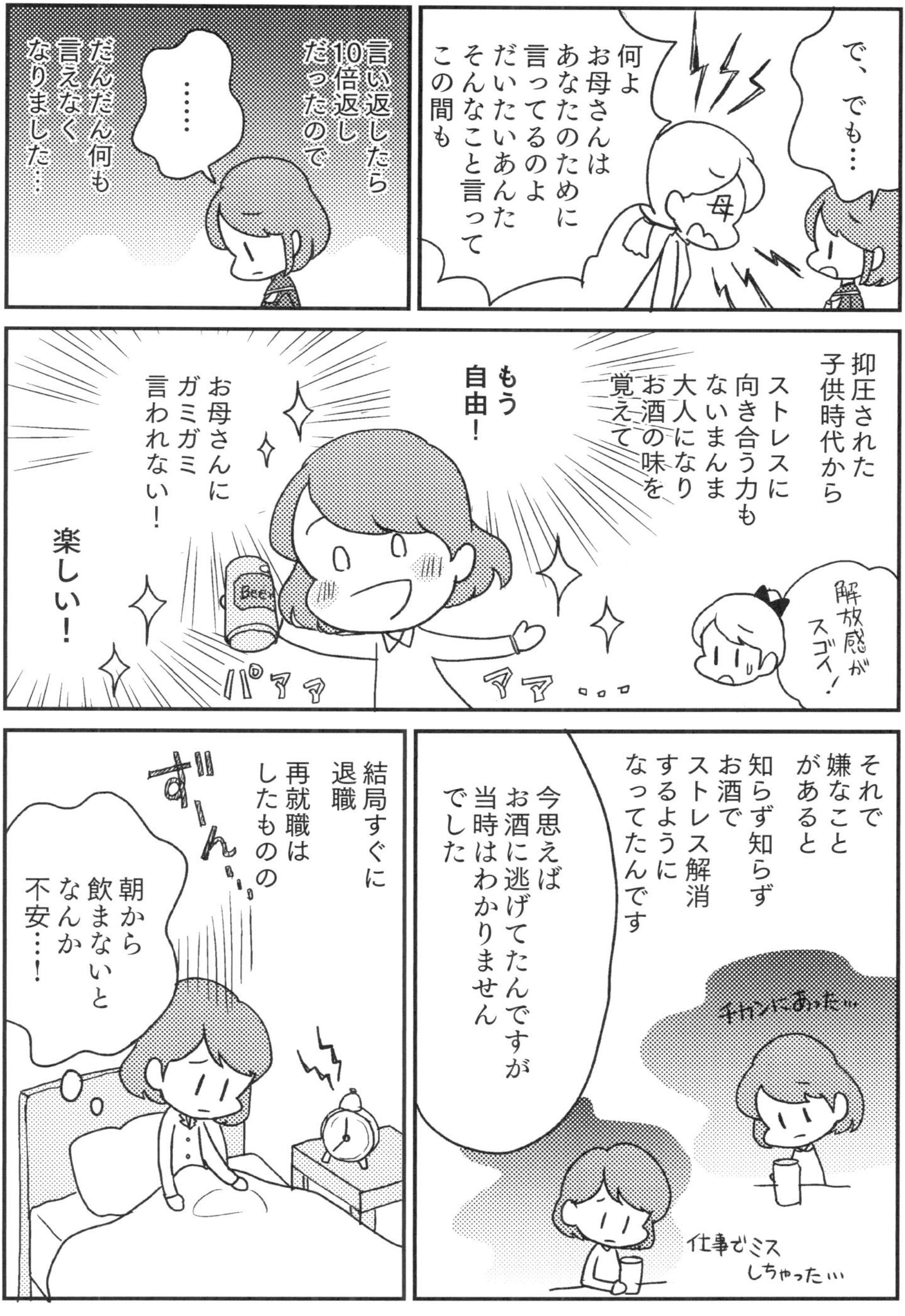
で、でも…
母
何よ
お母さんは
あなたのために
言ってるのよ
だいたいあんた
そんなこと言って
この間も
言い返したら
10倍返し
だったので
……
だんだん何も
言えなく
なりました…
抑圧された
子供時代から
ストレスに
向き合う力も
ないまんま
大人になり
お酒の味を
覚えて
もう
自由！
お母さんに
ガミガミ
言われない！
楽しい！
Beer
パァァ
ァァ…
解放感が
スゴイ！
それで
嫌なこと
があると
知らず知らず
お酒で
ストレス解消
するように
なってたんです
今思えば
お酒に逃げてたんですが
当時はわかりません
でした
チカンにあった…
仕事でミス
しちゃった…
結局すぐに
退職
再就職は
したものの
ずーん…
朝から
飲まないと
なんか
不安…！

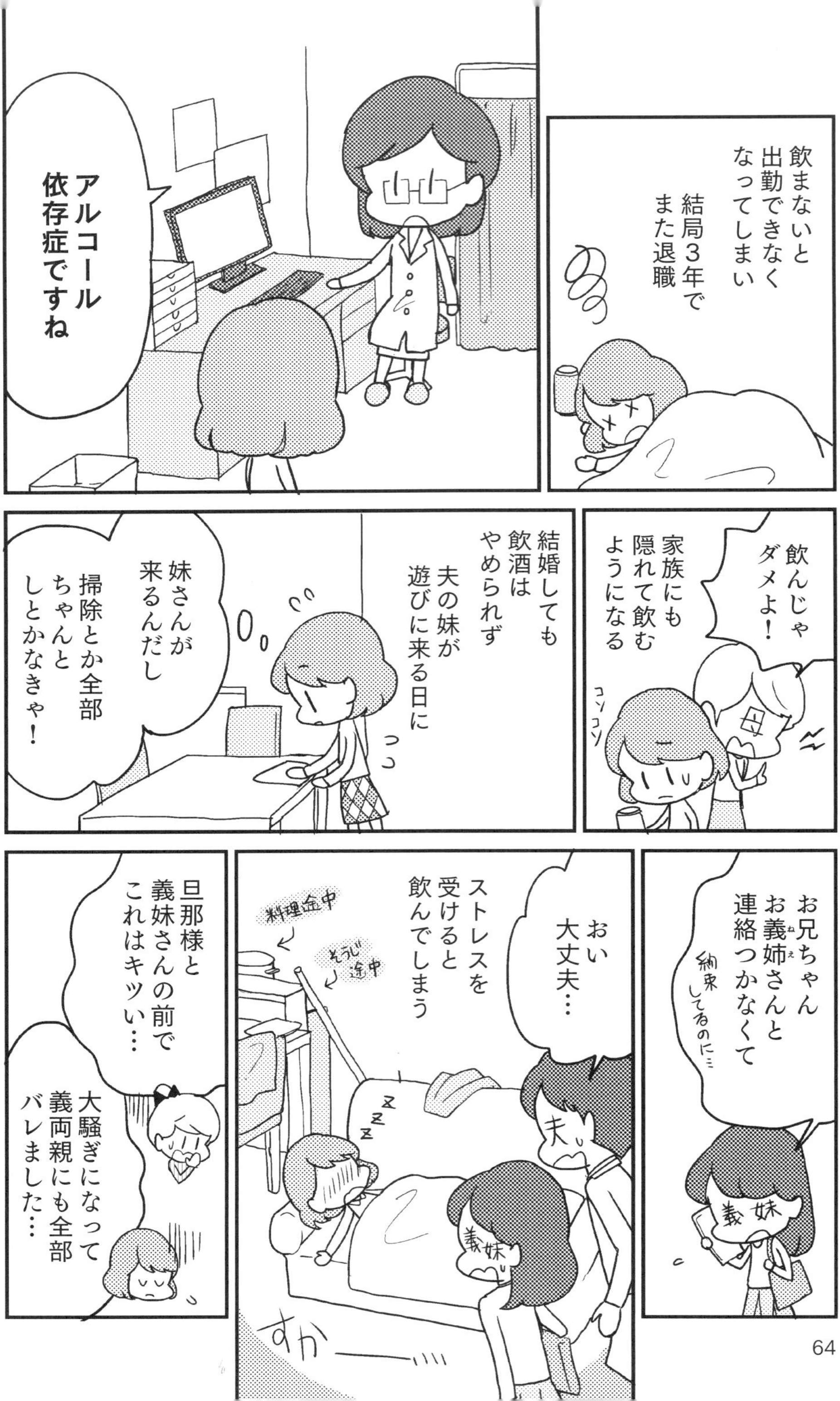
飲まないと出勤できなくなってしまい
結局3年でまた退職
アルコール依存症ですね
飲んじゃダメよ！
母
家族にも隠れて飲むようになる
コソコソ
結婚しても飲酒はやめられず
夫の妹が遊びに来る日に
妹さんが来るんだし掃除とかちゃんとしとかなきゃ！
お兄ちゃんお義姉《ねえ》さんと連絡つかなくて
約束してるのに…
義妹
おい大丈夫…
ストレスを受けると飲んでしまう
料理途中
そうじ途中
夫
義妹
すか――
旦那様と義妹さんの前でこれはキツい…
大騒ぎになって義両親にも全部バレました…

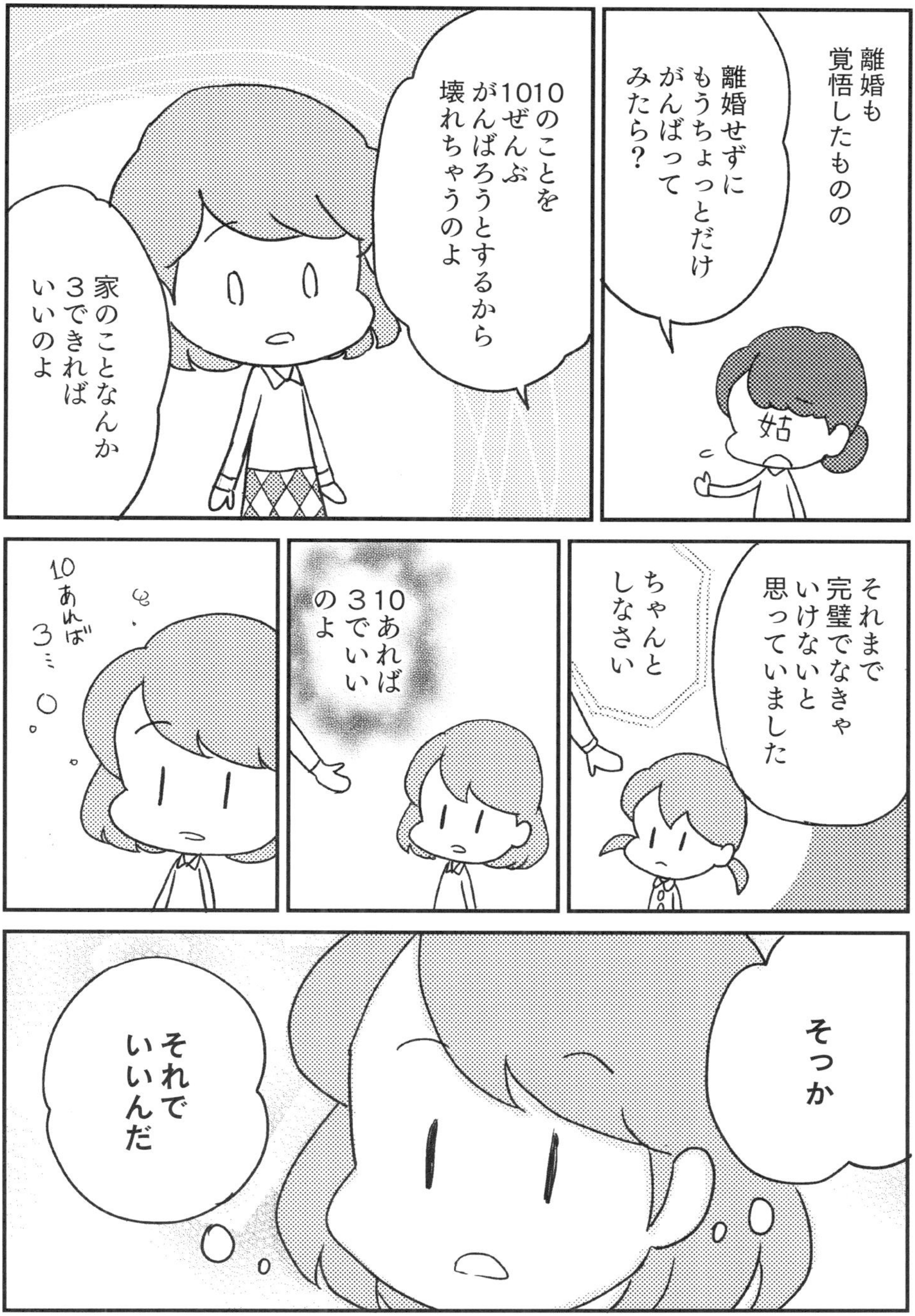
離婚も覚悟したものの
離婚せずにもうちょっとだけがんばってみたら?
姑
10のことを10ぜんぶがんばろうとするから壊れちゃうのよ
家のことなんか3できればいいのよ
それまで完璧でなきゃいけないと思っていました
ちゃんとしなさい
10あれば3でいいのよ
10あれば3
そっか
それでいいんだ

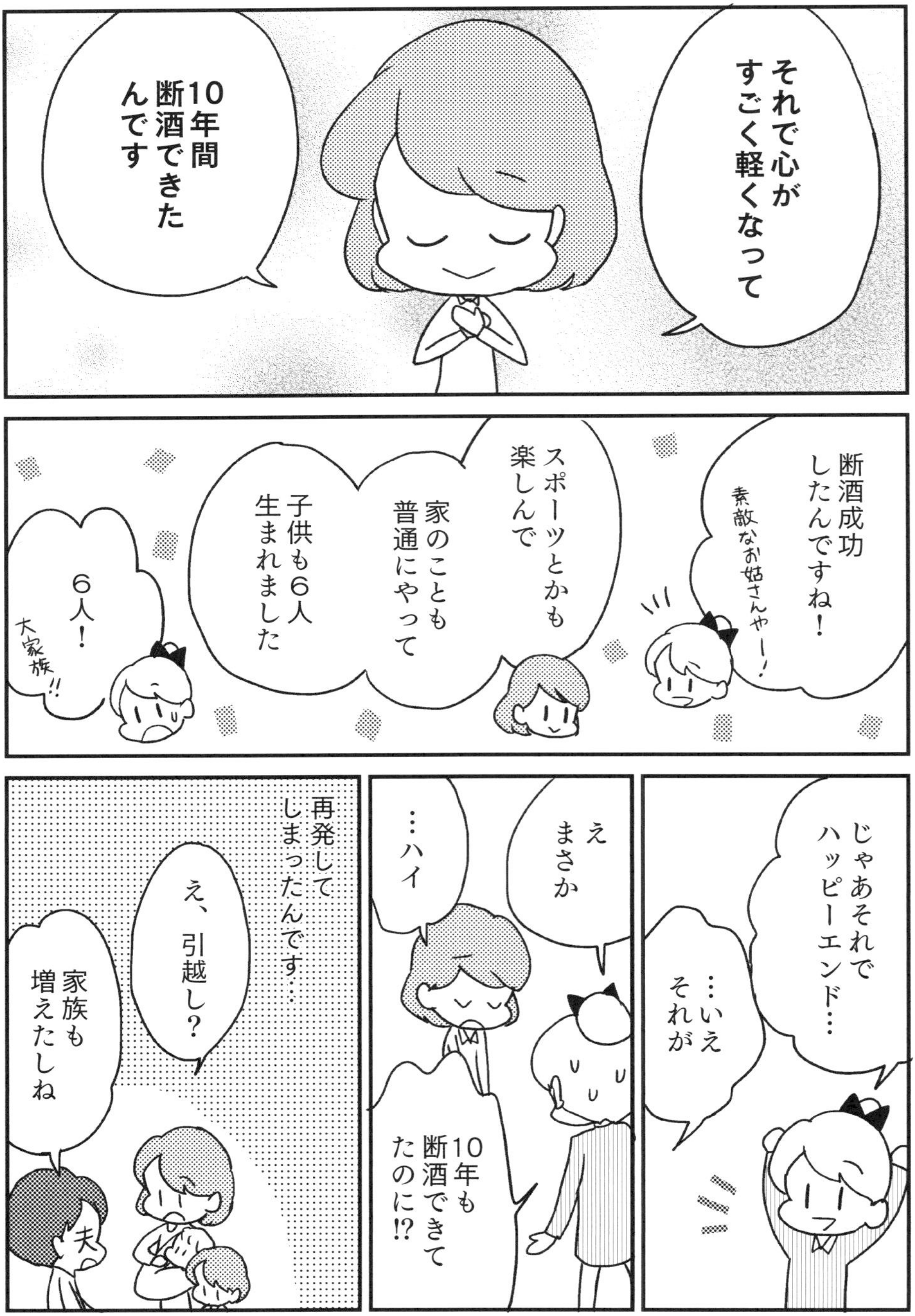
それで心がすごく軽くなって
10年間断酒できたんです
断酒成功したんですね！
素敵なお姑さんやー！
スポーツとかも楽しんで
家のことも普通にやって
子供も６人生まれました
６人！
大家族!!
じゃあそれでハッピーエンド…
…いえそれが
えまさか
…ハイ
10年も断酒できてたのに⁉
再発してしまったんです…
え、引越し？
家族も増えたしね
夫

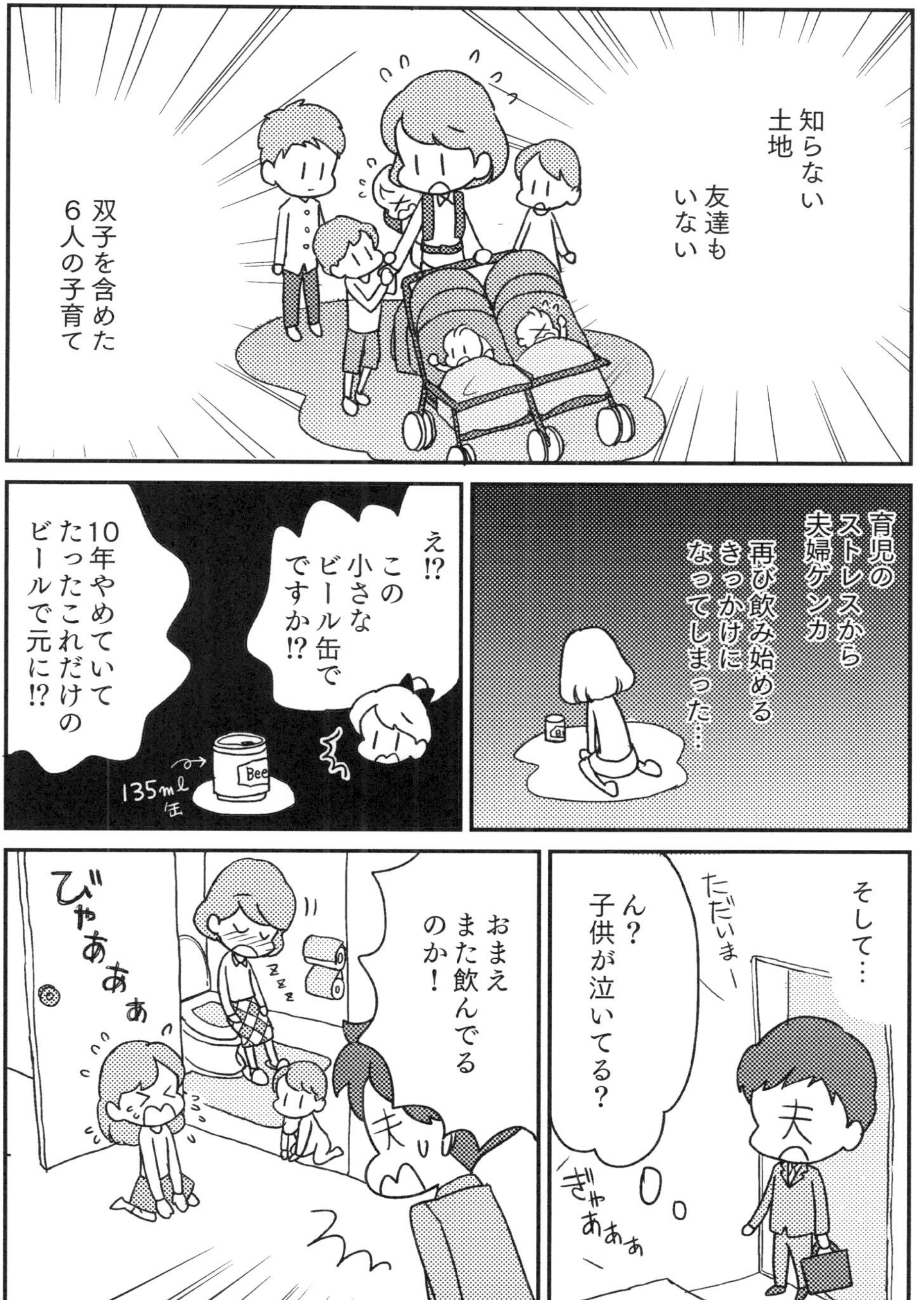
知らない土地
友達もいない
双子を含めた６人の子育て
育児のストレスから夫婦ゲンカ
再び飲み始めるきっかけになってしまった……
え⁉
この小さなビール缶でですか⁉
10年やめていてたったこれだけのビールで元に⁉
135ml缶
Beer
そして…
ただいまー
ん？子供が泣いてる？
ぎゃあぁぁ
夫
おまえまた飲んでるのか！
びゃあぁぁ
夫

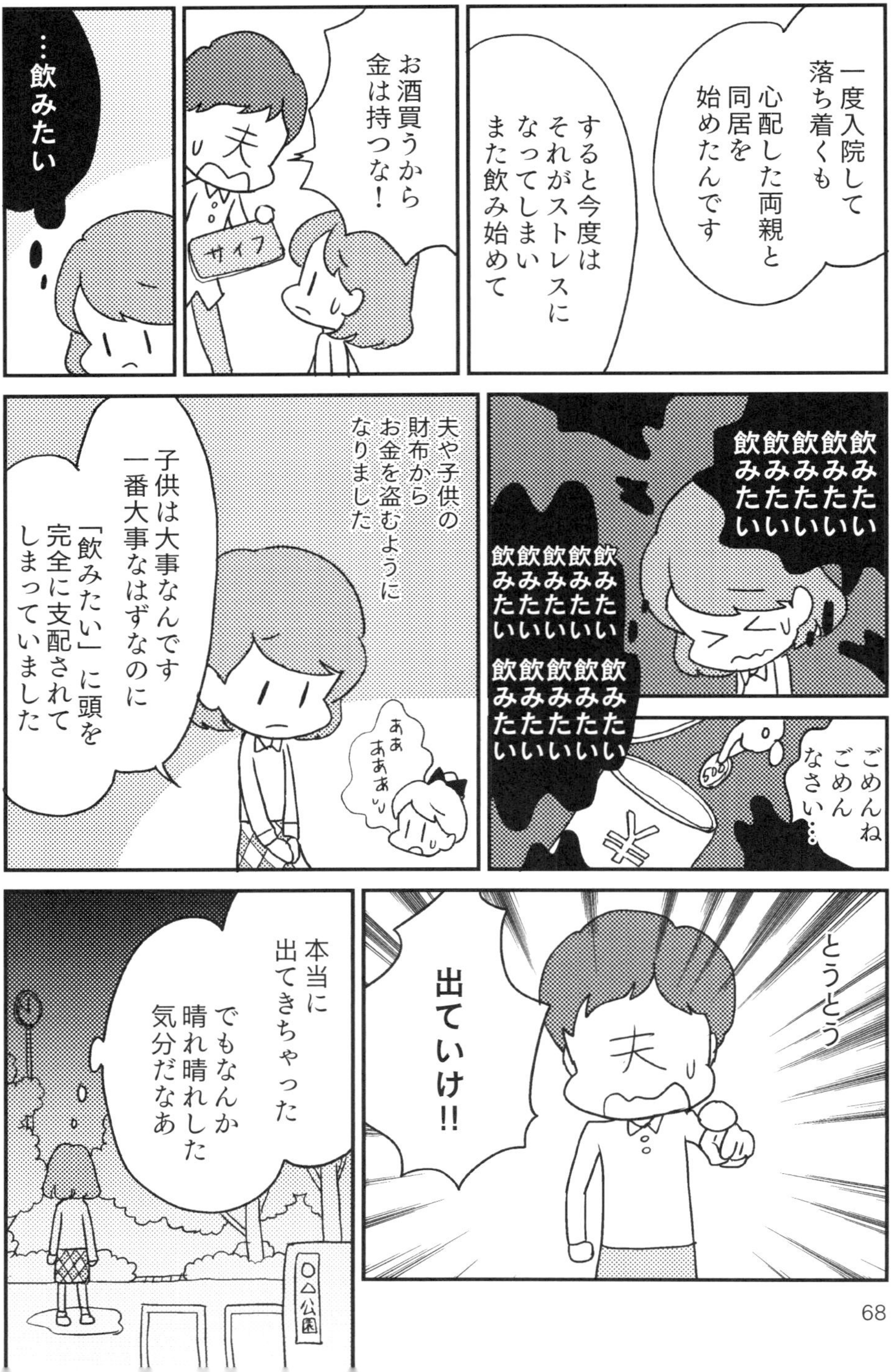
一度入院して落ち着くも
心配した両親と同居を始めたんです
すると今度はそれがストレスになってしまいまた飲み始めて
お酒買うから金は持つな！
夫
サイフ
…飲みたい
飲みたい飲みたい飲みたい飲みたい飲みたい
飲みたい飲みたい飲みたい飲みたい飲みたい
飲みたい飲みたい飲みたい飲みたい飲みたい
ごめんねごめんなさい…
500
￥
夫や子供の財布からお金を盗むようになりました
子供は大事なんです一番大事なはずなのに
「飲みたい」に頭を完全に支配されてしまっていました
とうとう
出ていけ!!
夫
本当に出てきちゃった
でもなんか晴れ晴れした気分だなあ
○△公園

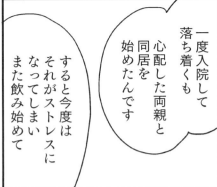

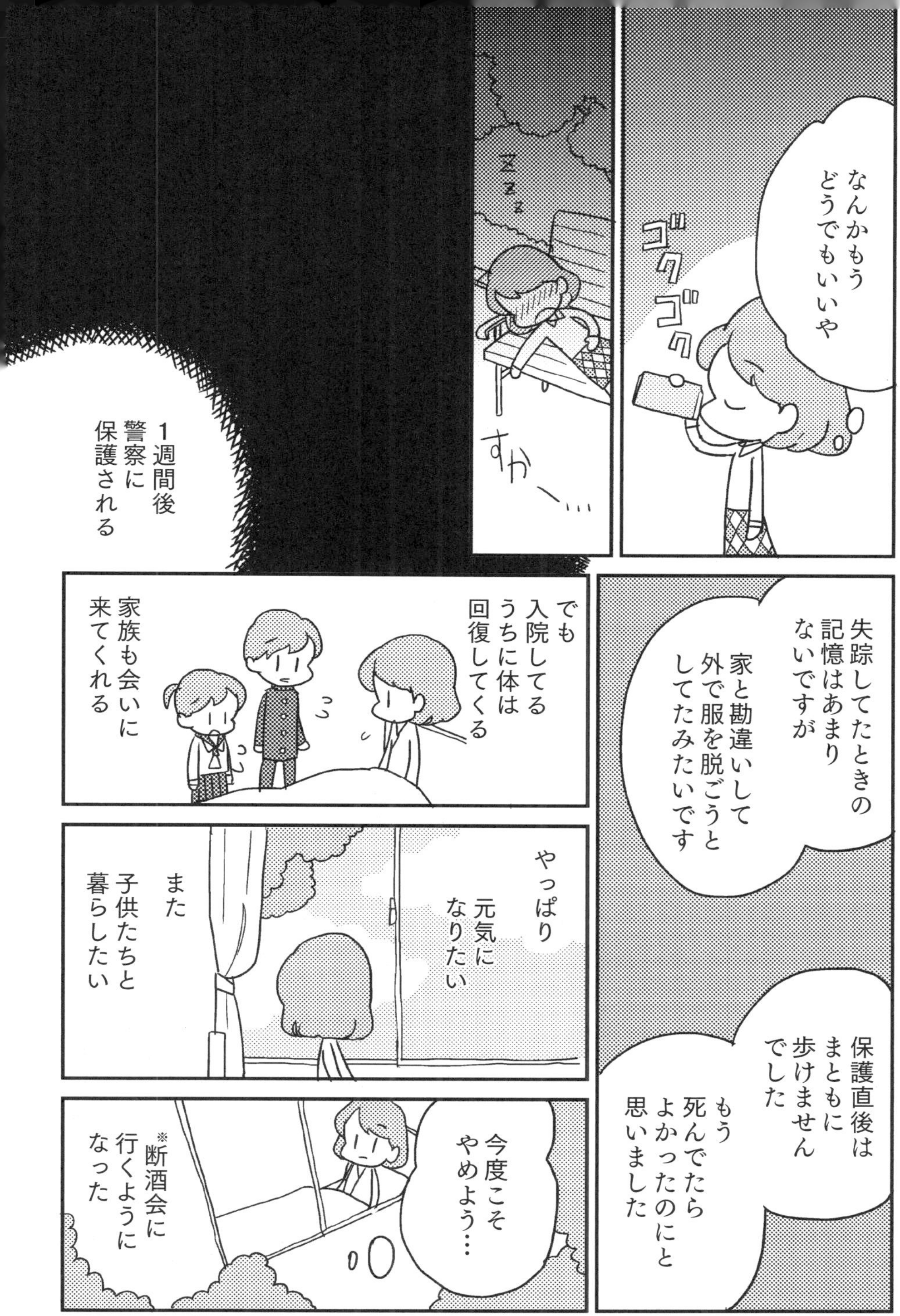
なんかもう
どうでもいいや
ゴクゴク
すか～…
1週間後
警察に
保護される
失踪してたときの
記憶はあまり
ないですが
家と勘違いして
外で服を脱ごうと
してたみたいです
保護直後は
まともに
歩けません
でした
もう
死んでたら
よかったのにと
思いました
でも
入院してる
うちに体は
回復してくる
家族も会いに
来てくれる
やっぱり
元気に
なりたい
また
子供たちと
暮らしたい
今度こそ
やめよう…
※断酒会に
行くように
なった

※アルコール依存症から回復し、自立更生するための、相互援助団体（自助会）。

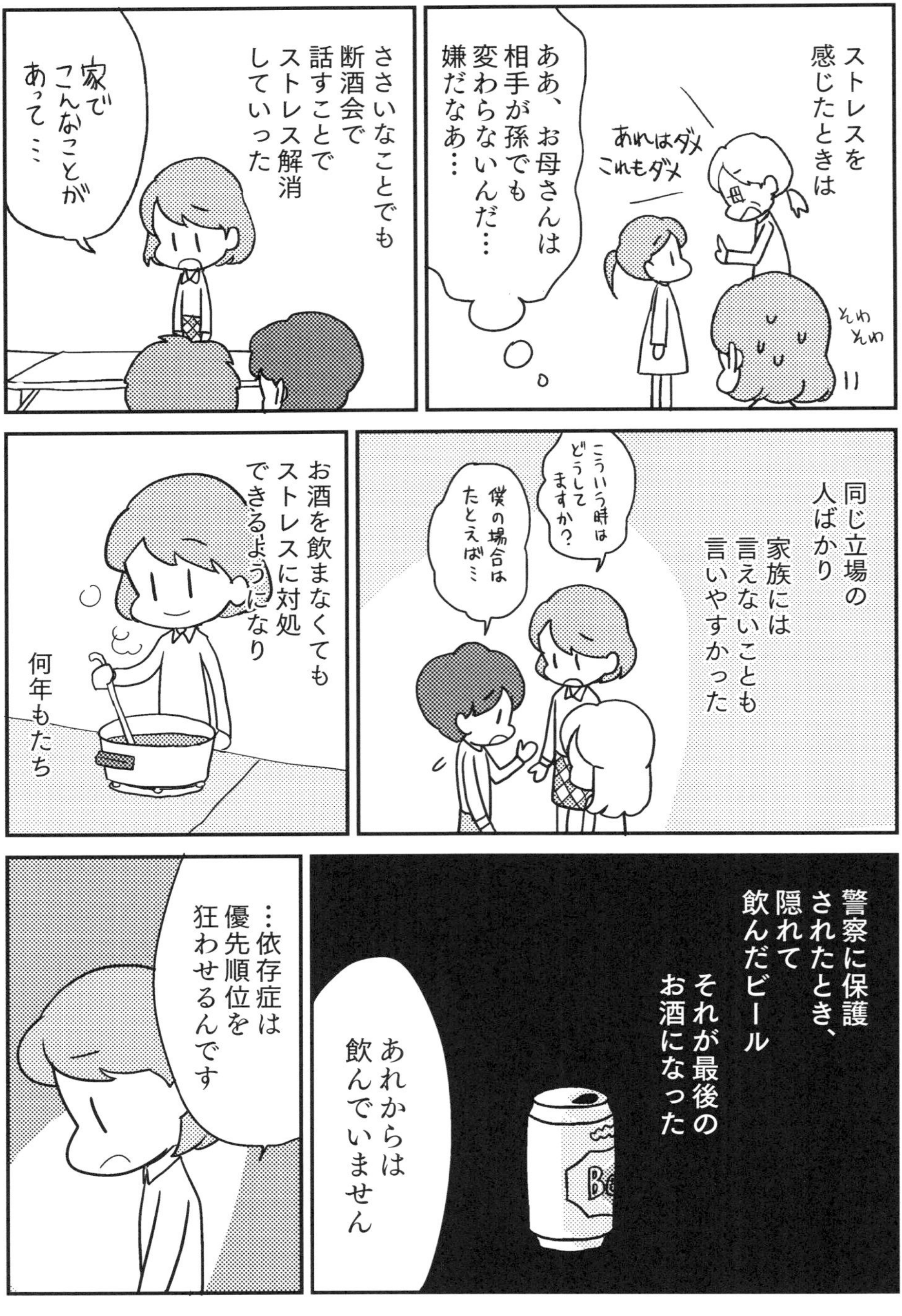
ストレスを感じたときは
母
あれはダメ これもダメ
ああ、お母さんは相手が孫でも変わらないんだ…嫌だなあ…
そわそわ
ささいなことでも断酒会で話すことでストレス解消していった
家でこんなことがあって…
同じ立場の人ばかり
家族には言えないことも言いやすかった
こういう時はどうしてますか？
僕の場合はたとえば…
何年もたち
お酒を飲まなくてもストレスに対処できるようになり
警察に保護されたとき、隠れて飲んだビール
それが最後のお酒になった
あれからは飲んでいません
…依存症は優先順位を狂わせるんです

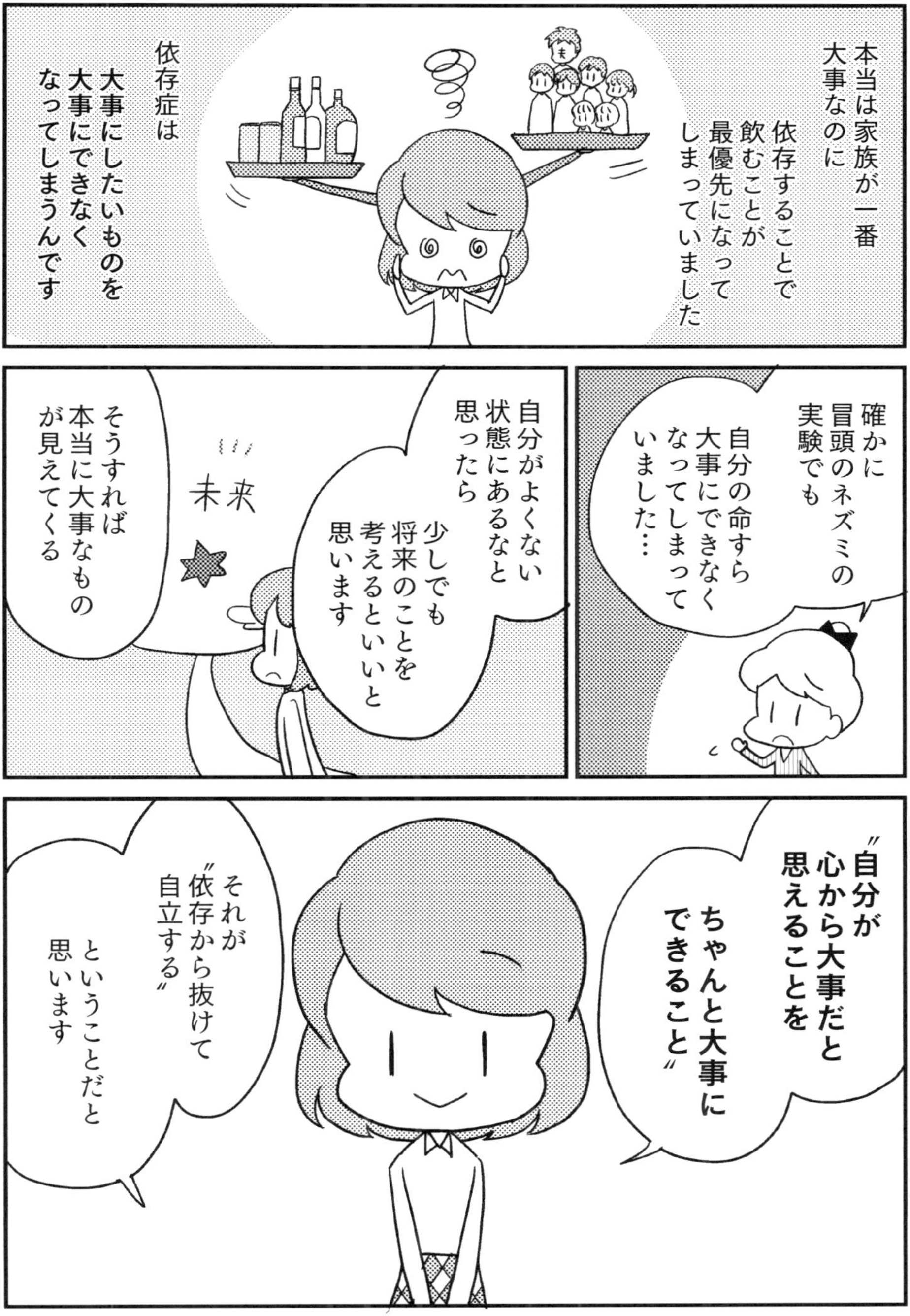
本当は家族が一番
大事なのに
依存することで
飲むことが
最優先になって
しまっていました
依存症は
大事にしたいものを
大事にできなく
なってしまうんです
確かに
冒頭のネズミの
実験でも
自分の命すら
大事にできなく
なってしまって
いました…
自分がよくない
状態にあるなと
思ったら
少しでも
将来のことを
考えるといいと
思います
未来
そうすれば
本当に大事なもの
が見えてくる
〝自分が
心から大事だと
思えることを
ちゃんと大事に
できること〟
それが
〝依存から抜けて
自立する〟
ということだと
思います

#7 糖質のプチ依存
「育児ストレスで甘いものがやめられない！」から抜け出せた理由《ワケ》

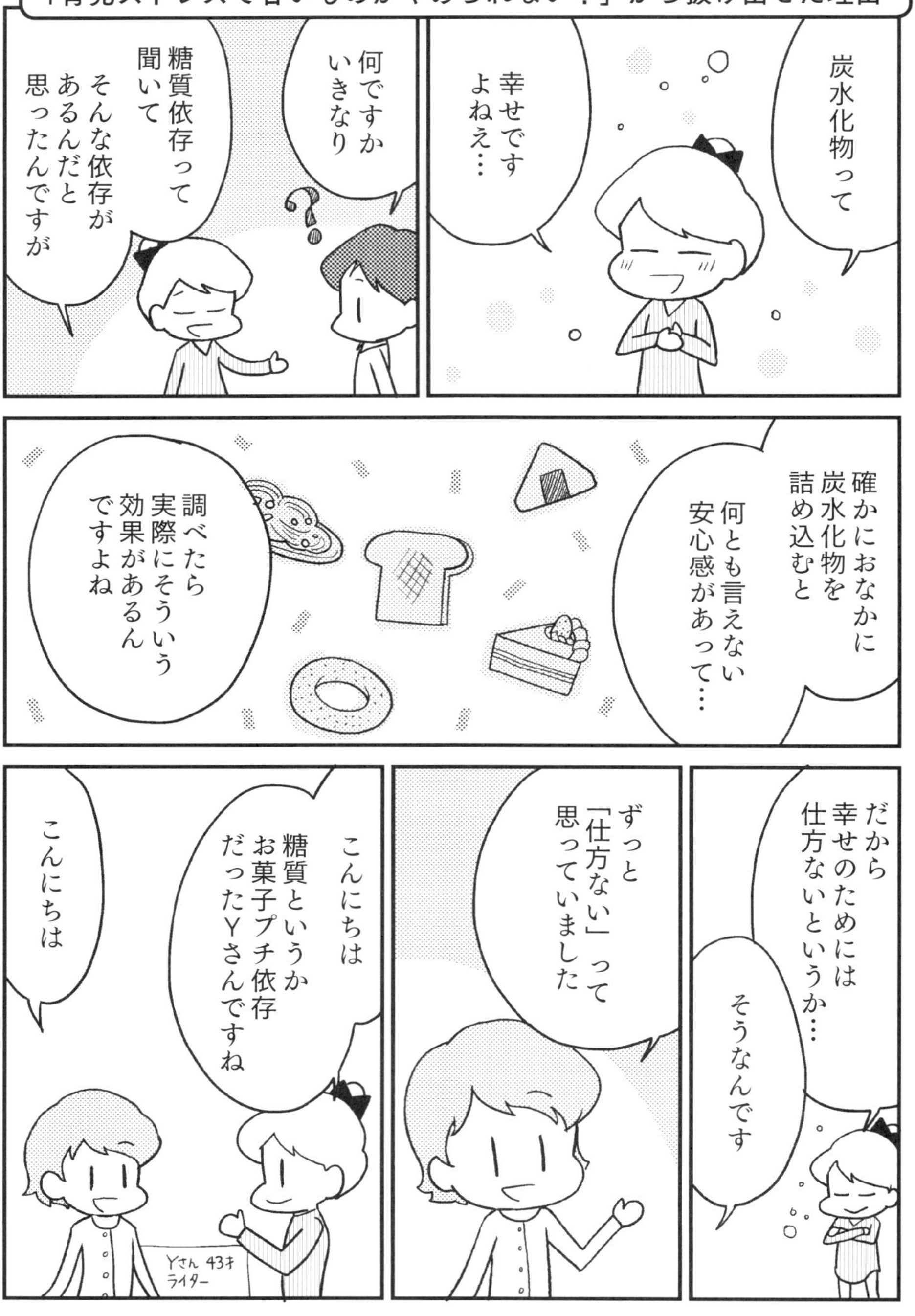
炭水化物って
幸せですよねえ…
何ですかいきなり
糖質依存って聞いて そんな依存があるんだと思ったんですが
確かにおなかに炭水化物を詰め込むと
何とも言えない安心感があって…
調べたら実際にそういう効果があるんですよね
だから幸せのためには仕方ないというか…
そうなんです
ずっと「仕方ない」って思っていました
こんにちは 糖質というかお菓子プチ依存だったYさんですね
こんにちは
Yさん 43才 ライター

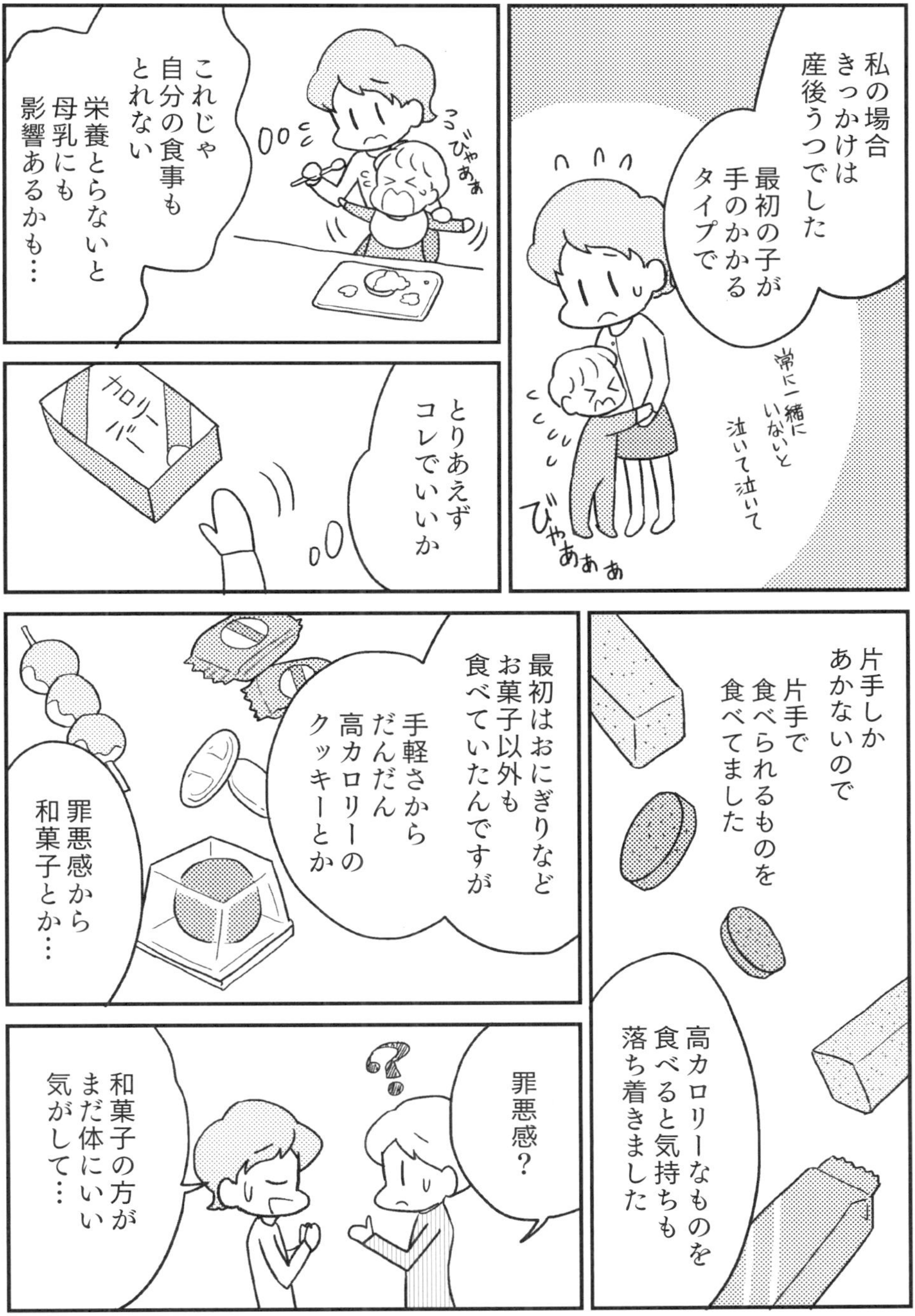

私の場合 きっかけは 産後うつでした
最初の子が 手のかかる タイプで
常に一緒に いないと 泣いて泣いて
びゃあぁぁ
これじゃ 自分の食事も とれない
栄養とらないと 母乳にも 影響あるかも…
びゃあぁ
カロリーバー
とりあえず コレでいいか
片手しか あかないので 片手で 食べられるものを 食べてました
高カロリーなものを 食べると気持ちも 落ち着きました
最初はおにぎりなど お菓子以外も 食べていたんですが
手軽さから だんだん 高カロリーの クッキーとか
罪悪感から 和菓子とか…
罪悪感？
和菓子の方が まだ体にいい 気がして…

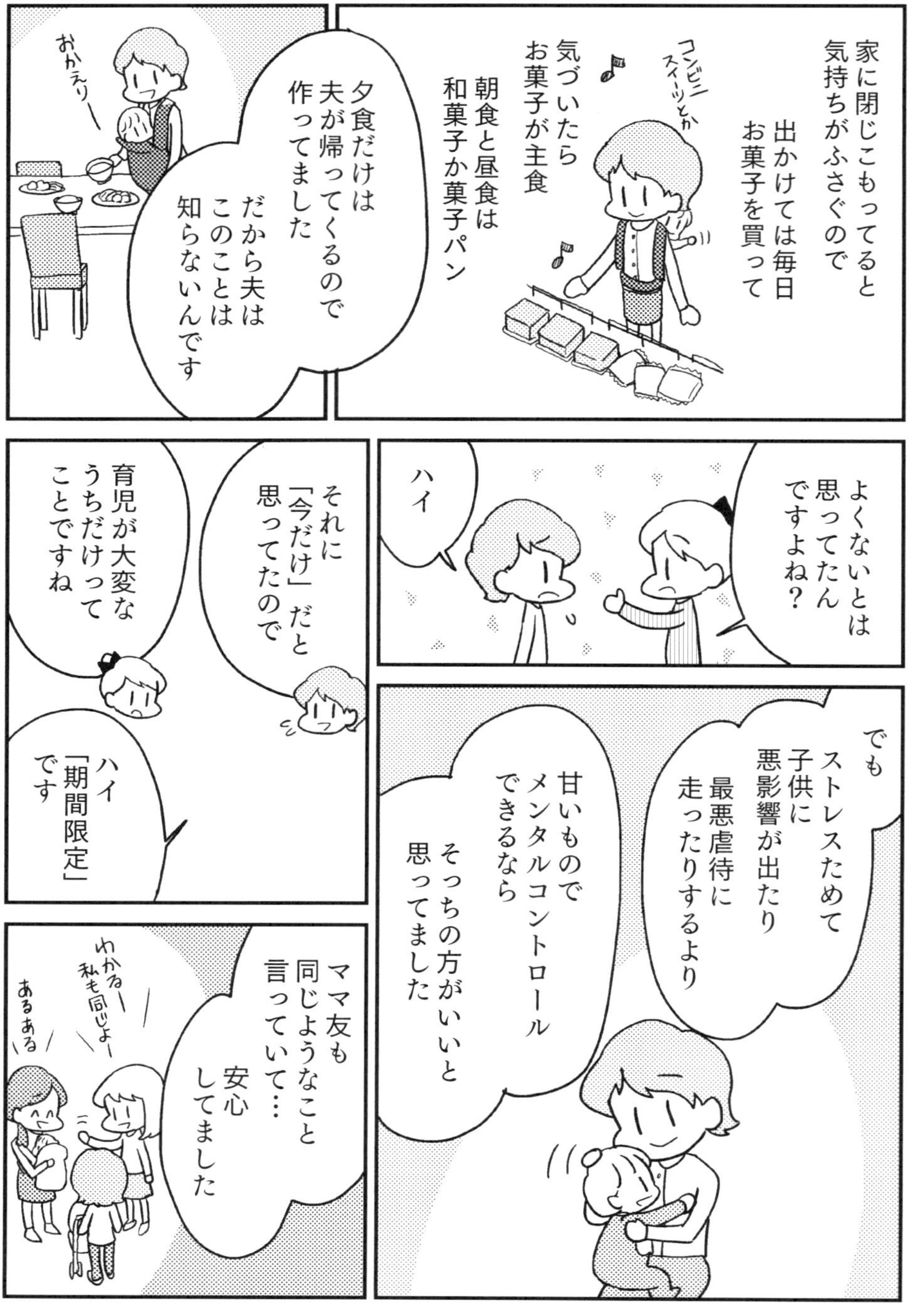
家に閉じこもってると気持ちがふさぐので
出かけては毎日お菓子を買って
コンビニスイーツとか
気づいたらお菓子が主食
朝食と昼食は和菓子か菓子パン
夕食だけは夫が帰ってくるので作ってました
だから夫はこのことは知らないんです
おかえりー
よくないとは思ってたんですよね？
ハイ
それに「今だけ」だと思ってたので
育児が大変なうちだけってことですね
ハイ「期間限定」です
でもストレスためて子供に悪影響が出たり最悪虐待に走ったりするより
甘いものでメンタルコントロールできるなら
そっちの方がいいと思ってました
ママ友も同じようなこと言っていて…
安心してました
わかるー私も同じよー
あるある

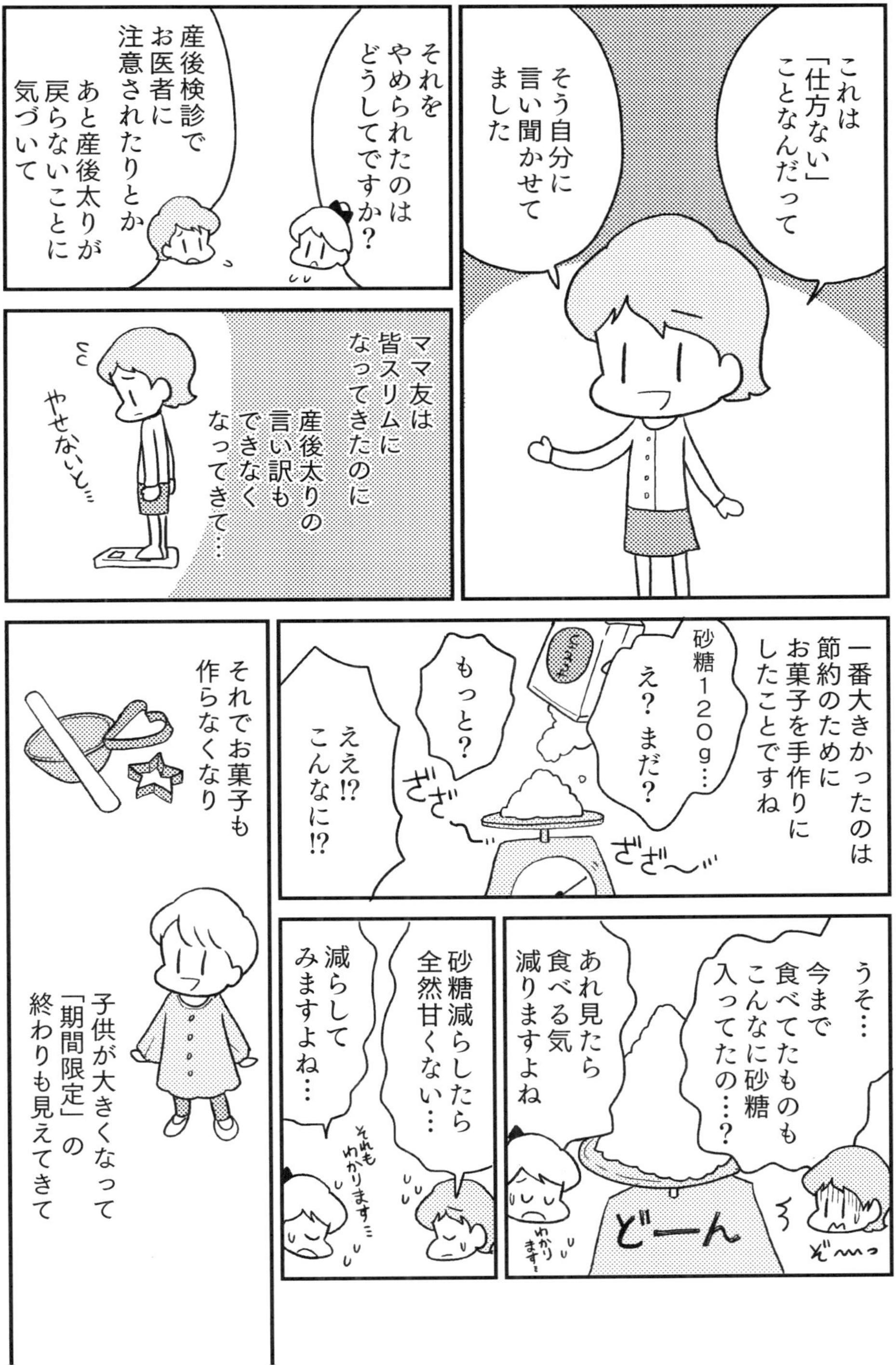
これは「仕方ない」ことなんだって
そう自分に言い聞かせてました
それをやめられたのはどうしてですか？
産後検診でお医者に注意されたりとか
あと産後太りが戻らないことに気づいて
ママ友は皆スリムになってきたのに
産後太りの言い訳もできなくなってきて…
やせないと…
一番大きかったのは節約のためにお菓子を手作りにしたことですね
砂糖１２０g…
え？まだ？
もっと？
ええ!? こんなに!?
ざざ〜
ざざ
うそ…今まで食べてたものもこんなに砂糖入ってたの…？
あれ見たら食べる気減りますよね
どーん
ぞ〜っ
わかります
砂糖減らしたら全然甘くない…
減らしてみますよね…
それもわかります…
それでお菓子も作らなくなり
子供が大きくなって「期間限定」の終わりも見えてきて

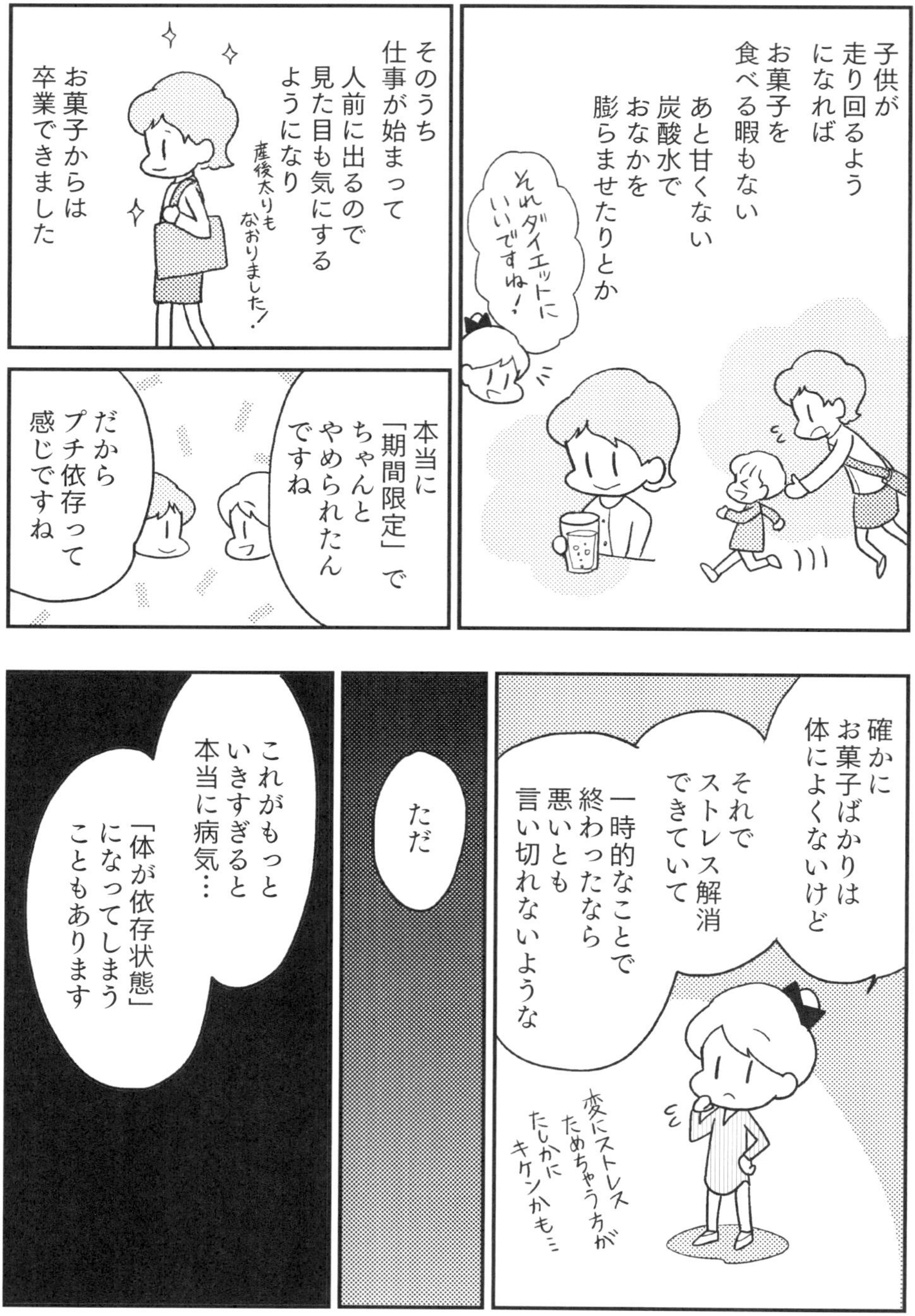
子供が走り回るようになればお菓子を食べる暇もない
あと甘くない炭酸水でおなかを膨らませたりとか
それダイエットにいいですね！
そのうち仕事が始まって人前に出るので見た目も気にするようになり
産後太りもなおりました！
お菓子からは卒業できました
本当に「期間限定」でちゃんとやめられたんですね
だからプチ依存って感じですね
確かにお菓子ばかりは体によくないけど
それでストレス解消できていて
一時的なことで終わったなら悪いとも言い切れないような
変にストレスためちゃう方がたしかにキケンかも…
ただ
これがもっといきすぎると本当に病気…
「体が依存状態」になってしまうこともあります

#8 糖質の沼

「毎日だるくて眠い」糖質依存から抜け出せた理由《ワケ》

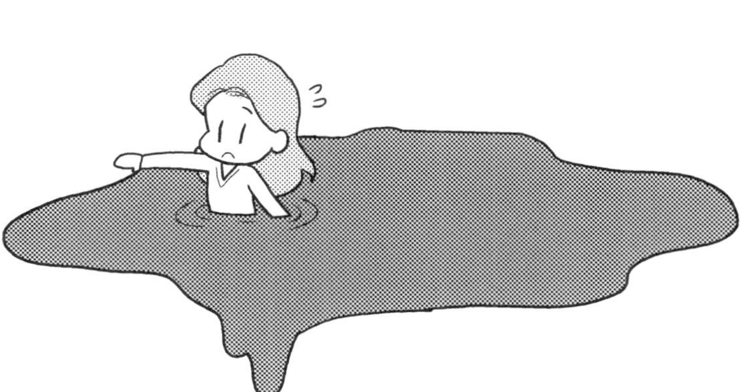

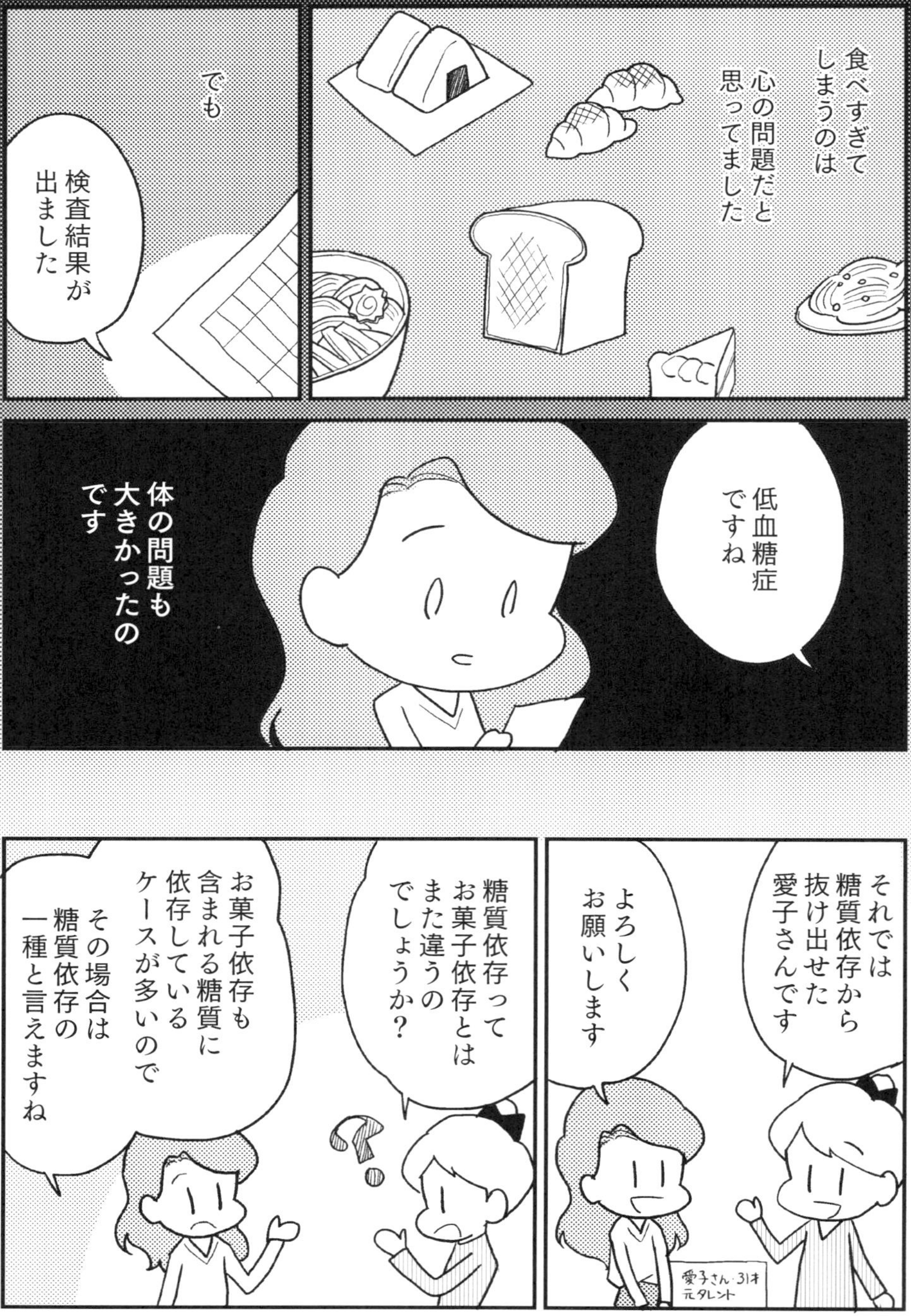

食べすぎてしまうのは心の問題だと思ってました
でも
検査結果が出ました
低血糖症ですね
体の問題も大きかったのです
それでは糖質依存から抜け出せた愛子さんです
よろしくお願いします
愛子さん・31才 元タレント
糖質依存ってお菓子依存とはまた違うのでしょうか？
お菓子依存も含まれる糖質に依存しているケースが多いのでその場合は糖質依存の一種と言えますね

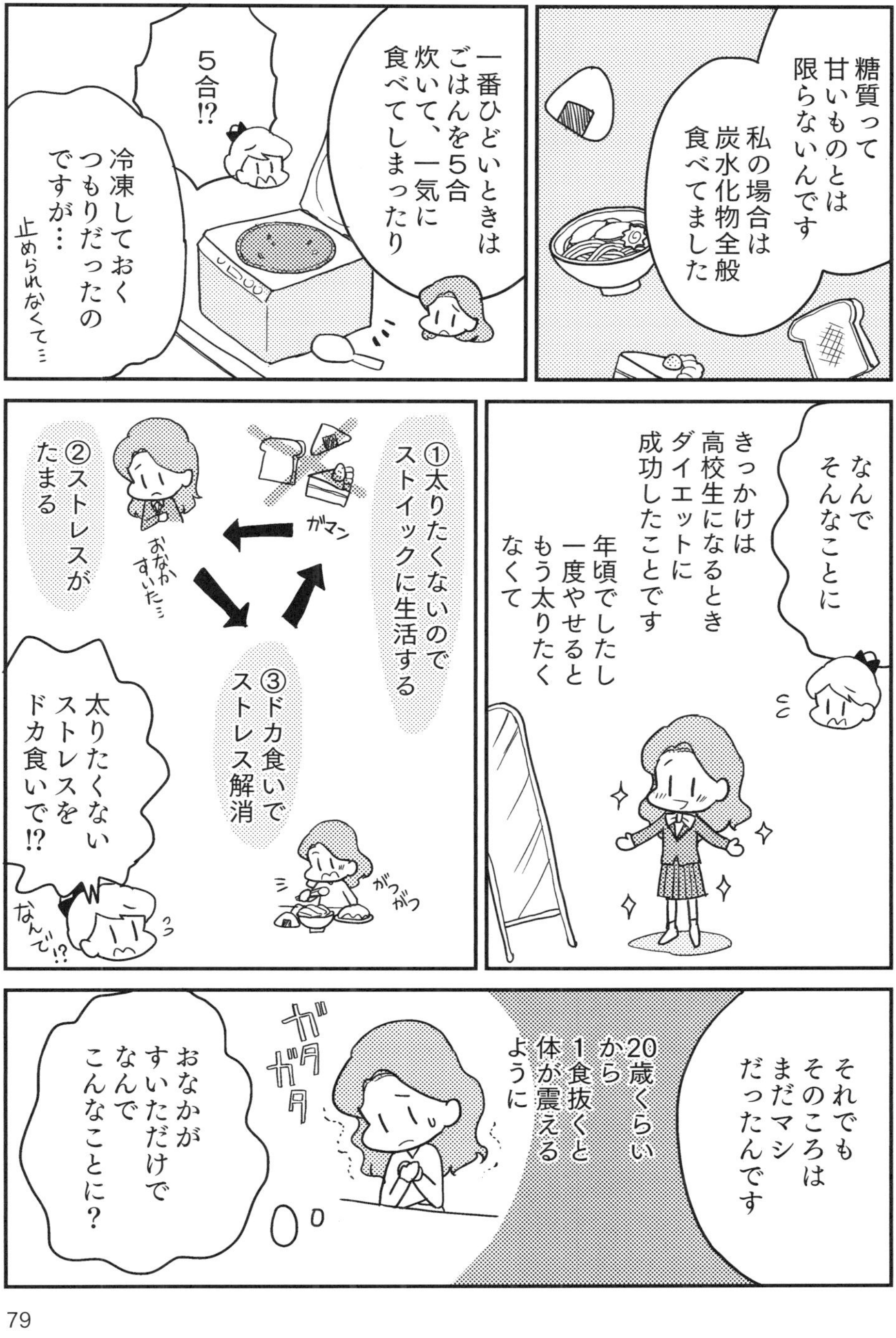
糖質って甘いものとは限らないんです
私の場合は炭水化物全般食べてました
一番ひどいときはごはんを5合炊いて、一気に食べてしまったり
5合!?
冷凍しておくつもりだったのですが…
止められなくて…
なんでそんなことに
きっかけは高校生になるときダイエットに成功したことです
年頃でしたし一度やせるともう太りたくなくて
①太りたくないのでストイックに生活する
ガマン
②ストレスがたまる
おなかすいた…
③ドカ食いでストレス解消
がつがつ
太りたくないストレスをドカ食いで!?
なんで!?
それでもそのころはまだマシだったんです
20歳くらいから1食抜くと体が震えるように
ガタガタ
おなかがすいただけでなんでこんなことに?

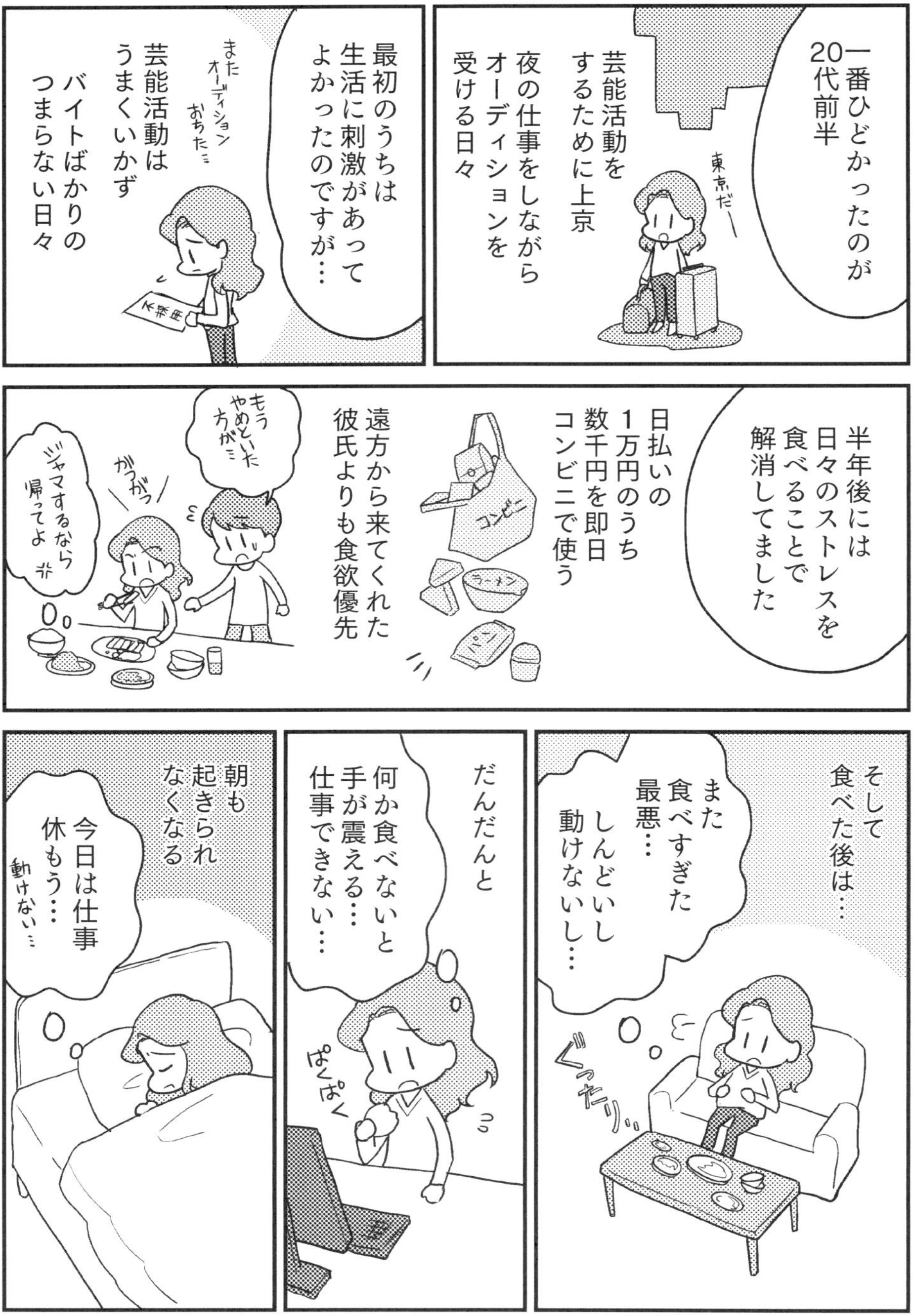
一番ひどかったのが20代前半
芸能活動をするために上京
夜の仕事をしながらオーディションを受ける日々
東京だー
最初のうちは生活に刺激があってよかったのですが…
またオーディションおちた…
芸能活動はうまくいかず
バイトばかりのつまらない日々
不採用
半年後には日々のストレスを食べることで解消してました
日払いの1万円のうち数千円を即日コンビニで使う
コンビニ
ラーメン
パン
遠方から来てくれた彼氏よりも食欲優先
もうやめといた方が…
がつがつ
ジャマするなら帰ってよ
そして食べた後は…
また食べすぎた最悪…
しんどいし動けないし…
ぐったり
だんだんと
何か食べないと手が震える…
仕事できない…
ぱくぱく
朝も起きられなくなる
今日は仕事休もう…
動けない…

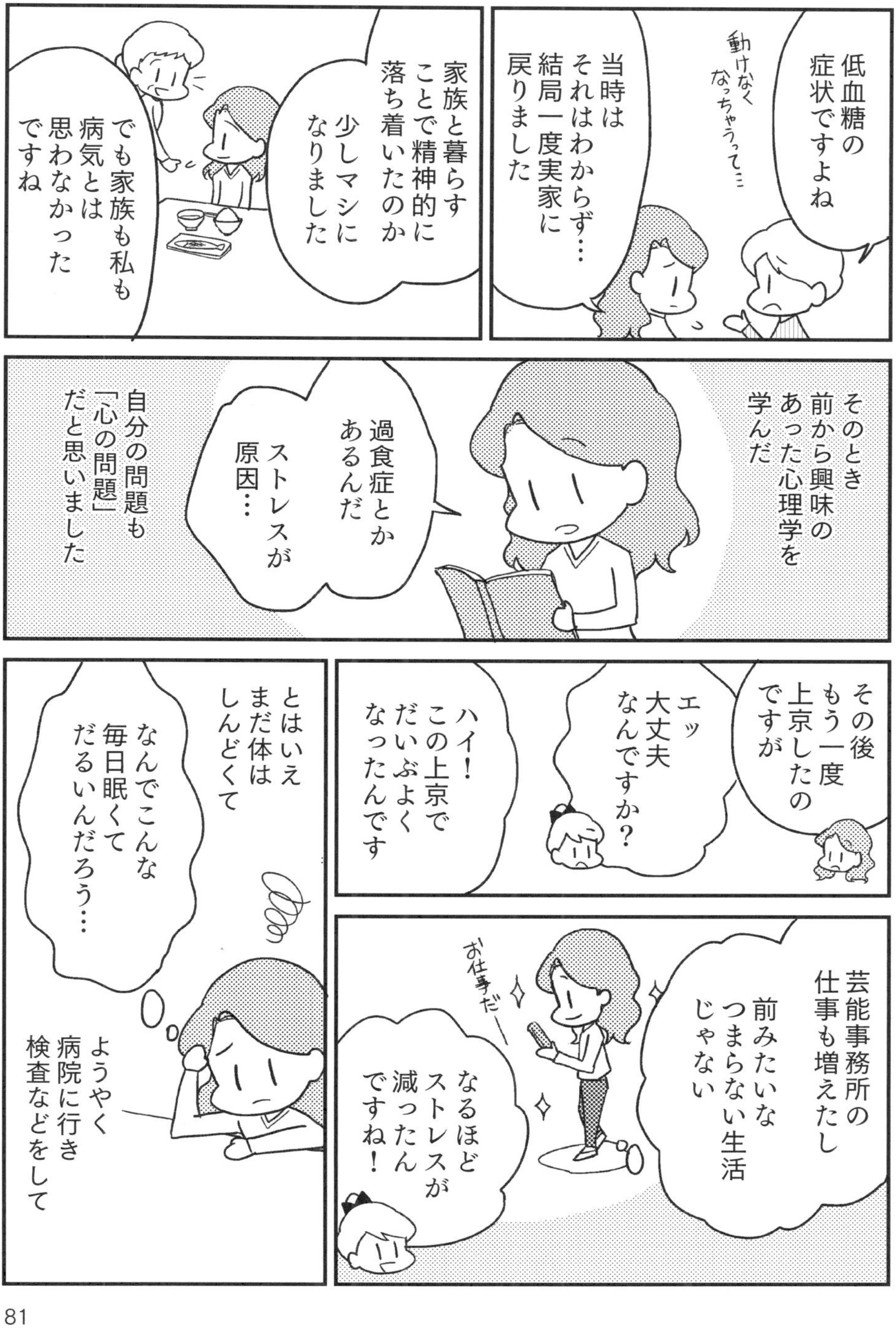
低血糖の症状ですよね
動けなくなっちゃうって…
当時はそれはわからず…結局一度実家に戻りました
家族と暮らすことで精神的に落ち着いたのか少しマシになりました
でも家族も私も病気とは思わなかったですね
そのとき前から興味のあった心理学を学んだ
過食症とかあるんだ ストレスが原因…
自分の問題も「心の問題」だと思いました
その後もう一度上京したのですが
エッ大丈夫なんですか？
ハイ！この上京でだいぶよくなったんです
芸能事務所の仕事も増えたし前みたいなつまらない生活じゃない
お仕事だ〜
なるほどストレスが減ったんですね！
とはいえまだ体はしんどくて
なんでこんな毎日眠くてだるいんだろう…
ようやく病院に行き検査などをして

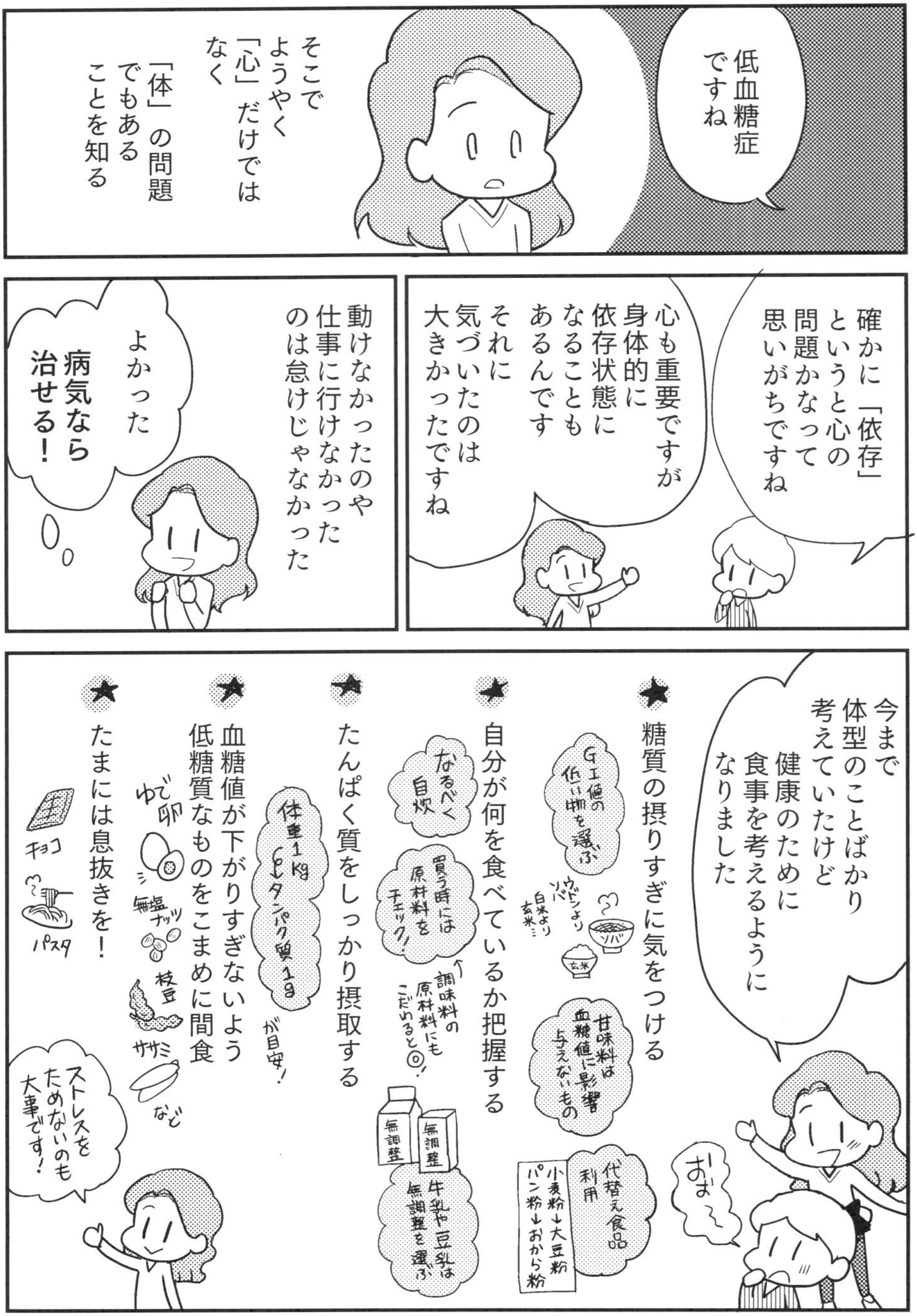
低血糖症ですね
そこでようやく「心」だけではなく「体」の問題でもあることを知る
確かに「依存」というと心の問題かなって思いがちですね
心も重要ですが身体的に依存状態になることもあるんです
それに気づいたのは大きかったですね
動けなかったのや仕事に行けなかったのは怠けじゃなかった
よかった
病気なら治せる！
今まで体型のことばかり考えていたけど
健康のために食事を考えるようになりました
★糖質の摂りすぎに気をつける
GI値の低い物を選ぶ
ウドンよりソバ
白米より玄米
ソバ
玄米
甘味料は血糖値に影響与えないもの
代替え食品利用
小麦粉↓大豆粉
パン粉↓おから粉
おお〜
★自分が何を食べているか把握する
なるべく自炊
買う時には原材料をチェック！
↑調味料の原材料にもこだわると◎！
無調整
無調整
牛乳や豆乳は無調整を選ぶ
★たんぱく質をしっかり摂取する
体重1kg↓タンパク質1g
が目安！
★血糖値が下がりすぎないよう低糖質なものをこまめに間食
ゆで卵
無塩ナッツ
枝豆
ササミ
など
★たまには息抜きを！
チョコ
パスタ
ストレスをためないのも大事です！

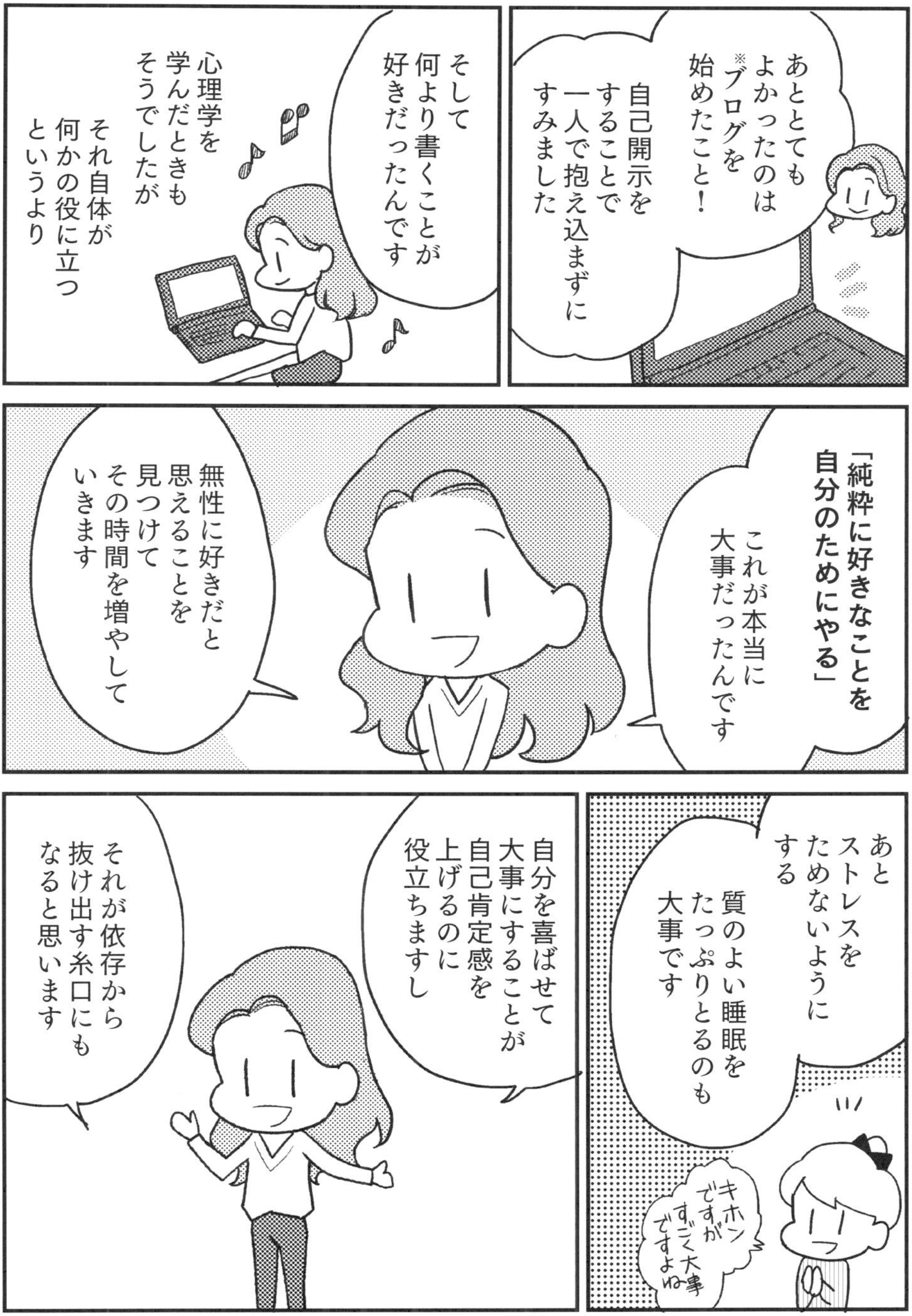
あととても
よかったのは
※ブログを
始めたこと！
自己開示を
することで
一人で抱え込まずに
すみました
そして
何より書くことが
好きだったんです
心理学を
学んだときも
そうでしたが
それ自体が
何かの役に立つ
というより
「純粋に好きなことを
自分のためにやる」
これが本当に
大事だったんです
無性に好きだと
思えることを
見つけて
その時間を増やして
いきます
あと
ストレスを
ためないように
する
質のよい睡眠を
たっぷりとるのも
大事です
キホンですが
すごく大事ですよね
自分を喜ばせて
大事にすることが
自己肯定感を
上げるのに
役立ちますし
それが依存から
抜け出す糸口にも
なると思います

※愛子さんのブログ「Aiko's Philosophy」

Q&A
おしえて！
大石先生②

Q

依存症の人の頭の中ってどうなっているの？

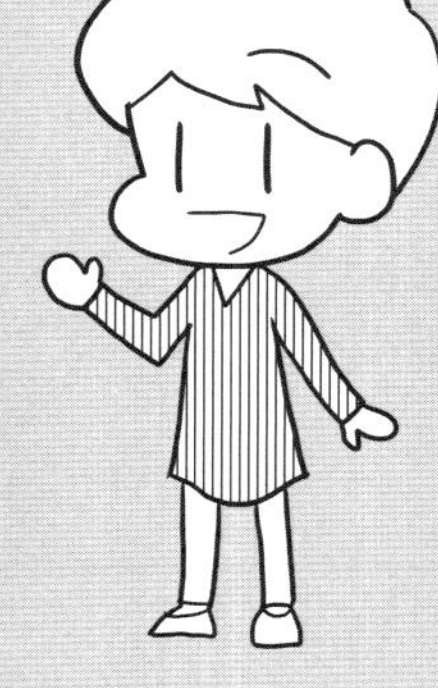

A

「人間脳」VS「動物脳」

人間の脳には「人間脳」と「動物脳」があります。「人間脳」というのは前頭葉と呼ばれる場所で、考える脳です。「今日は東京駅に行こう」と思って電車に乗って移動できるのはこの前頭葉の働きです。

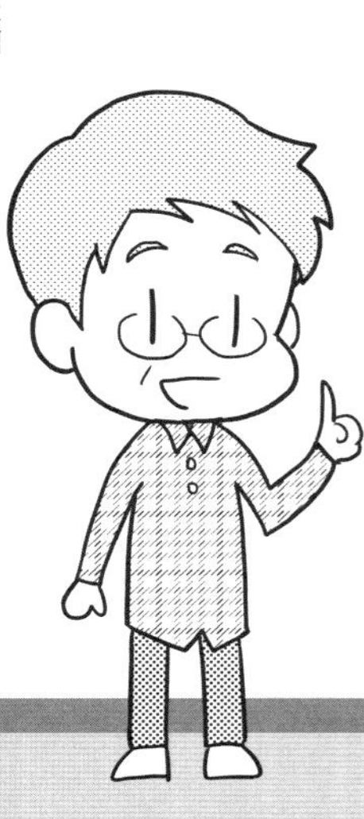

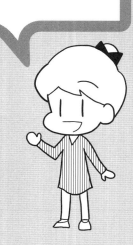

一方、「動物脳」は旧皮質と呼ばれる場所で、生存の欲求に関わる部分です。「食べたい」「眠い」「セックスしたい」というのもこの旧皮質の働きによるものです。

依存症というのは、この「動物脳」が「人間脳」に常に勝ってしまう状態です。「やめたい」と思っているということは、「何かをやめて、こうなりたい」と人間脳が考えている状態。これが動物脳の欲求に勝てずに「またやっちゃった……」となってしまうのです。

依存症の治療はダイエットと似ている

常に「動物脳」が勝っている状態の依存症をどのように治療していくのでしょうか。

依存症には、他の病気のように、「手術」や「薬」といった手段がありません。太っている人がやせたいからといって、手術や薬ですぐにやせられないのと同じです。

まず皆さんに知ってほしいことは、**人間の脳は忘れるようにできているということ**です。依存症患者で「今日からやめます！」と決意して、すぐにやめられた人は私の知る限りほとんどいません。まずプチ依存に気づいて「やめる！」とどれだけ固く決意しても、その気持ちは放っておくとどんどん薄れていきます。「今年こそはやせる！」と決意したのに、いつのまにか、誘惑に負けてしまって、体重はほとんど変わらず……という経験をしたことがある人も多いのではないでしょうか。

当院では**週1回や月1回の頻度で依存症の患者に定期的に通院してもらいますが、それはその気持ちを忘れないようにするため**でもあります。

自分が依存していることに気づき「やめたい」と思ったら、人間脳が強く働いている状態なので、その気持ちを忘れないためにも病院に来てもらいます。病院に来れば、他の依存から抜け出そうとしている人に会いますし、「自分もがんばろう」という気持ちになります。

たとえば、「ダイエットしたいのに、甘いものをつい食べてしまう（プチ糖質依存）」という人は、部屋の見える場所に自分の理想の体型の写真を貼って忘れないようにしておくのもいいでしょう。一時期「レコーディングダイエット」が流行《はや》りましたが、これは毎日体重計に乗ることで「やせなきゃ」という気持ちを「忘れずにいる」ダイエット法と言えます。

依存症の治療は大きく分けて二つ

依存症患者に病院に来てもらうのは「やめたいという気持ちを忘れないため」という目的もありますが、もちろん具体的な治療も行います。来院した依存症の患者に行う治療方法は、大きく分けて、以下の二つがあります。

①認知行動療法　②条件反射制御法

①の「認知行動療法」は「人間脳」に働きかける治療法です。この方法は自分の物事に対するとらえ方（認知）を理解し、自分にとってよくないものを変えていく方法で、うつの治療などでも使われます。

②の条件反射制御法は「動物脳」にある問題に対して、ブレーキを作り上げていく治療法です。この方法は、アルコールだけでなく、薬物依存や万引きがやめられなくなるクレプトマニア（窃盗依存症）、痴漢常習者にも効果が見られます。

病院に来るほどではない、プチ依存の人にとっては、①の認知行動療法の考え方がとても参考になるので、次のＱ＆Ａで具体的に説明します。

第3章

買いすぎ・賭けすぎをやめる

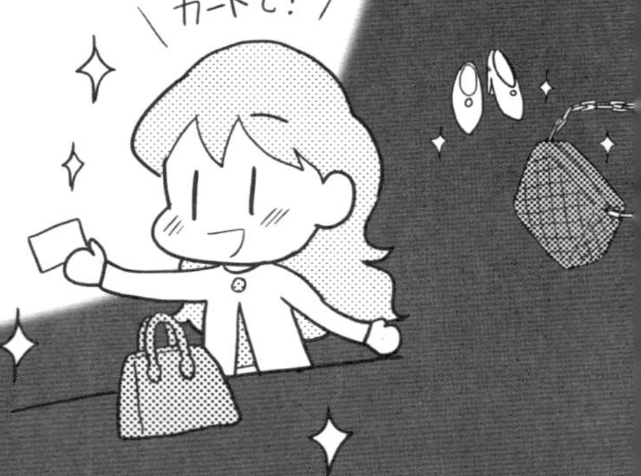

#9 #10
買い物のプチ依存沼から抜け出した人の話

#11 #12
ギャンブルのプチ依存沼から抜け出した人の話

ギャンブル依存や買い物依存は、お金を相当奪われます。しかも、本当は欲していないのに……。

2017年の厚生労働省の調査によると、ギャンブル依存症の疑いがある人は日本全国で320万人にものぼります。買い物依存症もネットショッピングの普及で増加し、大石クリニックに通院する人も増えているそうです。

買い物をして、気分が高揚し一時的に嫌なことを忘れることってありませんか？　それを繰り返し行っているうちに、欲しいものが目的ではなく、買い物自体が目的になり、自分でコントロールできなくなるのが買い物依存症なんだそう。

皆さん、自分のお金をちゃんと、自分の大切なものに使えていますか？

#9 買い物のプチ依存

「2トンのゴミに家賃!?」買い物依存を抜け出せた理由《ワケ》

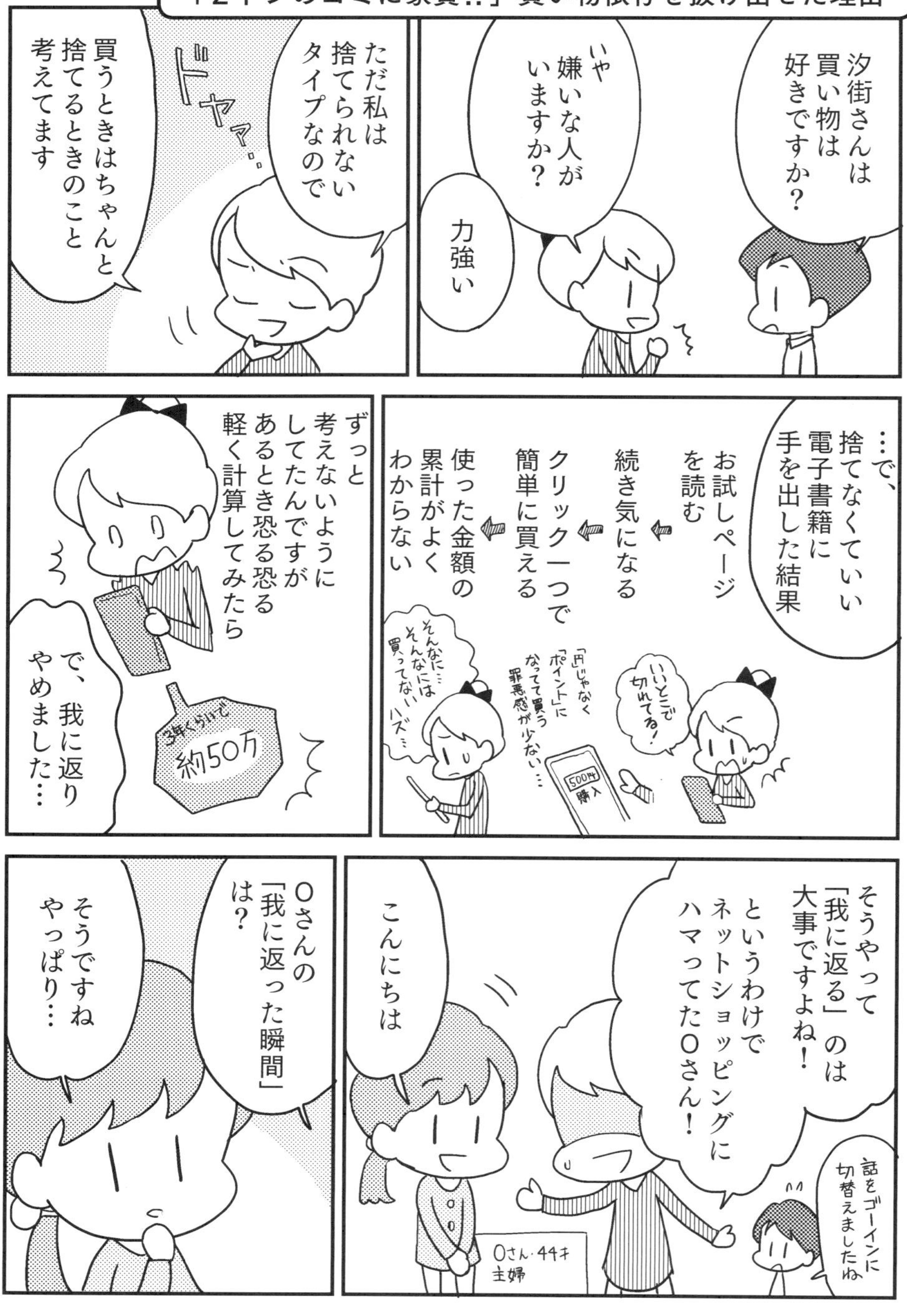
汐街さんは買い物は好きですか？
いや嫌いな人がいますか？
力強い
ただ私は捨てられないタイプなので
ドヤァ。。
買うときはちゃんと捨てるときのこと考えてます
…で、捨てなくていい電子書籍に手を出した結果
お試しページを読む
続き気になる
クリック一つで簡単に買える
使った金額の累計がよくわからない
いいとこで切れてる！
「円」じゃなく「ポイント」になってて買う罪悪感が少ない…
500円 購入
そんなに…そんなには買ってないハズ…
ずっと考えないようにしてたんですがあるとき恐る恐る軽く計算してみたら
3年くらいで
約50万
で、我に返りやめました…
そうやって「我に返る」のは大事ですよね！
というわけでネットショッピングにハマってたOさん！
話をゴーインに切替えましたね
こんにちは
Oさん・44才
主婦
Oさんの「我に返った瞬間」は？
そうですねやっぱり…

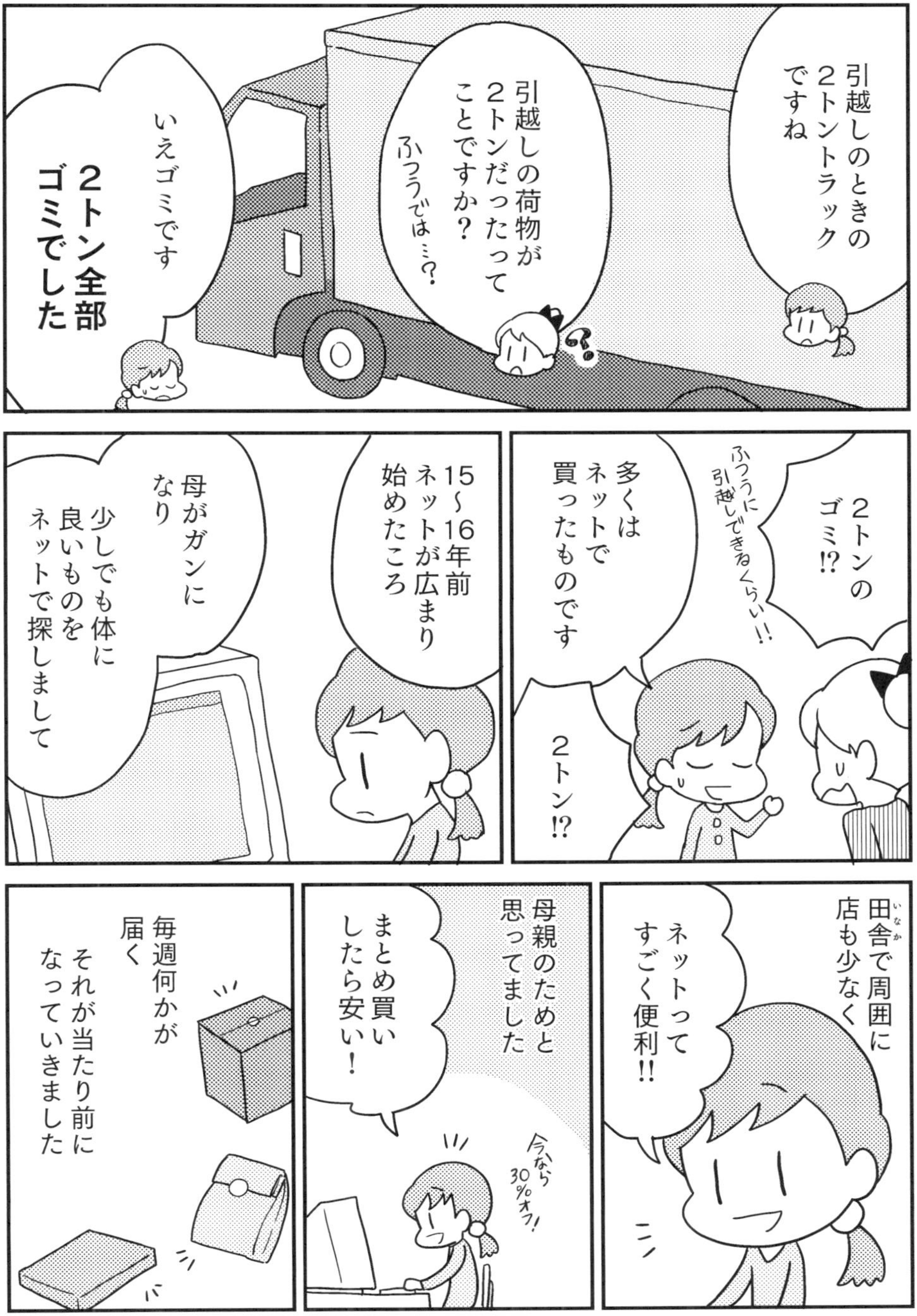
引越しのときの2トントラックですね
引越しの荷物が2トンだったってことですか？
ふつうでは…？
いえゴミです
2トン全部ゴミでした
2トンのゴミ!?
ふつうに引越しできるくらい!!
多くはネットで買ったものです
2トン!?
15～16年前ネットが広まり始めたころ
母がガンになり
少しでも体に良いものをネットで探しまして
田舎《いなか》で周囲に店も少なく
ネットってすごく便利!!
母親のためと思ってました
まとめ買いしたら安い！
今なら30%オフ！
毎週何かが届く
それが当たり前になっていきました

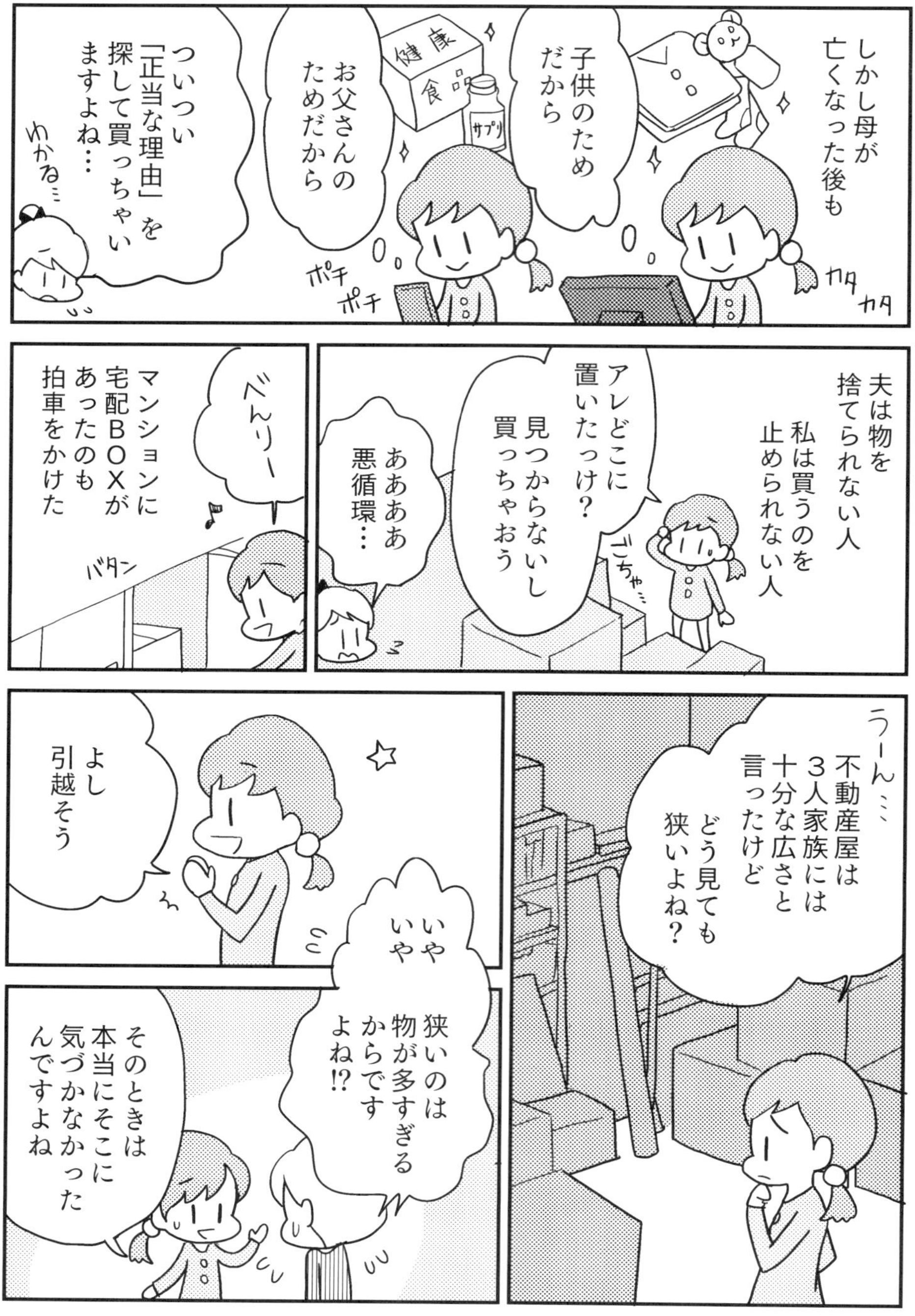
しかし母が亡くなった後も
子供のためだから
カタカタ
健康食品
サプリ
お父さんのためだから
ポチポチ
ついつい「正当な理由」を探して買っちゃいますよね…
わかるー
夫は物を捨てられない人
私は買うのを止められない人
アレどこに置いたっけ？
見つからないし買っちゃおう
ごちゃー
あああああ悪循環…
べんりー
マンションに宅配BOXがあったのも拍車をかけた
バタン
うーんー
不動産屋は3人家族には十分な広さと言ったけど
どう見ても狭いよね？
よし引越そう
いやいや
狭いのは物が多すぎるからですよね!?
そのときは本当にそこに気づかなかったんですよね

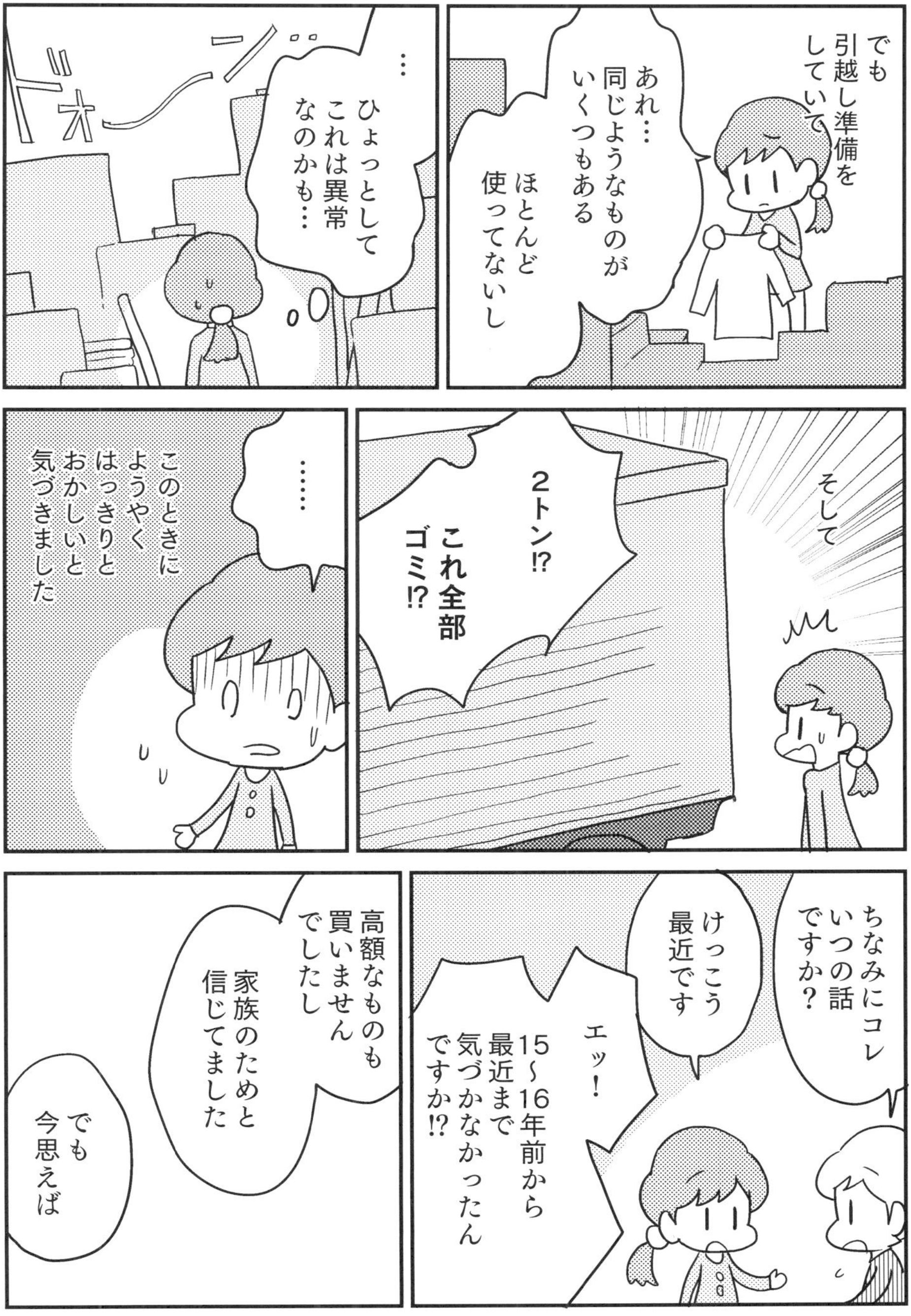
でも引越し準備をしていて
あれ…同じようなものがいくつもある
ほとんど使ってないし
ドォーン
…ひょっとしてこれは異常なのかも…
そして
2トン⁉
これ全部ゴミ⁉
……
このときにようやくはっきりとおかしいと気づきました
ちなみにコレいつの話ですか?
けっこう最近です
エッ!
15〜16年前から最近まで気づかなかったんですか⁉
高額なものも買いませんでしたし
家族のためと信じてました
でも今思えば

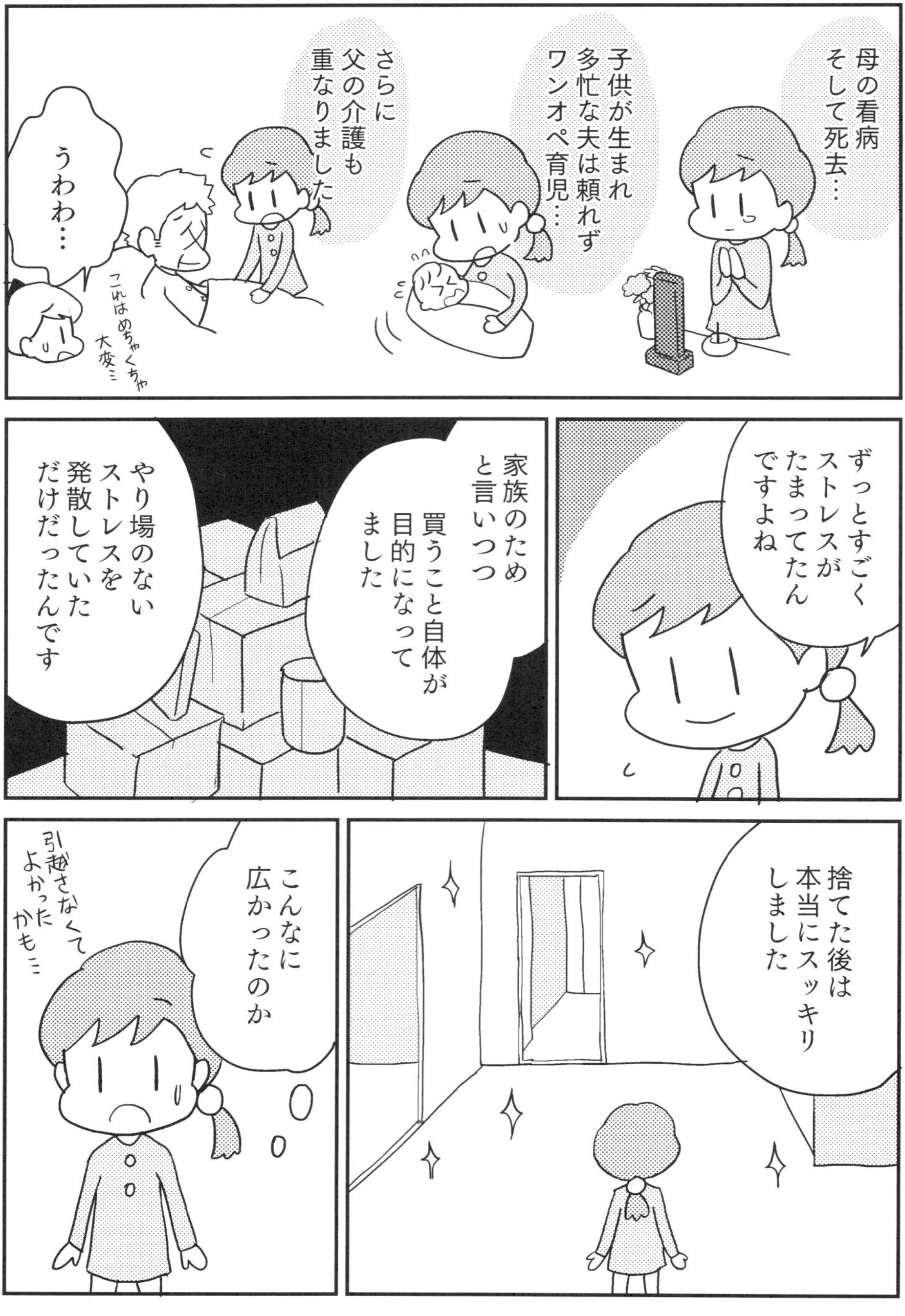
母の看病
そして死去…
子供が生まれ
多忙な夫は頼れず
ワンオペ育児…
さらに
父の介護も
重なりました
うわわ…
これはめちゃくちゃ大変ミ
ずっとすごく
ストレスが
たまってたん
ですよね
家族のため
と言いつつ
買うこと自体が
目的になって
ました
やり場のない
ストレスを
発散していた
だけだったんです
捨てた後は
本当にスッキリ
しました
こんなに
広かったのか
引越さなくて
よかった
かもミ

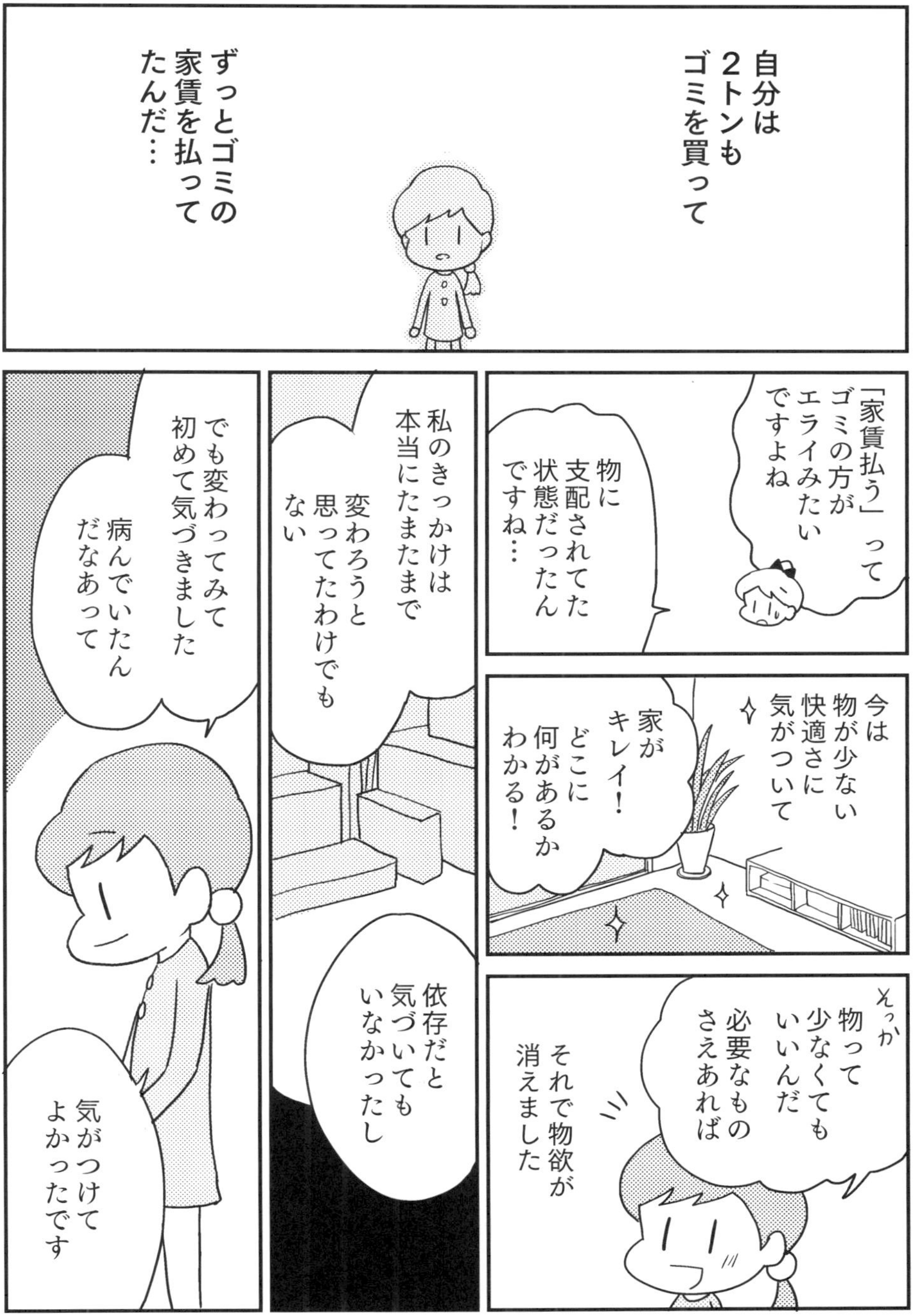
自分は2トンもゴミを買って
ずっとゴミの家賃を払ってたんだ…
「家賃払う」ってゴミの方がエライみたいですよね
物に支配されてた状態だったんですね…
今は物が少ない快適さに気がついて
家がキレイ！どこに何があるかわかる！
そっか
物って少なくてもいいんだ必要なものさえあれば
それで物欲が消えました
私のきっかけは本当にたまたまで変わろうと思ってたわけでもない
依存だと気づいてもいなかったし
でも変わってみて初めて気づきました病んでいたんだなあって
気がつけてよかったです

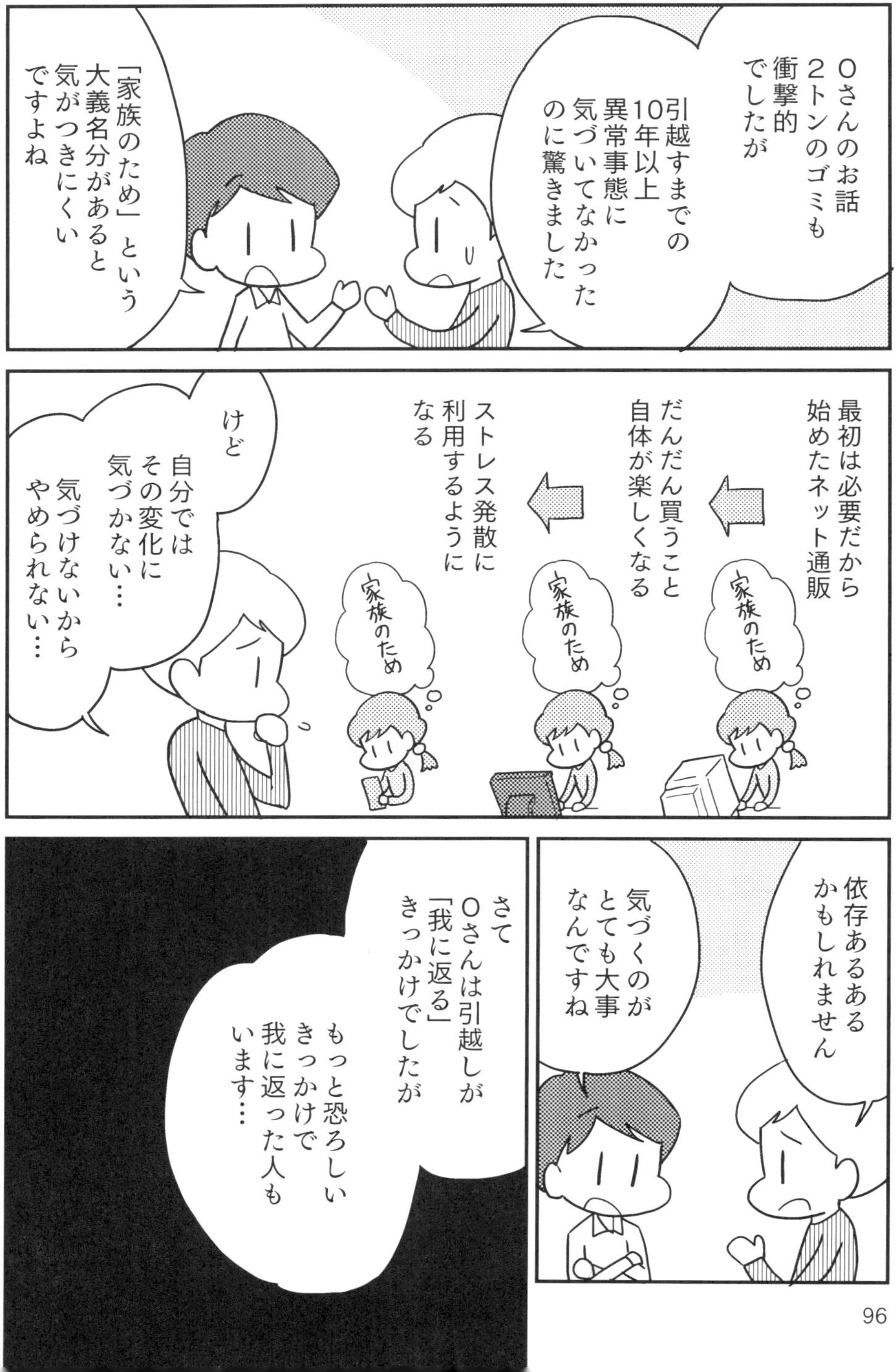
Oさんのお話 2トンのゴミも衝撃的でしたが
引越すまでの10年以上異常事態に気づいてなかったのに驚きました
「家族のため」という大義名分があると気がつきにくいですよね
最初は必要だから始めたネット通販
家族のため
だんだん買うこと自体が楽しくなる
家族のため
ストレス発散に利用するようになる
家族のため
けど
自分ではその変化に気づかない…
気づけないからやめられない…
依存あるあるかもしれません
気づくのがとても大事なんですね
さて Oさんは引越しが「我に返る」きっかけでしたが
もっと恐ろしいきっかけで我に返った人もいます…

#10 買い物の沼

買い物依存で「借金500万」あった
私が貯金できた理由《ワケ》

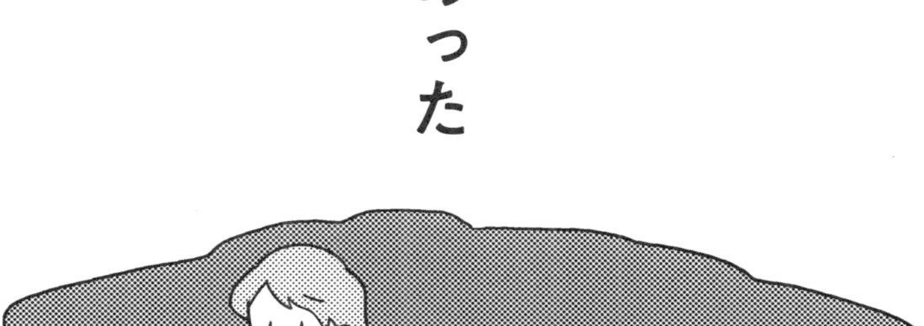

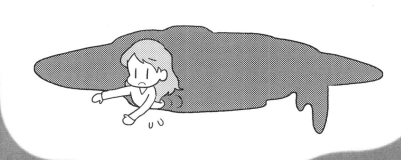

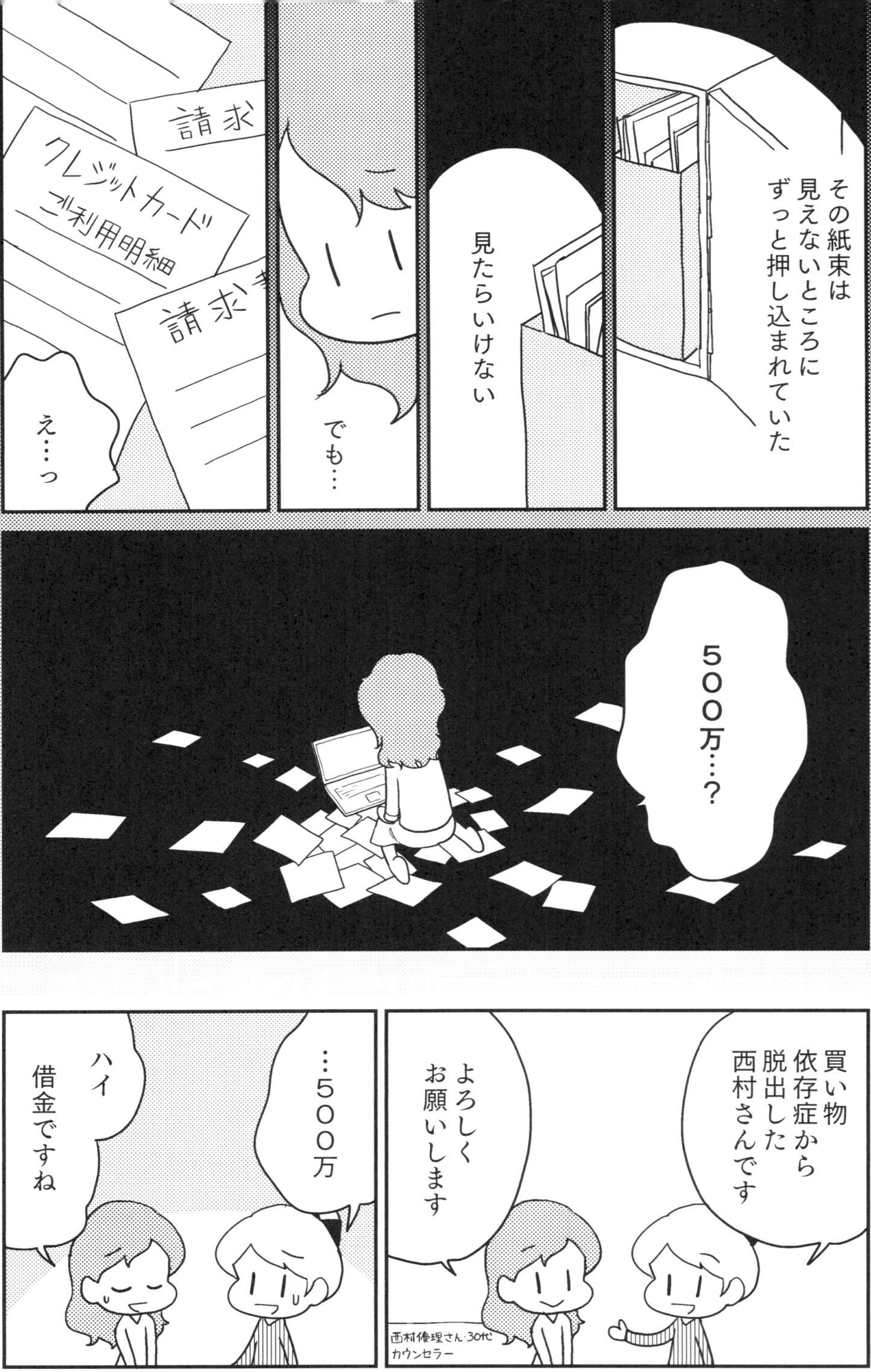

その紙束は
見えないところに
ずっと押し込まれていた
見たらいけない
でも…
請求
クレジットカード
ご利用明細
請求
え…っ
500万…？
買い物
依存症から
脱出した
西村さんです
よろしく
お願いします
西村優理さん・30代
カウンセラー
…500万
ハイ
借金ですね

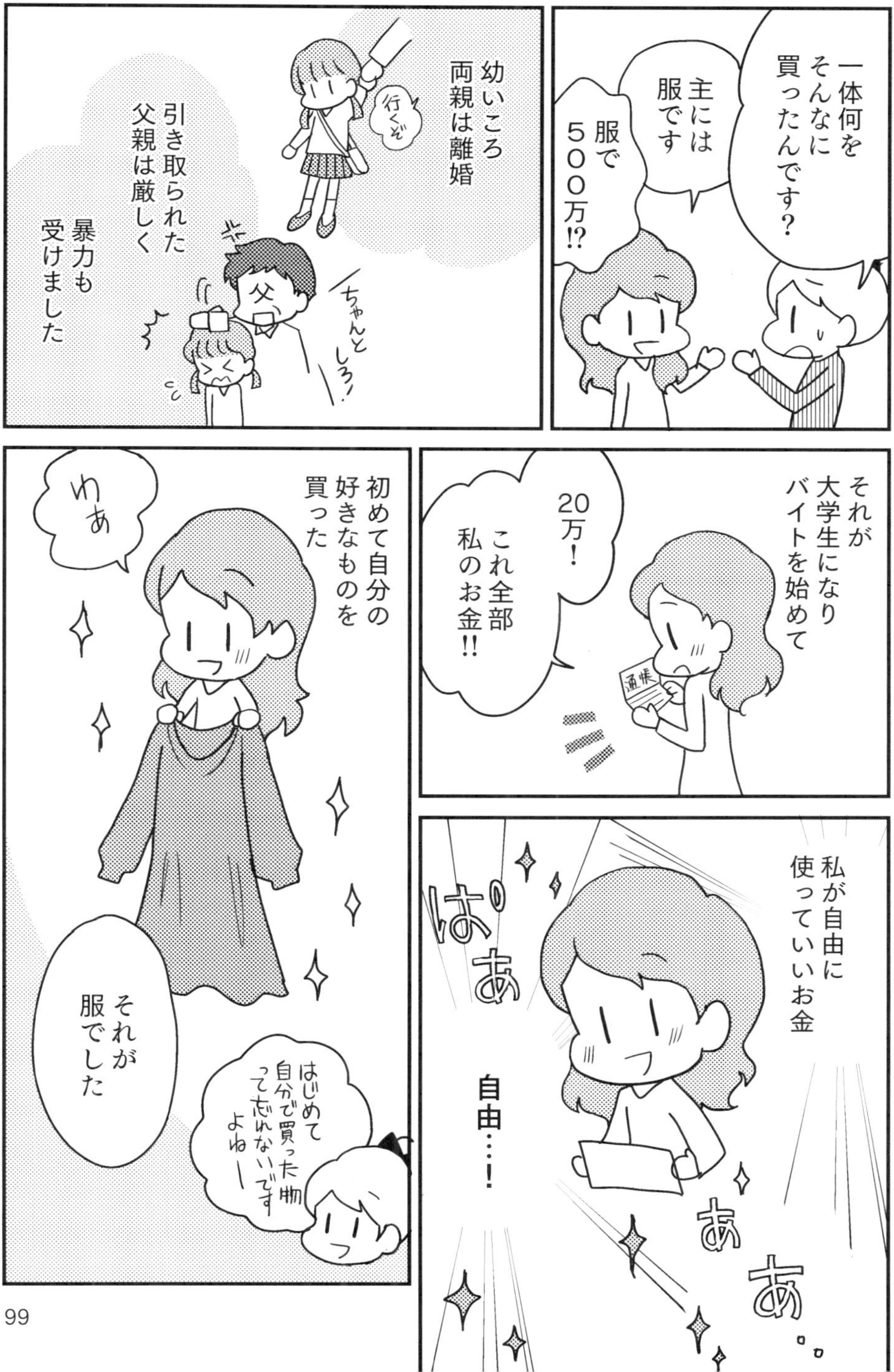
一体何を
そんなに
買ったんです？
主には
服です
服で
５００万!?
幼いころ
両親は離婚
行くぞ
引き取られた
父親は厳しく
暴力も
受けました
キッ
父
ちゃんとしろ！
それが
大学生になり
バイトを始めて
20万！
これ全部
私のお金!!
通帳
初めて自分の
好きなものを
買った
わぁ
それが
服でした
はじめて自分で買った物って忘れないですよねー
私が自由に
使っていいお金
ぱあ
自由…！
ああ。。

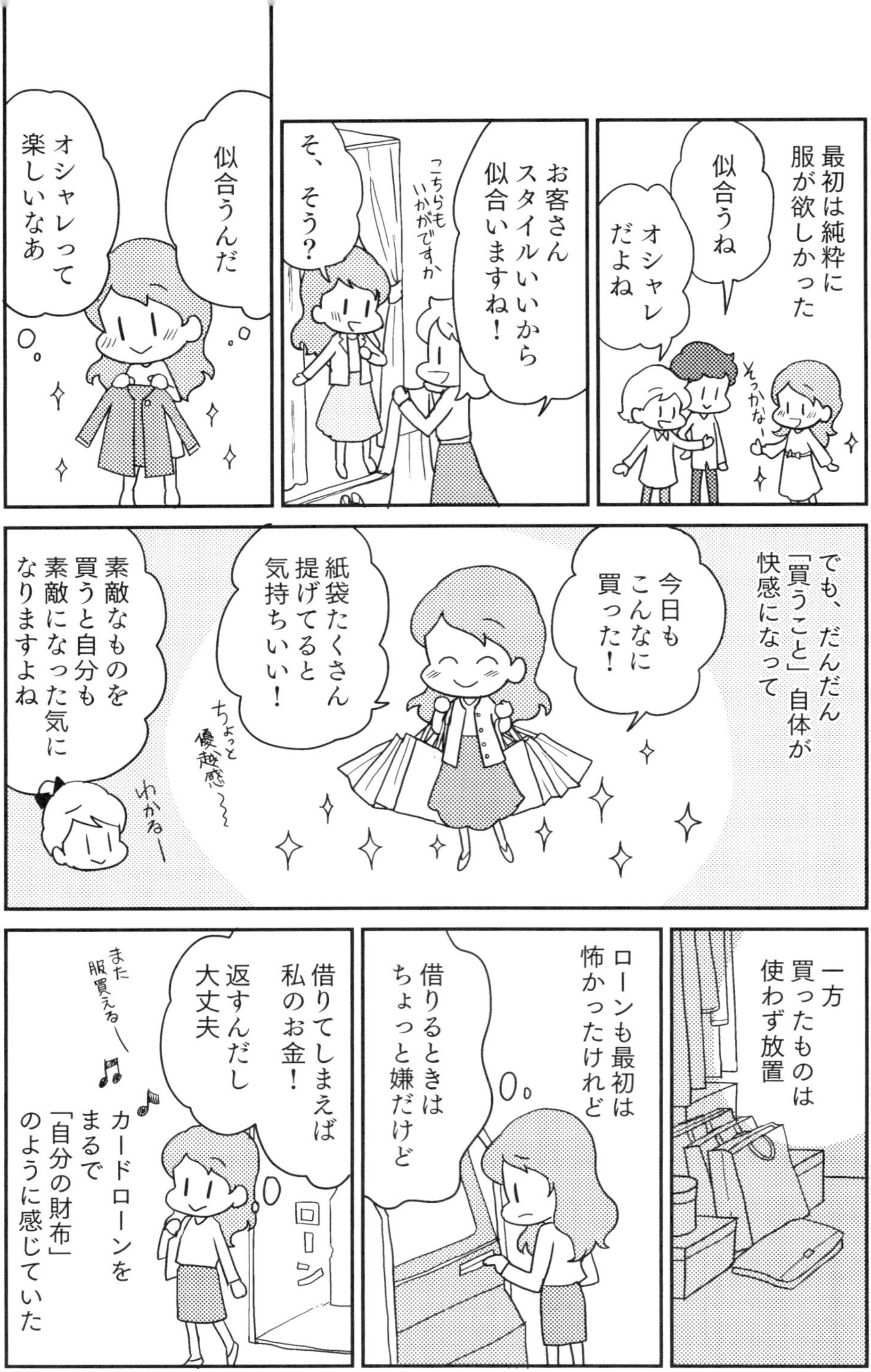
最初は純粋に服が欲しかった
似合うね
オシャレだよね
そっかなー
お客さんスタイルいいから似合いますね！
こちらもいかがですか
そ、そう？
似合うんだ
オシャレって楽しいなあ
でも、だんだん「買うこと」自体が快感になって
今日もこんなに買った！
紙袋たくさん提げてると気持ちいい！
ちょっと優越感〜〜
素敵なものを買うと自分も素敵になった気になりますよね
わかるー
一方買ったものは使わず放置
ローンも最初は怖かったけれど
借りるときはちょっと嫌だけど
ローン
借りてしまえば私のお金！返すんだし大丈夫
また服買えるー
カードローンをまるで「自分の財布」のように感じていた

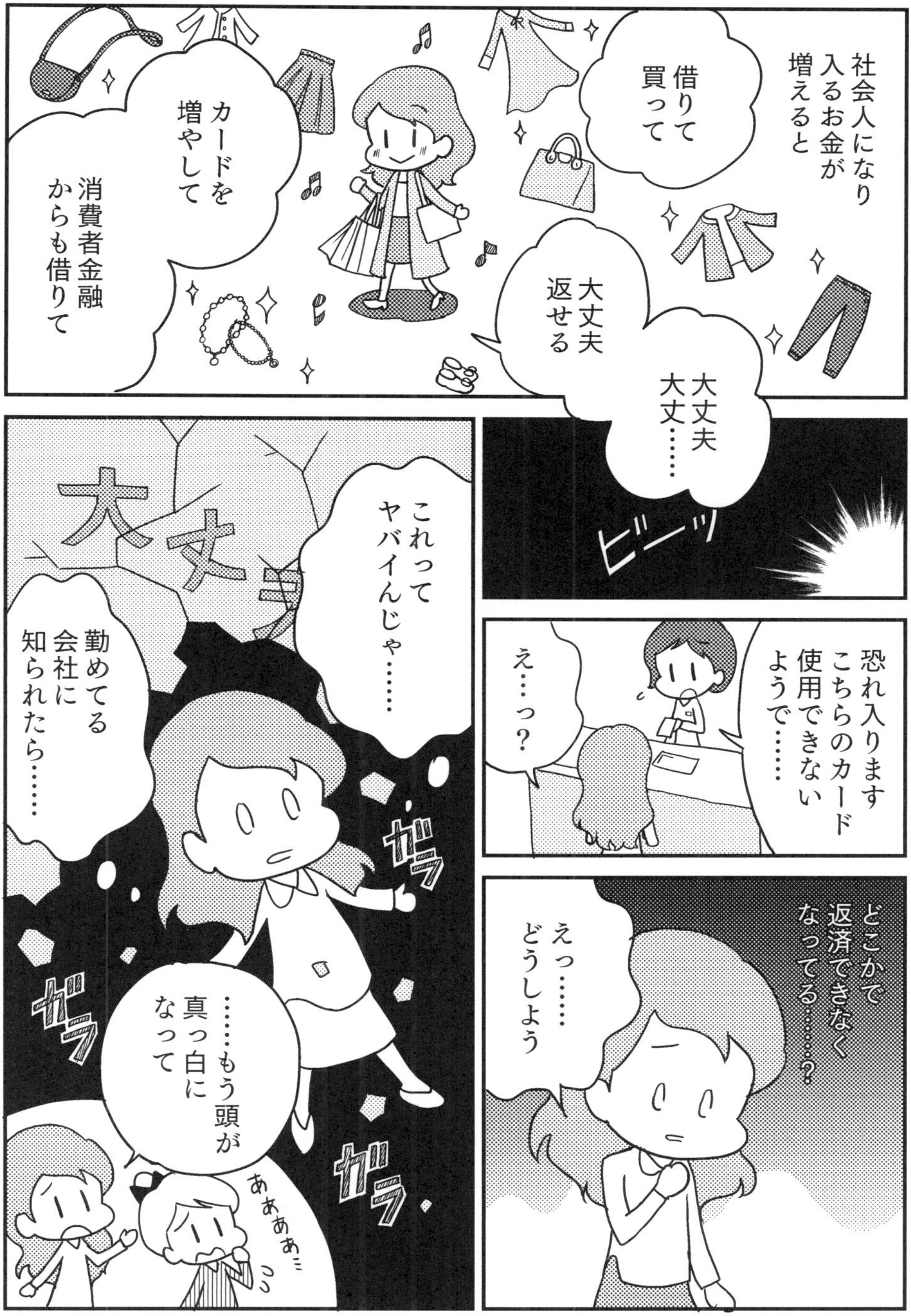
社会人になり入るお金が増えると
借りて買って
カードを増やして
消費者金融からも借りて
大丈夫返せる
大丈夫大丈……
ビーッ
恐れ入りますこちらのカード使用できないようで……
え…っ？
どこかで返済できなくなってる……？
えっ……どうしよう
これってヤバイんじゃ……
勤めてる会社に知られたら……
大丈
……もう頭が真っ白になって
ガラ
ガラ
ガラ
あああああ

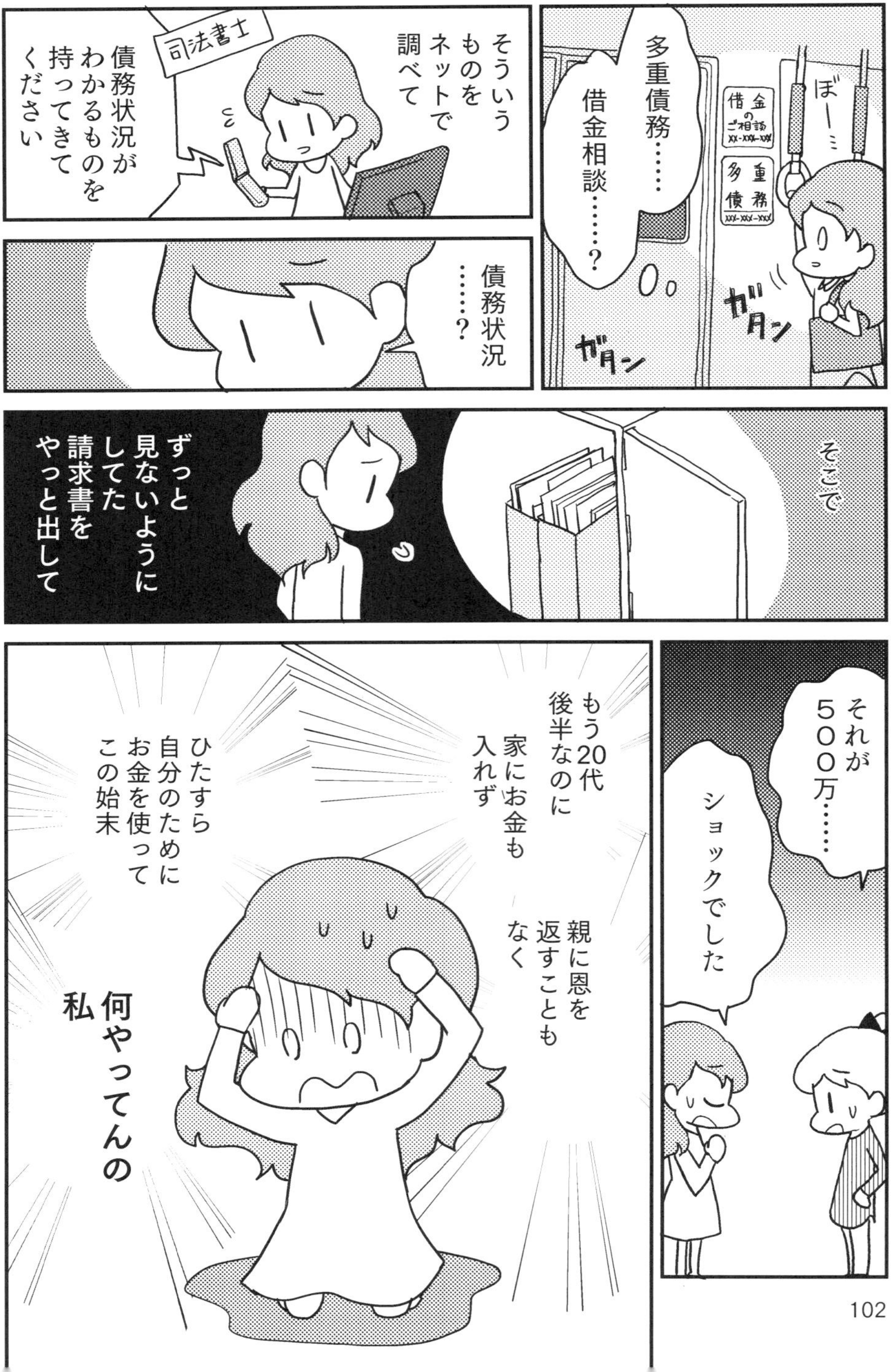
ぼーー
借金のご相談
XX-XXX-XXX
多重債務
XXX-XXX-XXX
多重債務……
借金相談……？
ガタン
ガタン
ガタン
そういうものをネットで調べて
司法書士
債務状況がわかるものを持ってきてください
債務状況……？
そこで
ずっと見ないようにしてた請求書をやっと出して
それが５００万……
ショックでした
もう20代後半なのに
家にお金も入れず
親に恩を返すこともなく
ひたすら自分のためにお金を使ってこの始末
何やってんの私

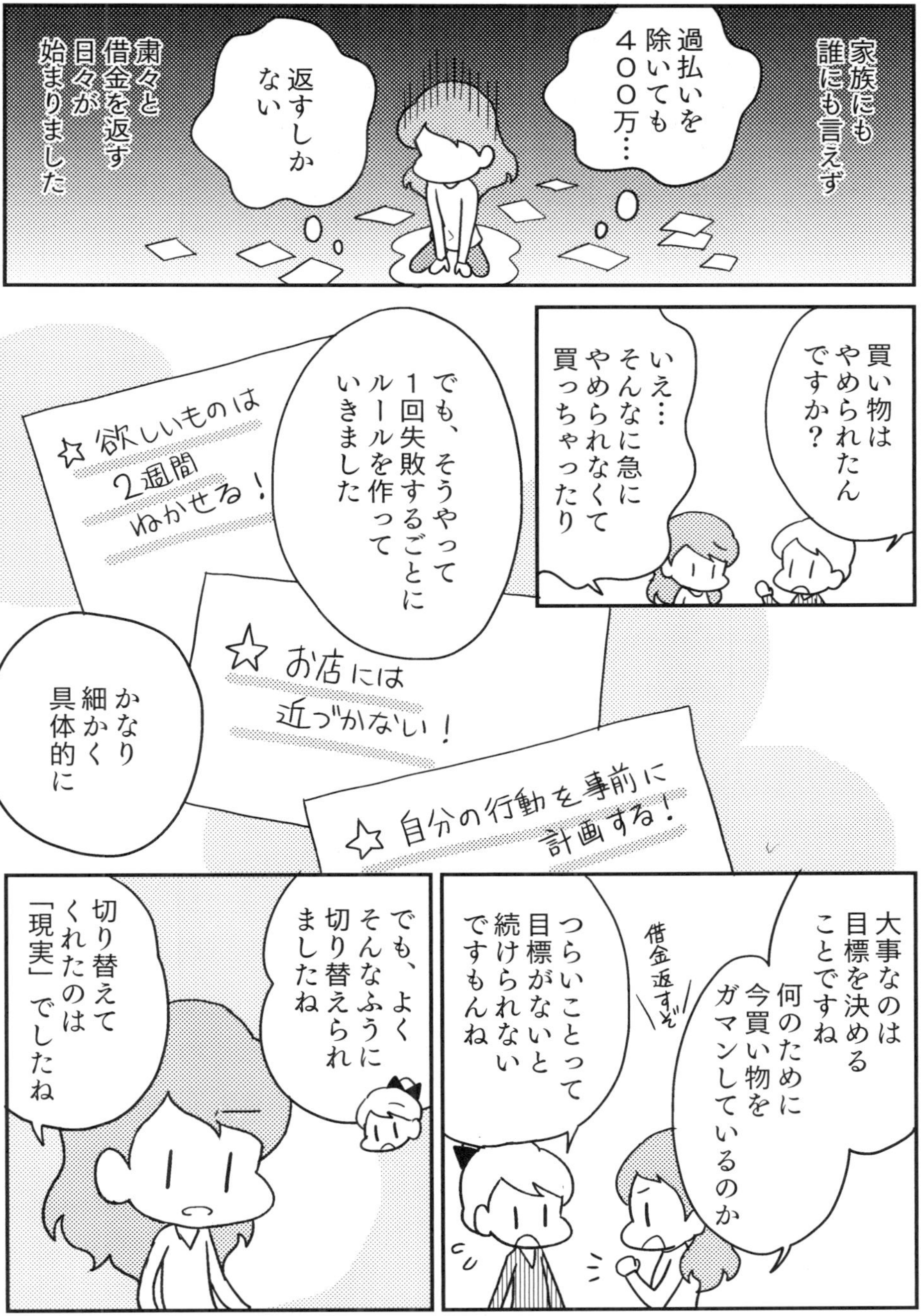
家族にも誰にも言えず
過払いを除いても４００万…
返すしかない
粛々と借金を返す日々が始まりました
買い物はやめられたんですか？
いえ…そんなに急にやめられなくて買っちゃったり
でも、そうやって1回失敗するごとにルールを作っていきました
☆欲しいものは2週間ねかせる！
☆お店には近づかない！
かなり細かく具体的に
☆自分の行動を事前に計画する！
大事なのは目標を決めることですね
何のために今買い物をガマンしているのか
借金返すぞ
つらいことって目標がないと続けられないですもんね
でも、よくそんなふうに切り替えられましたね
切り替えてくれたのは「現実」でしたね

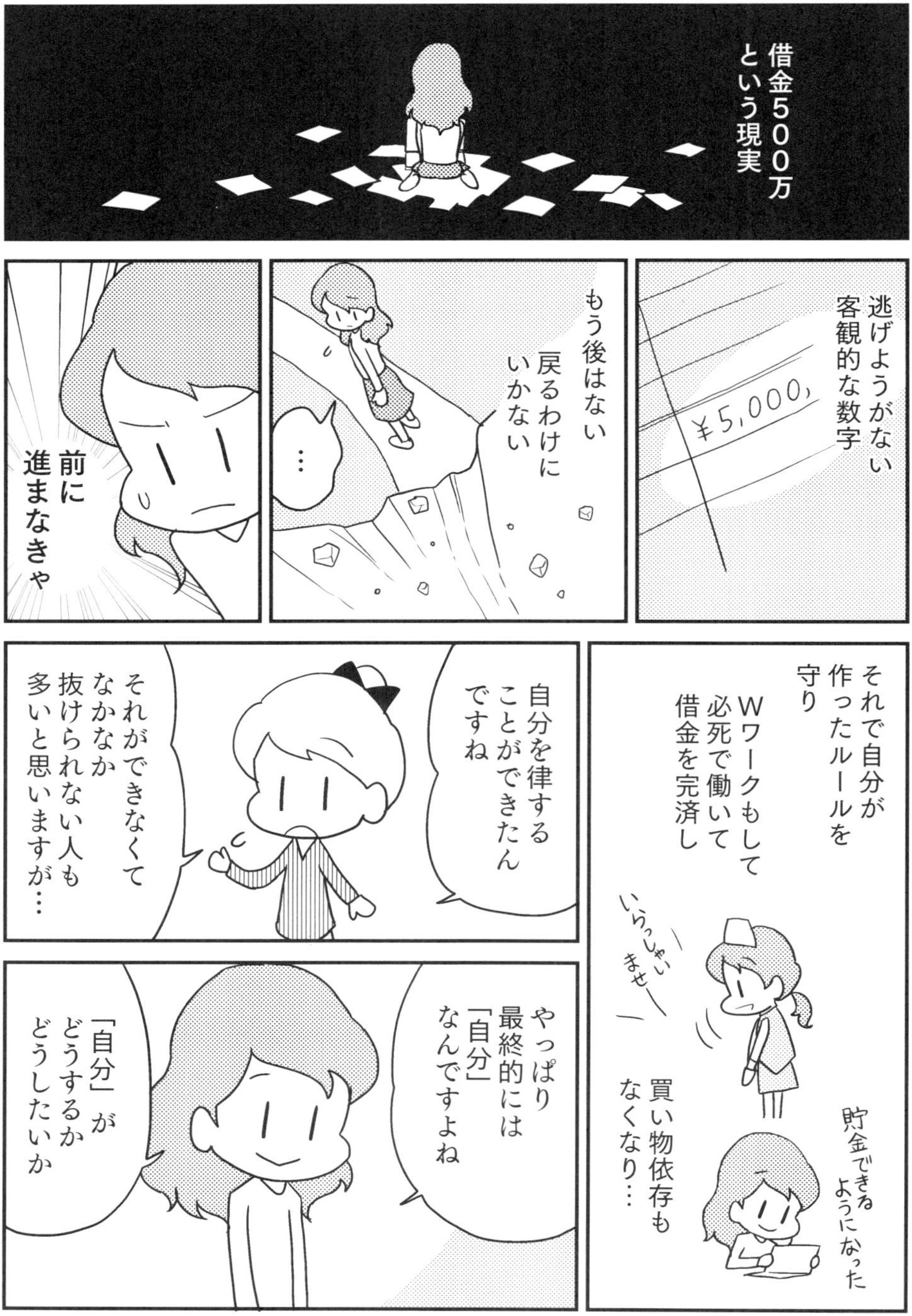
借金500万
という現実
逃げようがない
客観的な数字
¥5,000,
もう後はない
戻るわけに
いかない
…
前に
進まなきゃ
それで自分が
作ったルールを
守り
Wワークもして
必死で働いて
借金を完済し
いらっしゃいませ
買い物依存も
なくなり…
貯金できる
ようになった
自分を律する
ことができたん
ですね
それができなくて
なかなか
抜けられない人も
多いと思いますが…
やっぱり
最終的には
「自分」
なんですよね
「自分」が
どうするか
どうしたいか

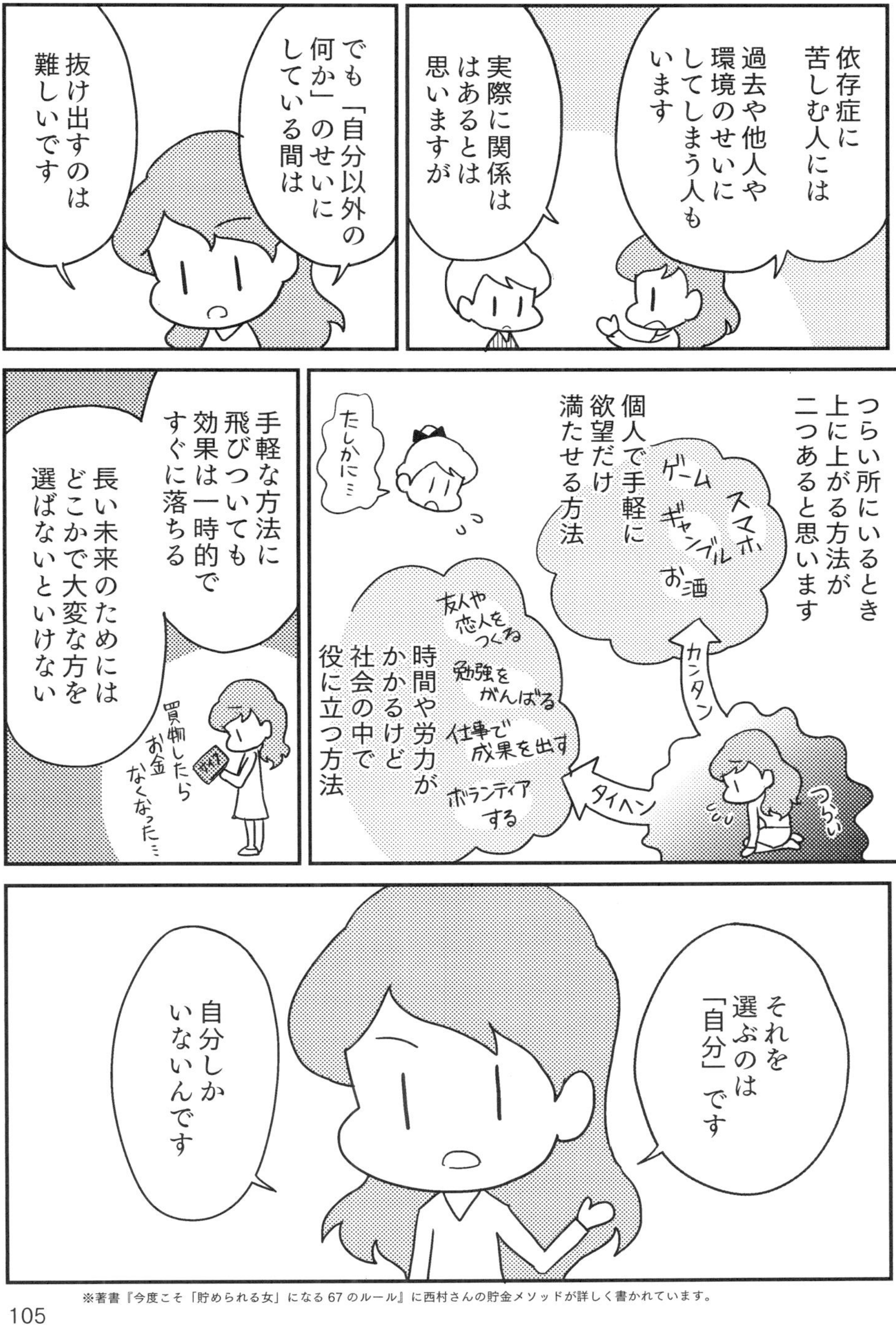
依存症に苦しむ人には過去や他人や環境のせいにしてしまう人もいます
実際に関係はあるとは思いますが
でも「自分以外の何か」のせいにしている間は
抜け出すのは難しいです
つらい所にいるとき上に上がる方法が二つあると思います
個人で手軽に欲望だけ満たせる方法
ゲーム
スマホ
ギャンブル
お酒
カンタン
時間や労力がかかるけど社会の中で役に立つ方法
友人や恋人をつくる
勉強をがんばる
仕事で成果を出す
ボランティアする
タイヘン
つらい
たしかに…
手軽な方法に飛びついても効果は一時的ですぐに落ちる
長い未来のためにはどこかで大変な方を選ばないといけない
買物したらお金なくなった…
それを選ぶのは「自分」です
自分しかいないんです

※著書『今度こそ「貯められる女」になる67のルール』に西村さんの貯金メソッドが詳しく書かれています。

#11 ギャンブルのプチ依存
ギャンブルに一切手を出さなくなった理由《ワケ》

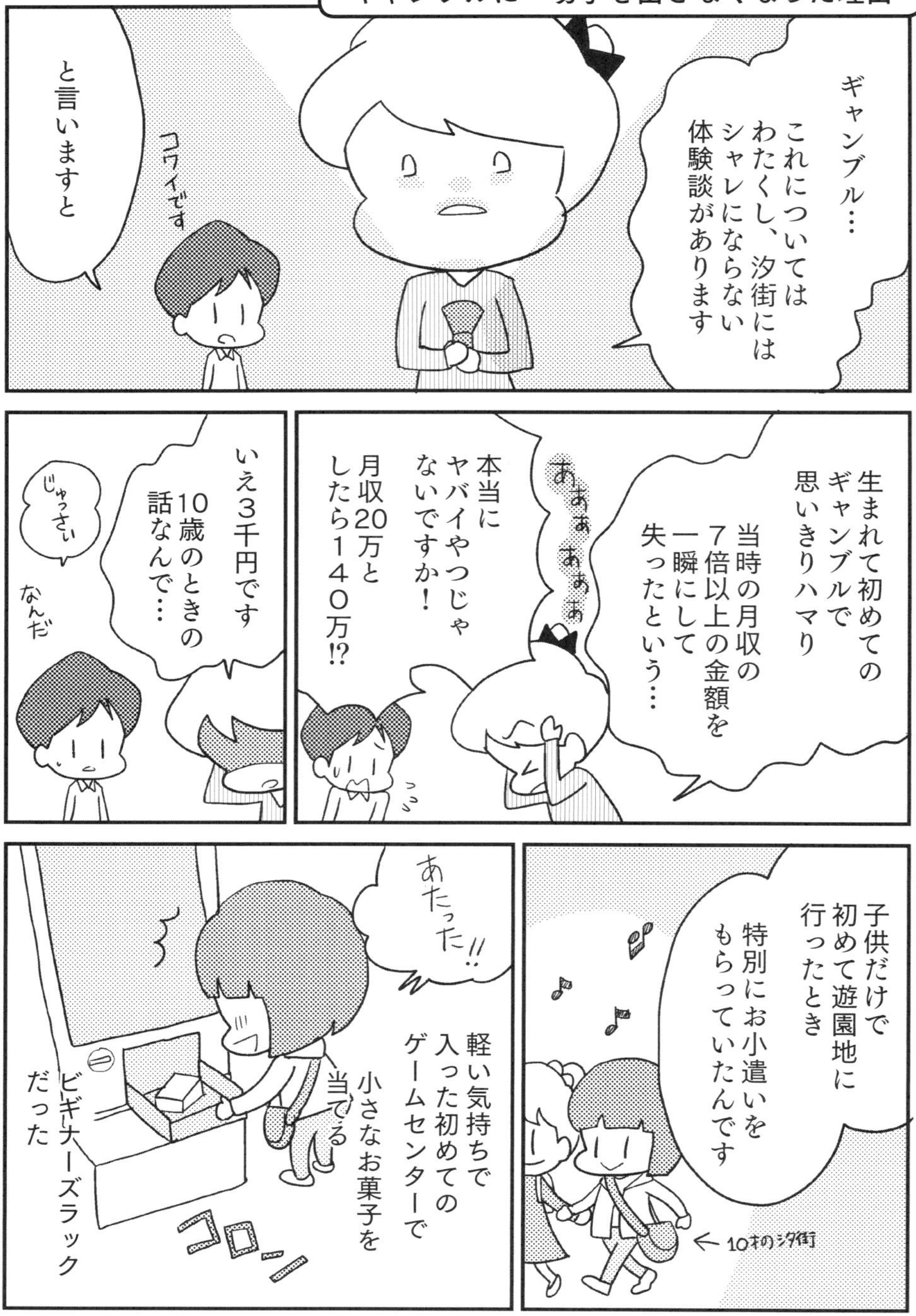
ギャンブル…
これについてはわたくし、汐街にはシャレにならない体験談があります
コワイです
と言いますと
生まれて初めてのギャンブルで思いきりハマり
当時の月収の７倍以上の金額を一瞬にして失ったという…
ああああああ
本当にヤバイやつじゃないですか！
月収20万としたら１４０万!?
いえ３千円です
10歳のときの話なんで…
じゅっさい
なんだ
子供だけで初めて遊園地に行ったとき
特別にお小遣いをもらっていたんです
← 10才の汐街
あたった!!
軽い気持ちで入った初めてのゲームセンターで
小さなお菓子を当てる
コロン
ビギナーズラックだった

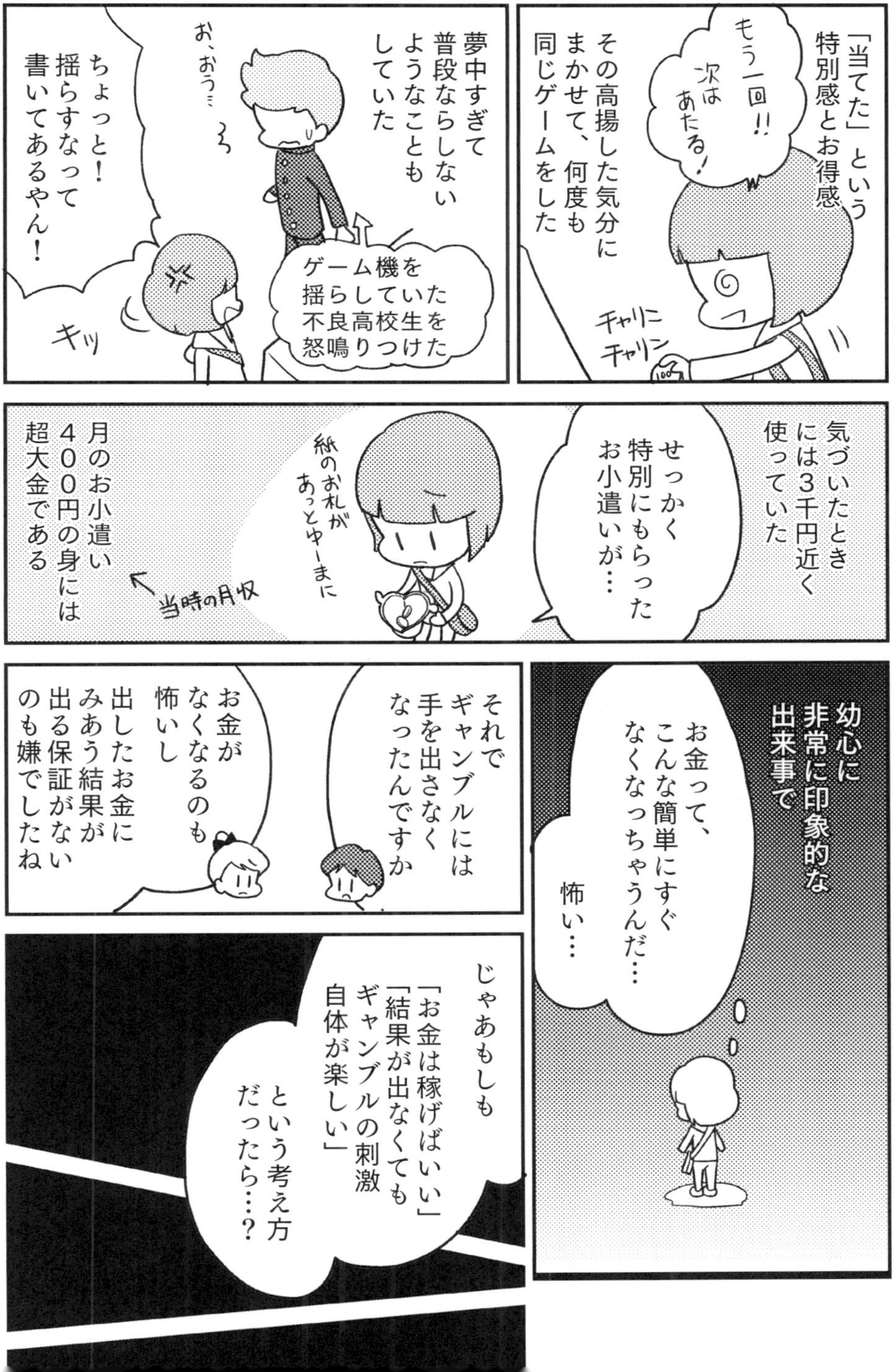
「当てた」という特別感とお得感
もう一回!!
次はあたる!
その高揚した気分にまかせて、何度も同じゲームをした
チャリンチャリン
夢中すぎて普段ならしないようなこともしていた
お、おう…
ゲーム機を揺らしていた不良高校生を怒鳴りつけた
ちょっと！揺らすなって書いてあるやん！
キッ
気づいたときには3千円近く使っていた
せっかく特別にもらったお小遣いが…
紙のお札があっとゆーまに
月のお小遣い400円の身には超大金である
当時の月収
幼心に非常に印象的な出来事で
お金って、こんな簡単にすぐなくなっちゃうんだ…
怖い…
それでギャンブルには手を出さなくなったんですか
お金がなくなるのも怖いし出したお金にみあう結果が出る保証がないのも嫌でしたね
じゃあもしも「お金は稼げばいい」「結果が出なくてもギャンブルの刺激自体が楽しい」という考え方だったら…？

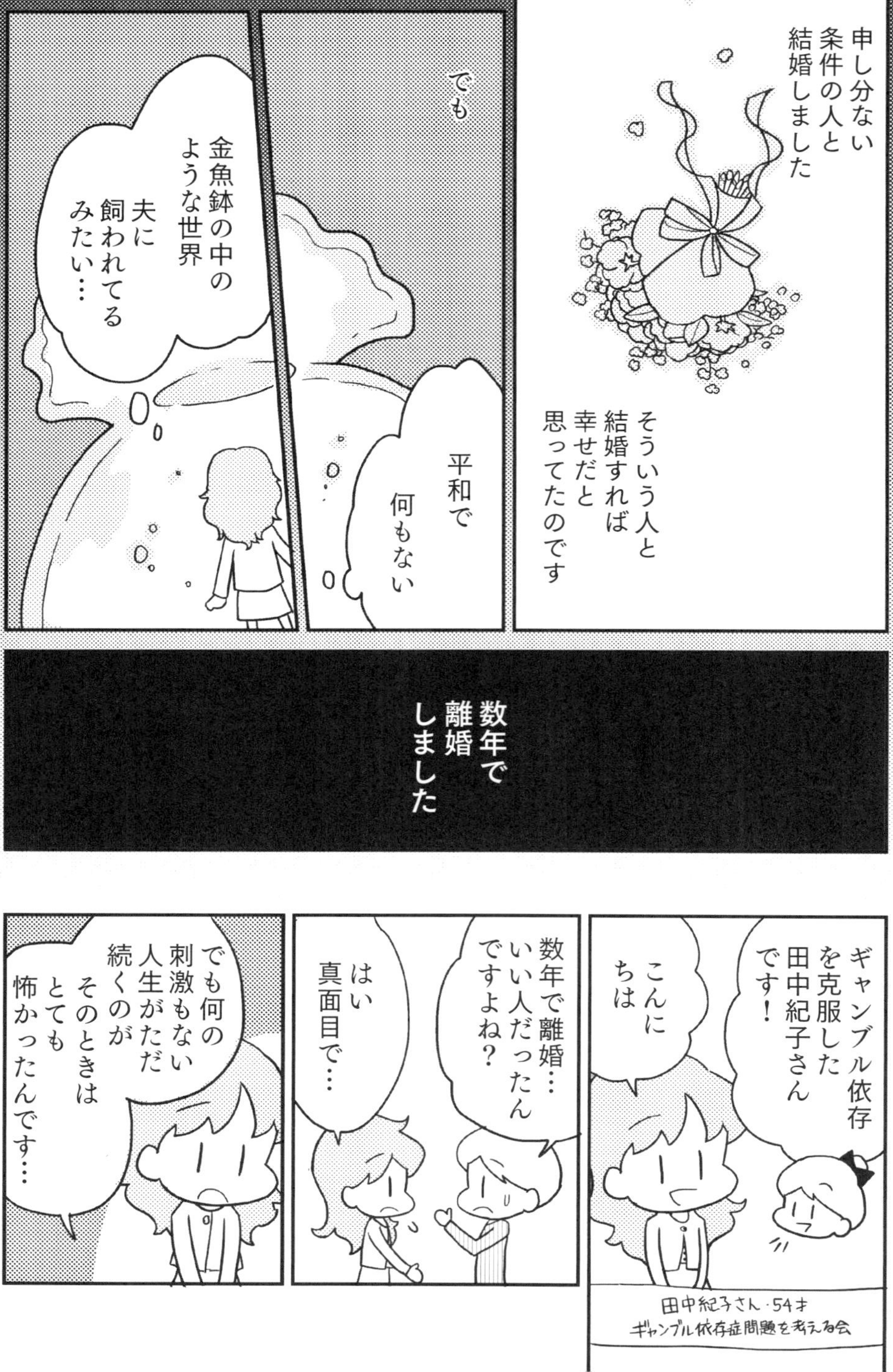

申し分ない条件の人と結婚しました
そういう人と結婚すれば幸せだと思ってたのです
でも
平和で何もない
金魚鉢の中のような世界
夫に飼われてるみたい…
数年で離婚しました
ギャンブル依存を克服した田中紀子さんです！
こんにちは
田中紀子さん・54才
ギャンブル依存症問題を考える会
数年で離婚…いい人だったんですよね？
はい 真面目で…
でも何の刺激もない人生がただ続くのが
そのときはとても怖かったんです…

#12 ギャンブルの沼

人生を刺激でごまかし続けた私がギャンブルをやめられた理由《ワケ》

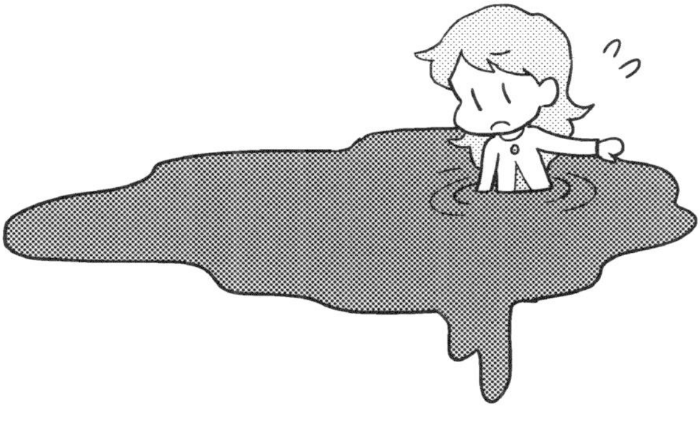

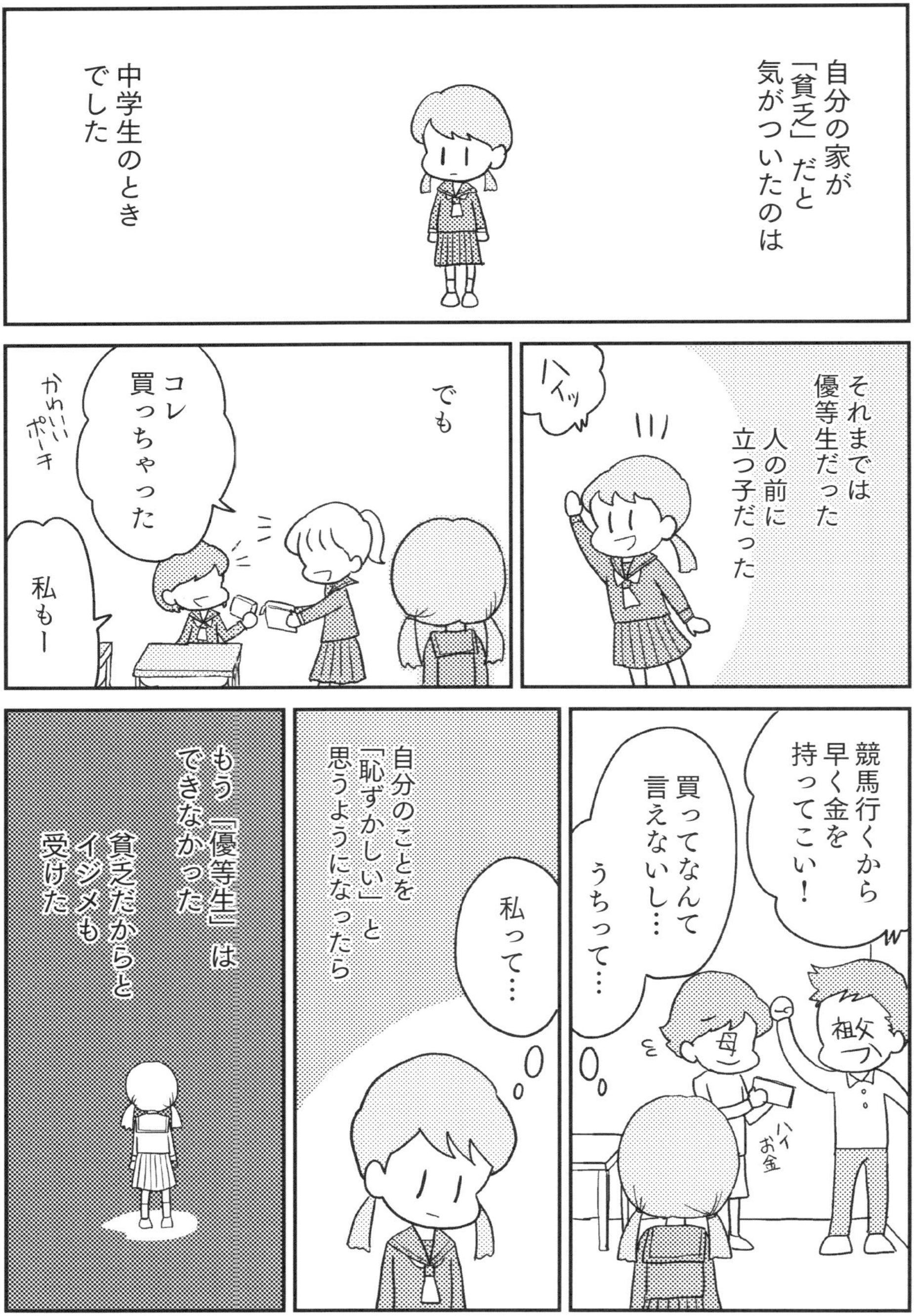
自分の家が「貧乏」だと気がついたのは
中学生のときでした
ハイッ
それまでは優等生だった
人の前に立つ子だった
でも
コレ買っちゃった
かわいいポーチ
私もー
競馬行くから早く金を持ってこい！
祖父
母
ハイお金
買ってなんて言えないし…
うちって…
自分のことを「恥ずかしい」と思うようになったら
私って…
もう「優等生」はできなかった
貧乏だからとイジメも受けた

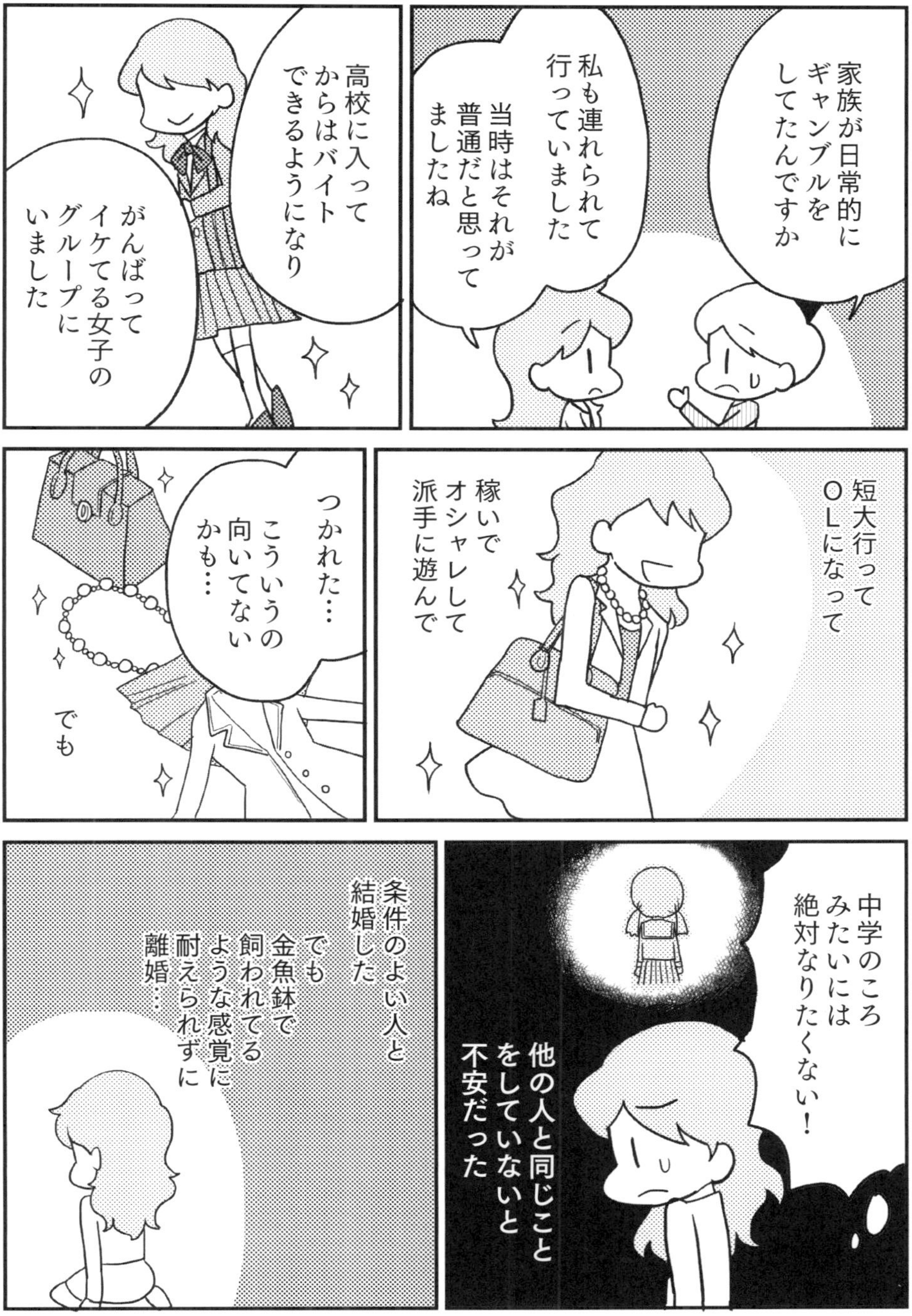
家族が日常的にギャンブルをしてたんですか
私も連れられて行っていました
当時はそれが普通だと思ってましたね
高校に入ってからはバイトできるようになり
がんばってイケてる女子のグループにいました
短大行ってOLになって
稼いでオシャレして派手に遊んで
つかれた…
こういうの向いてないかも…
でも
中学のころみたいには絶対なりたくない！
他の人と同じことをしていないと不安だった
条件のよい人と結婚した
でも金魚鉢で飼われてるような感覚に耐えられずに
離婚…

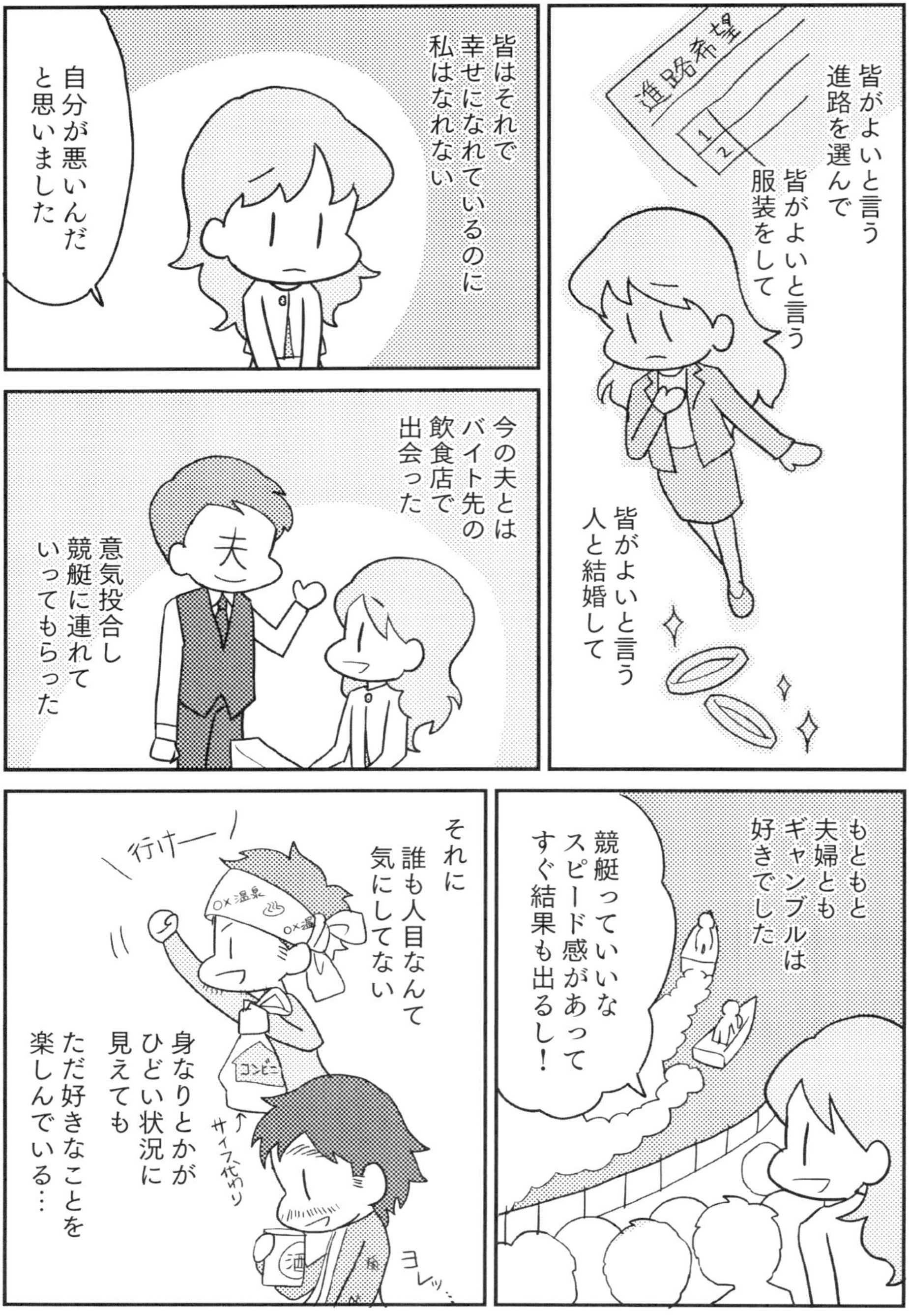
皆がよいと言う
進路を選んで
皆がよいと言う
服装をして
皆がよいと言う
人と結婚して
進路希望
1
2
皆はそれで
幸せになれているのに
私はなれない
自分が悪いんだ
と思いました
今の夫とは
バイト先の
飲食店で
出会った
意気投合し
競艇に連れて
いってもらった
もともと
夫婦とも
ギャンブルは
好きでした
競艇っていいな
スピード感があって
すぐ結果も出るし！
それに
誰も人目なんて
気にしてない
行けー
○×温泉
コンビニ
サイフ代わり
酒
ヨレッ…
身なりとかが
ひどい状況に
見えても
ただ好きなことを
楽しんでいる…

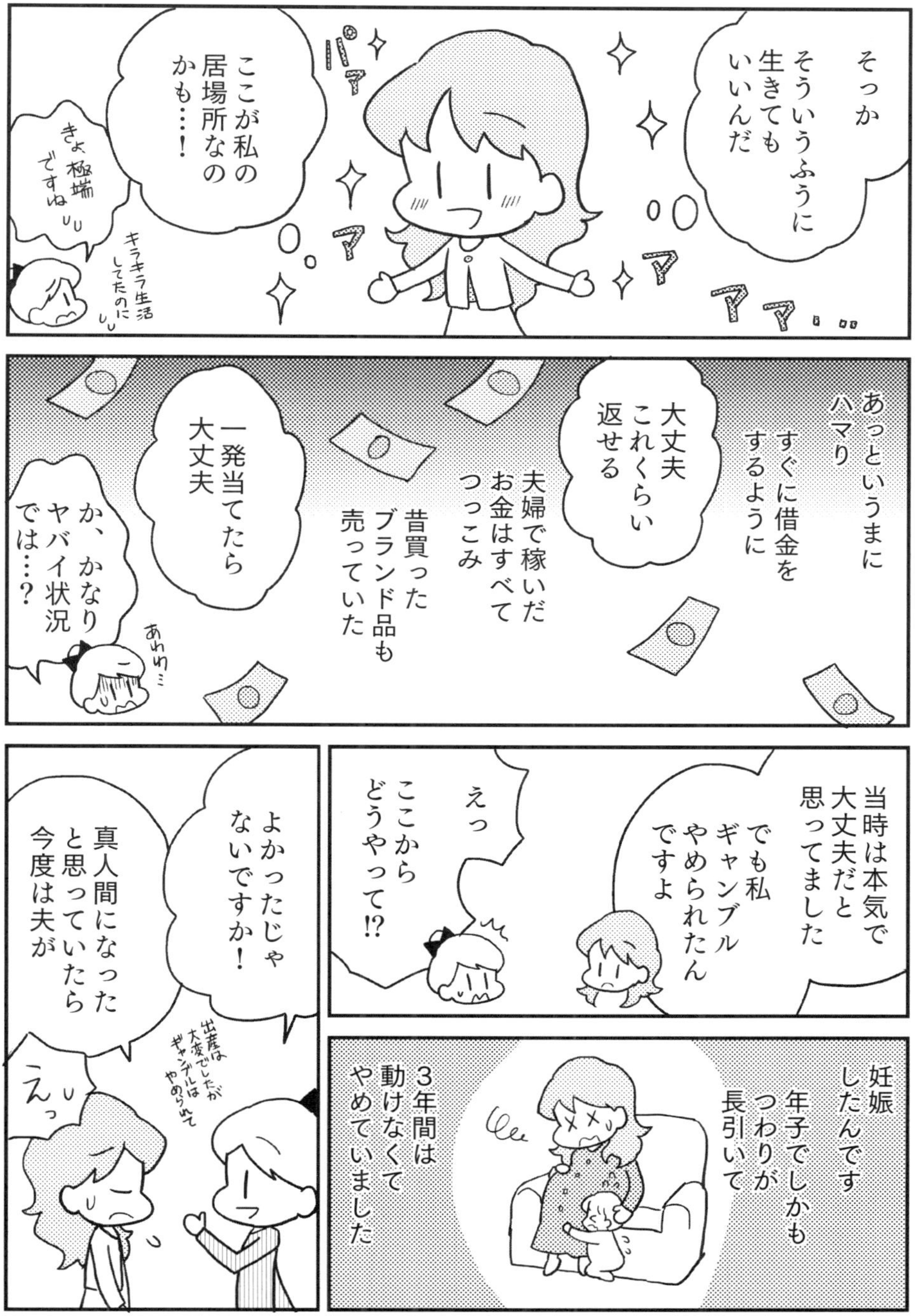
そっか
そういうふうに生きてもいいんだ
パァァァァ…
ここが私の居場所なのかも…！
きょ 極端ですね
キラキラ生活してたのに
あっというまにハマり すぐに借金をするように
大丈夫 これくらい返せる
夫婦で稼いだお金はすべてつっこみ
昔買ったブランド品も売っていた
一発当てたら大丈夫
か、かなりヤバイ状況では…？
あわわ
当時は本気で大丈夫だと思ってました
でも私ギャンブルやめられたんですよ
えっ
ここからどうやって⁉
よかったじゃないですか！
真人間になったと思っていたら今度は夫が
えっ
出産は大変でしたがギャンブルはやめられて
妊娠したんです
年子でしかもつわりが長引いて
3年間は動けなくてやめていました

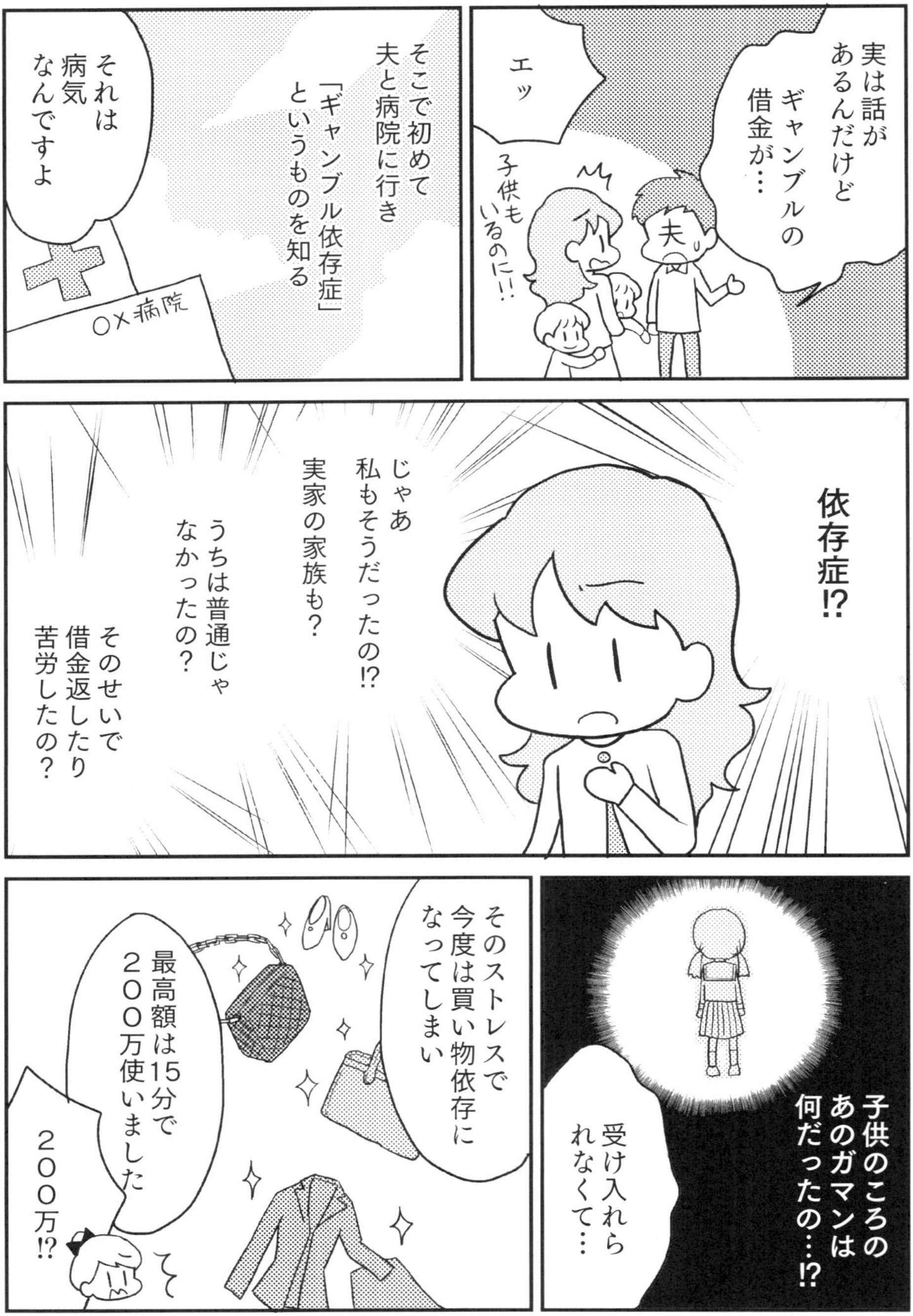
実はあるんだけど
ギャンブルの借金が…
エッ
子供もいるのに!!
夫
そこで初めて夫と病院に行き「ギャンブル依存症」というものを知る
それは病気なんですよ
○×病院
依存症!?
じゃあ私もそうだったの!?
実家の家族も？
うちは普通じゃなかったの？
そのせいで借金返したり苦労したの？
子供のころのあのガマンは何だったの…!?
受け入れられなくて…
そのストレスで今度は買い物依存になってしまい
最高額は15分で200万使いました
200万!?

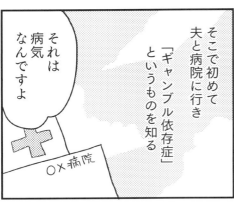

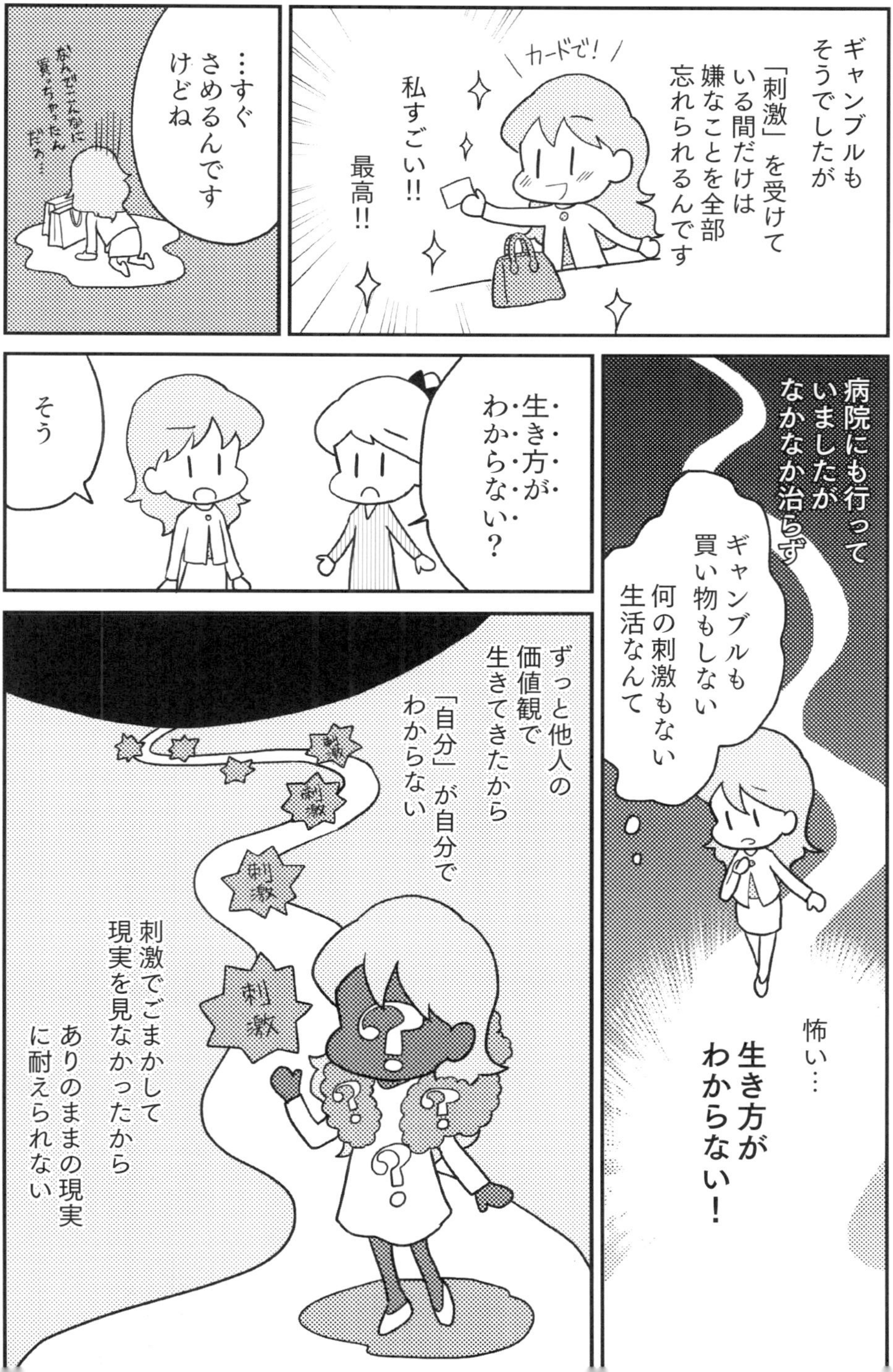
ギャンブルもそうでしたが
「刺激」を受けている間だけは嫌なことを全部忘れられるんです
カードで！
私すごい!!
最高!!
…すぐさめるんですけどね
なんでこんなに買っちゃったんだろ…
病院にも行っていましたがなかなか治らず
ギャンブルも買い物もしない何の刺激もない生活なんて
怖い…
生き方がわからない！
生・き・方・が・わ・か・ら・な・い？
そう
ずっと他人の価値観で生きてきたから
「自分」が自分でわからない
刺激
刺激
刺激
刺激
刺激でごまかして現実を見なかったから
ありのままの現実に耐えられない

「何もない人生」

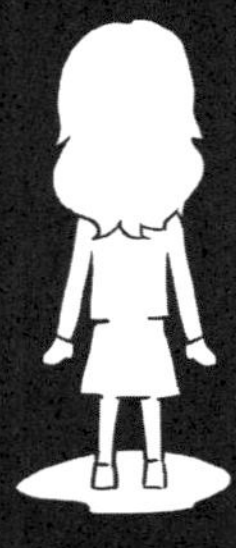

それに向き合うのは怖かった

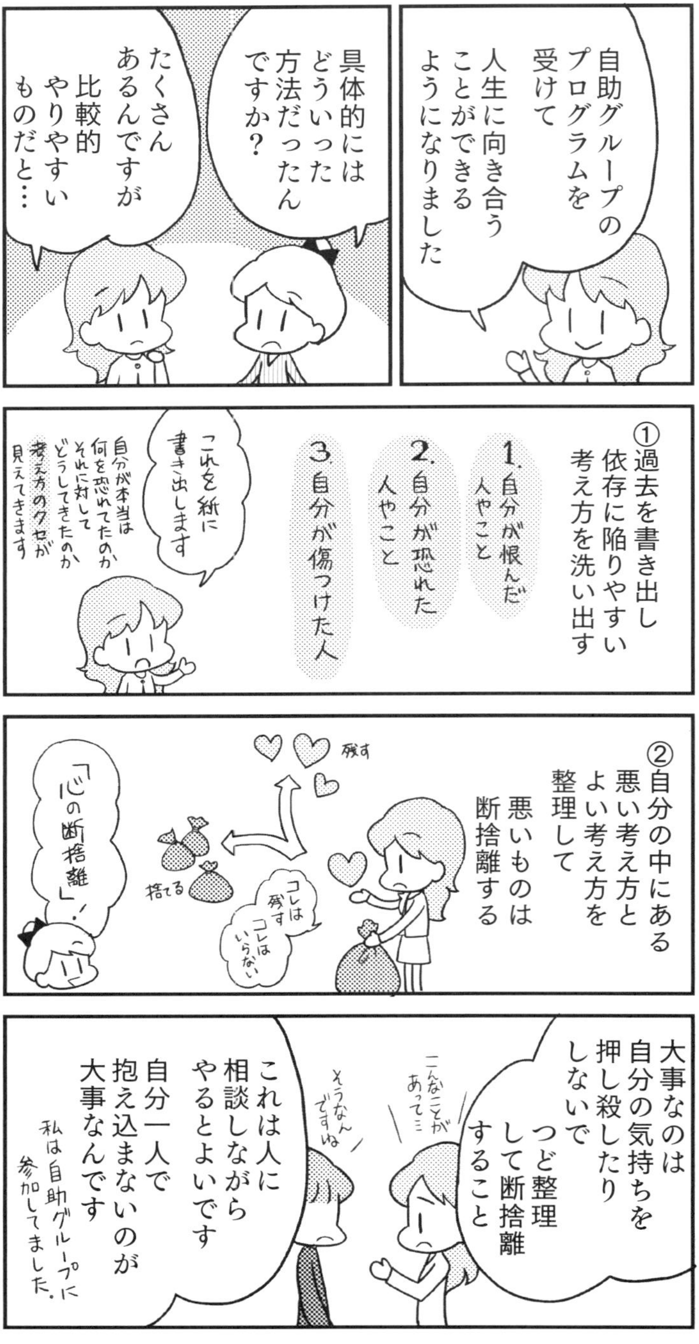
自助グループのプログラムを受けて
人生に向き合うことができるようになりました
具体的にはどういった方法だったんですか？
たくさんあるんですが比較的やりやすいものだと…
①過去を書き出し依存に陥りやすい考え方を洗い出す
1.自分が恨んだ人やこと
2.自分が恐れた人やこと
3.自分が傷つけた人
これを紙に書き出します
自分が本当は何を恐れてたのかそれに対してどうしてきたのか考え方のクセが見えてきます
②自分の中にある悪い考え方とよい考え方を整理して
悪いものは断捨離する
残す
捨てる
コレは残す コレはいらない
「心の断捨離」！
大事なのは自分の気持ちを押し殺したりしないで
つど整理して断捨離すること
こんなことがあって…
そうなんですね
これは人に相談しながらやるとよいです
自分一人で抱え込まないのが大事なんです
私は自助グループに参加してました。

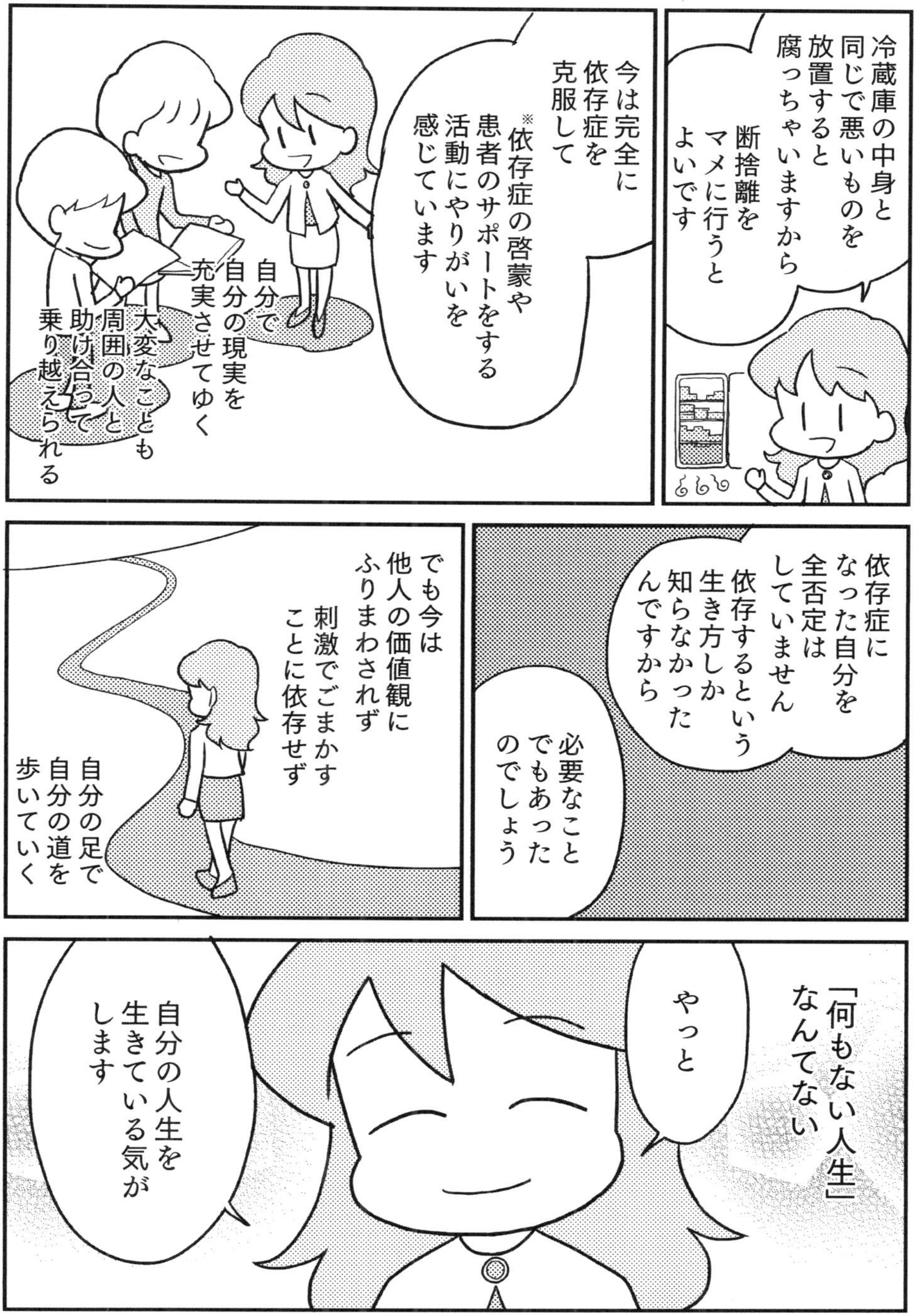
冷蔵庫の中身と同じで悪いものを放置すると腐っちゃいますから
断捨離をマメに行うとよいです
今は完全に依存症を克服して
※依存症の啓蒙や患者のサポートをする活動にやりがいを感じています
自分で自分の現実を充実させてゆく
大変なことも周囲の人と助け合って乗り越えられる
依存症になった自分を全否定はしていません
依存するという生き方しか知らなかったんですから
必要なことでもあったのでしょう
でも今は他人の価値観にふりまわされず
刺激でごまかすことに依存せず
自分の足で自分の道を歩いていく
「何もない人生」なんてない
やっと
自分の人生を生きている気がします

※田中さんは2018年にバチカン市国で開かれた依存症の国際会議に日本代表として出席。
Twitter アカウントは @kura_sara

Q＆A
おしえて！
大石先生③

Q

「やめたいのに、やめられない……」プチ依存に気づいたらどうしたらいいの？

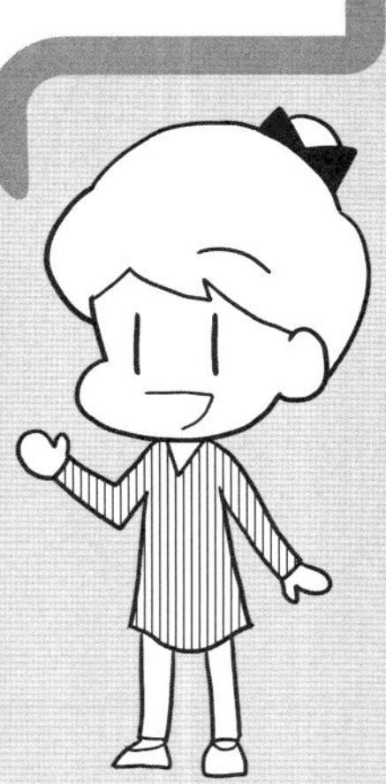

A

今すぐできる認知行動療法に取り組んでみましょう

「＃5アルコールのプチ依存」のHさんの話で、「とりあえず飲むのはやめる」「記念日やお祝いで飲むのはOK」というやり方（58ページ）はとてもオススメです。**まず自分の行動を細かく分ける。その上で、自分にとってよく**

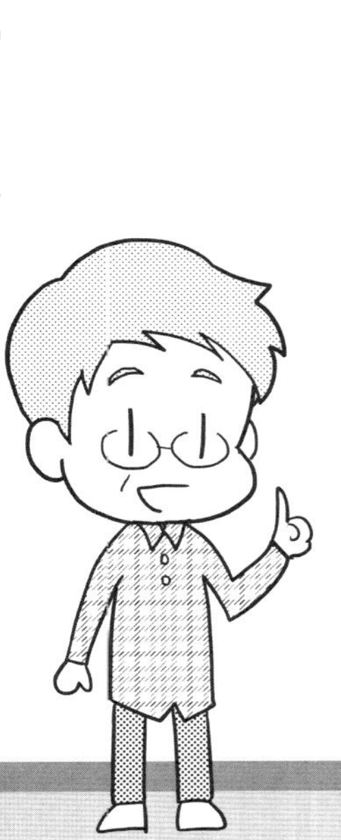

ない行動は何かを認識する。それを一つずつ変える。これが前回のQ&Aでお伝えした認知行動療法の一つです。

Hさんの場合「とりあえず飲む」のが「よくない」と認知して行動を変えた。これにより、オセロを1枚ずつ裏返すように行動が変わり習慣が変わっていくのです。習慣が変わると「とりあえず飲もう」とすら思わなくなります。

「#2ネット沼」の石徹白さんが「フェイスブックは自分を不幸にしている」と認知してやめたのもこれと同じで、「ネット」という全体で考えるのでなく、その中身を「SNS」「ゲーム」「メール」「調べもの」というように「分けて」考え、その中の一つ「まずFBをやめる」という行動を選んだのです。

依存対象に手を出す「動機」もぜひ、「分けて」考えてみてください。たとえばお酒を飲む動機が「好きだから」なのか「嫌なことが忘れられるから」なのか。この両方があてはまる場合は危険です。「依存の沼」にハマってしまう可能性は高まります。**嫌なことを忘れるためにお酒を飲み続けると、酔いが覚めると嫌なことに向き合わなくてはならなくなり、それが怖いためにまた飲んでしまう**のです。ネットの場合は単純に「情報収集のため」なのか、「現実で嫌なことがあるからネットの世界で発散する」なのかで、依存の危険度は変わってきます。

毎週あることを書くだけで散財は減る

来院される買い物依存の人には、自分の考え方や買い物をしたくなる動機を「分けて」考えるために、ノートに書き出してもらいます。この方法は**「無駄遣いが多くてお金が貯《た》まらない」という人**にもオススメです。ノートには以下の三つのことを週に1回、箇条書きにしてもらいます。

①欲しいと思ったもの
②欲しいと思ったもののうち実際に買ったもの
③買ったものの中で必要のなかったもの

これらのことを毎週ちゃんと書いてくる人は、少しずつですが、買う量が確実に減っていいます。依存から抜け出すために大事なことは「客観的になること」ですが、ノートにこれらの項目を具体的に書くことで、より客観的になれるのです。また、毎週書くことで自分がどれくらい買う量が減ったのかわかり、モチベーション維持にもつながるのです。

「リボ払い」は劇薬

買い物依存症の人には、「カードではなく現金で払いましょう」ということを口が酸っぱくなるくらい話します。

買い物依存のほとんどの人はカードを複数持ち、「リボ払い」に支払い方法を変え、カードローンに手を出して、借金が膨れ上がります。

リボ払いは一見支払い金額が減ったように感じ、買い物に歯止めがきかなくなります。そして、カードローンに手を出すと、最初きちんと返済できたとしても、返済時に「次は60万円まで借りられます」という表示を見て、「60万円借りていいんだ」と勘違いしてしまいます。そして「#10買い物の沼」の西村さんの話にもあったように、カードローンの機械が「自分の財布」とまで勘違いするようになるのです（100ページ）。この勘違いはギャンブル依存症の人でもよくあります。

このように依存症には特効薬はありませんが、依存症に陥る「劇薬」はとても身近にあり、環境やストレスなど、さまざまな要因が重なると誰にでも依存症になる可能性があると言えるでしょう。

第4章
ブラック企業・ムダな恋愛・毒親をやめる

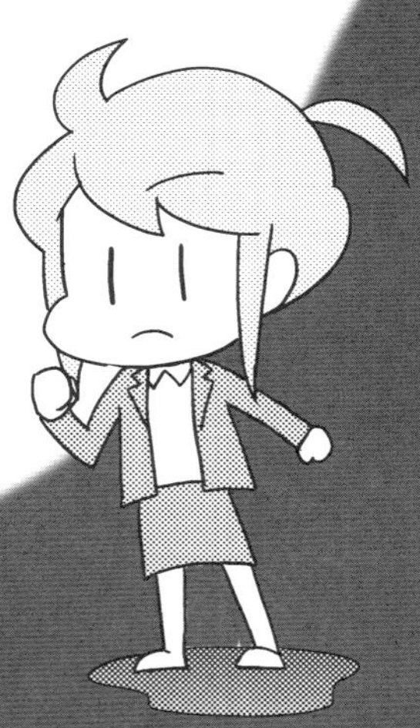

#13 #14
ブラック企業のプチ依存沼から抜け出した人の話

#15 #16
恋愛依存のプチ依存沼から抜け出した人の話

#17
毒親の沼から抜け出した人の話

この章は「仕事」「恋愛」「親子」などの「人間関係」に関する依存のお話です。

アドラー心理学では、「人間の悩みはすべて対人関係の悩みである」と言うくらい、人間が生きていく上で避けられないものですが、アルコールやギャンブルなどと違って「依存」のイメージがないかもしれません。しかし、大石先生曰く、たとえば「ブラック企業を辞められない」という状況も依存的な心理状態だそうです。

人間の幸福を大きく左右する人間関係ですから、自分にとってよい影響を与えない人間関係は思い切って「やめてみる」のも、手かもしれません。

#13 ブラック企業のプチ依存
「死ぬくらいなら会社辞めれば」ができない理由《ワケ》

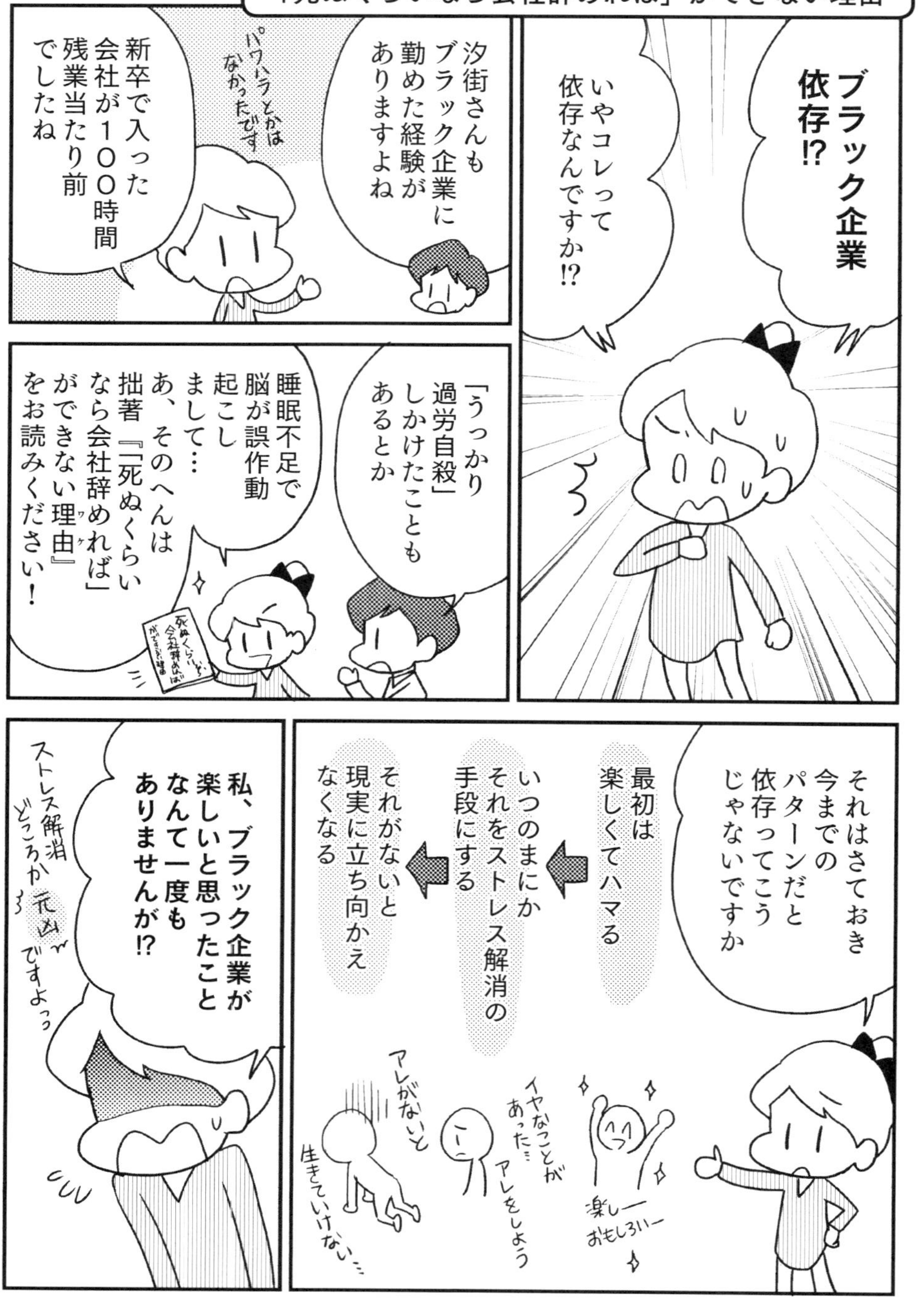

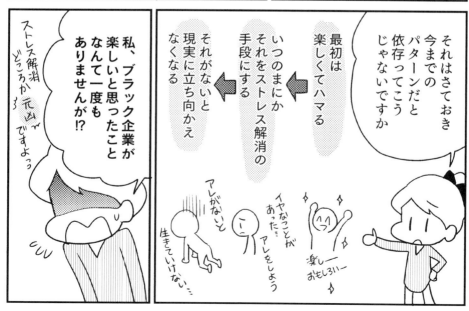

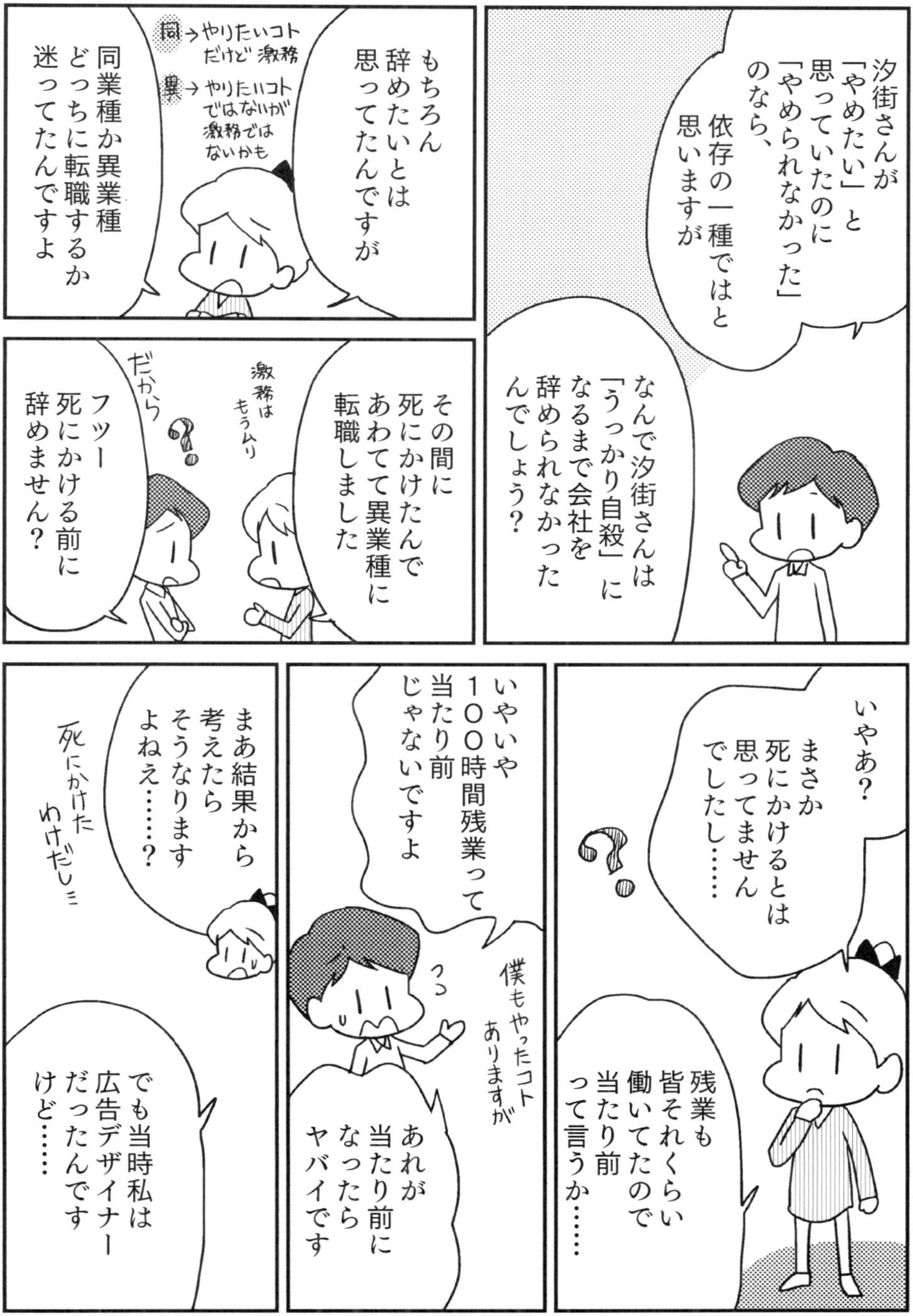

汐街さんが「やめたい」と思っていたのに「やめられなかった」のなら、依存の一種ではと思いますが
なんで汐街さんは「うっかり自殺」になるまで会社を辞められなかったんでしょう？
もちろん辞めたいとは思ってたんですが
同→やりたいコトだけど激務
異→やりたいコトではないが激務ではないかも
同業種か異業種どっちに転職するか迷ってたんですよ
その間に死にかけたんで異業種に転職しました
激務はもうムリ
だから
フツー死にかける前に辞めませんか？
いやあ？
まさか死にかけるとは思ってませんでしたし……
残業も皆それくらい働いてたので当たり前って言うか……
いやいや100時間残業って当たり前じゃないですよ
僕もやったコトありますが
あれが当たり前になったらヤバイです
まあ結果から考えたらそうなりますよねえ……？
死にかけたわけだし
でも当時私は広告デザイナーだったんですけど……

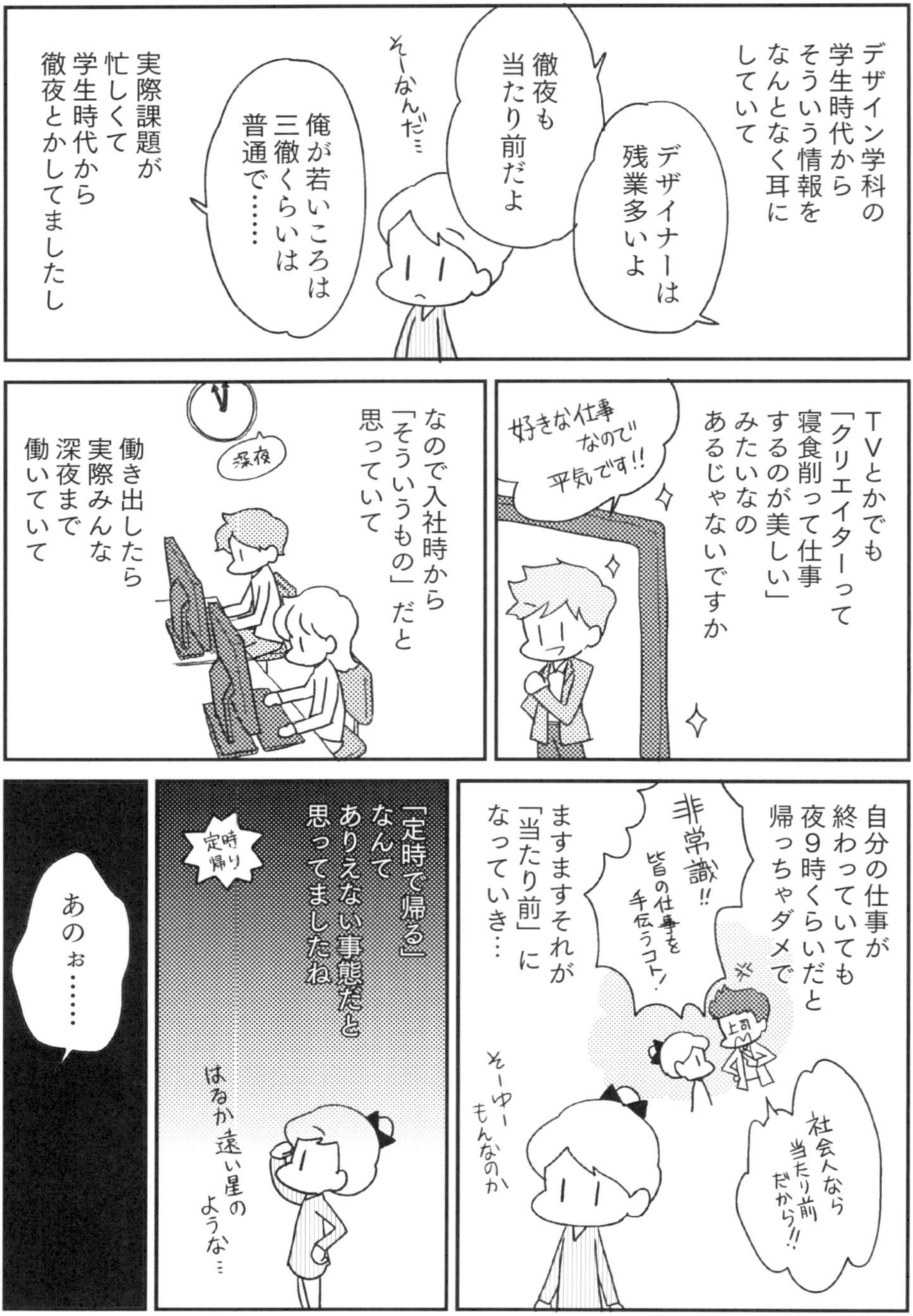
デザイン学科の学生時代からそういう情報をなんとなく耳にしていて
デザイナーは残業多いよ
徹夜も当たり前だよ
そーなんだ…
俺が若いころは三徹くらいは普通で……
実際課題が忙しくて学生時代から徹夜とかしてましたし
TVとかでも「クリエイターって寝食削って仕事するのが美しい」みたいなのあるじゃないですか
好きな仕事なので平気です!!
なので入社時から「そういうもの」だと思っていて
深夜
働き出したら実際みんな深夜まで働いていて
自分の仕事が終わっていても夜9時くらいだと帰っちゃダメで
非常識!!
皆の仕事を手伝うコト!
※上司
ますますそれが「当たり前」になっていき…
社会人なら当たり前だから!!
そーゆーもんなのか
「定時で帰る」なんてありえない事態だと思ってましたね
定時帰り
はるか遠い星のような…
あのぉ……

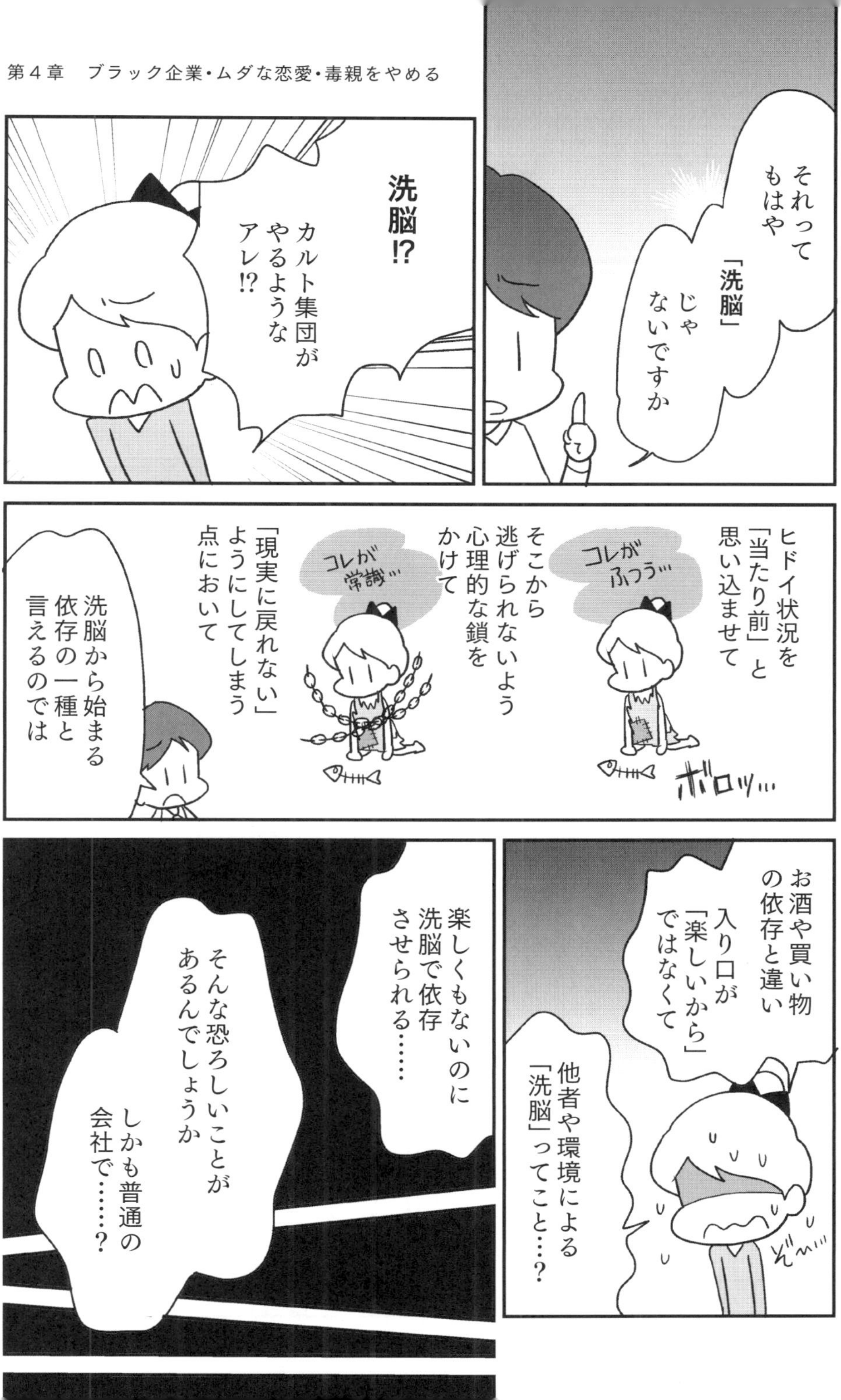
それって もはや 「洗脳」 じゃないですか
洗脳!?
カルト集団がやるようなアレ!?
ヒドイ状況を「当たり前」と思い込ませて
コレがふつう…
ボロッ…
そこから逃げられないよう心理的な鎖をかけて
コレが常識…
「現実に戻れない」ようにしてしまう点において
洗脳から始まる依存の一種と言えるのでは
お酒や買い物の依存と違い
入り口が「楽しいから」ではなくて
他者や環境による「洗脳」ってこと…?
ぞわ…
楽しくもないのに洗脳で依存させられる……
そんな恐ろしいことがあるんでしょうか
しかも普通の会社で……?

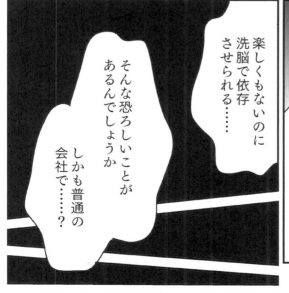

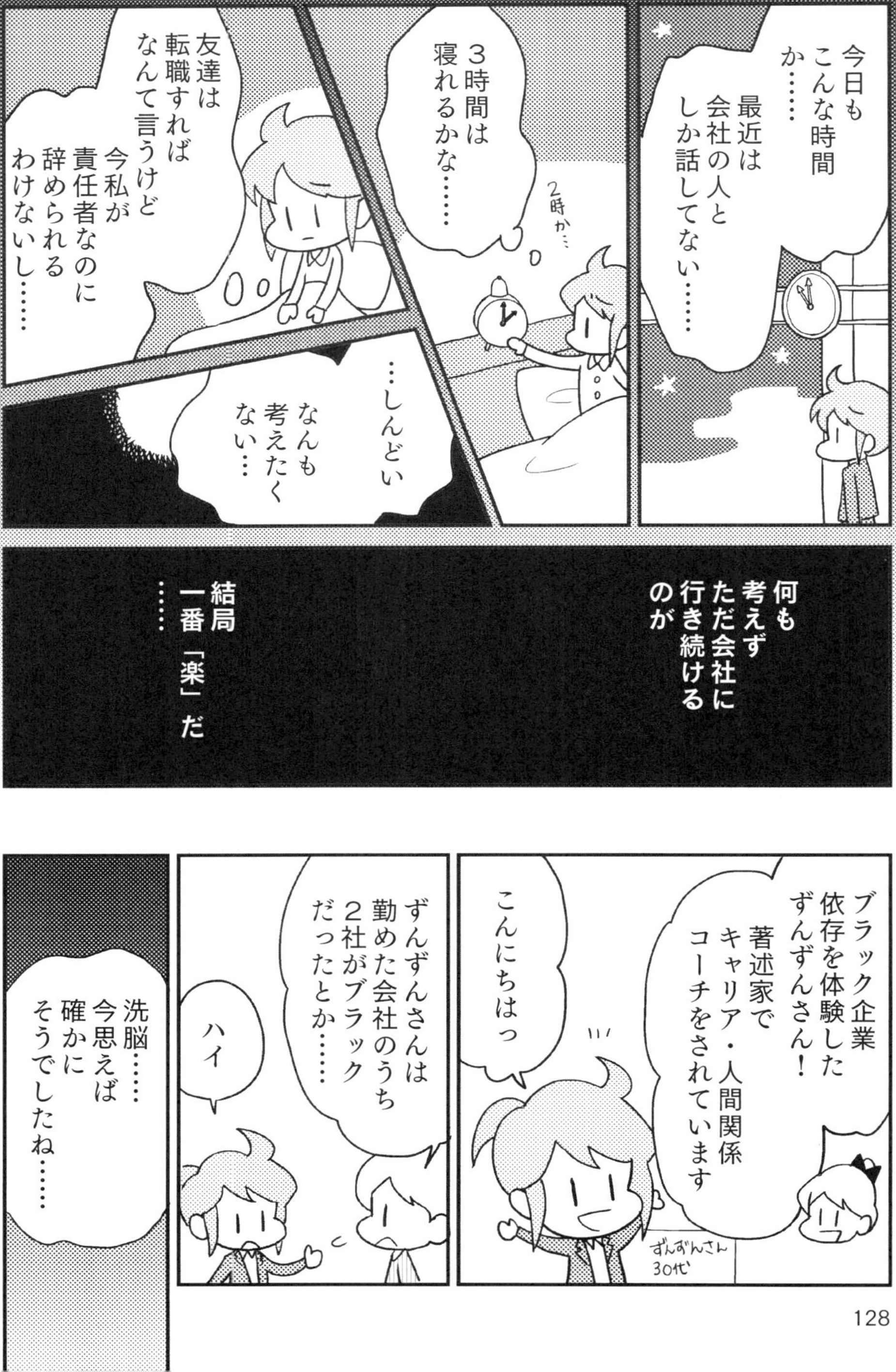
今日もこんな時間か……
最近は会社の人としか話してない……
3時間は寝れるかな……
2時か…
友達は転職すればなんて言うけど
今私が責任者なのに辞められるわけないし……
…しんどい
なんも考えたくない…
何も考えずただ会社に行き続けるのが
結局一番「楽」だ……
ブラック企業依存を体験したずんずんさん！
著述家でキャリア・人間関係コーチをされています
こんにちはっ
ずんずんさん 30代
ずんずんさんは勤めた会社のうち2社がブラックだったとか……
ハイ
洗脳……今思えば確かにそうでしたね……

#14 ブラック企業の沼

「死ぬくらいなら会社辞めれば」ができない理由《ワケ》2

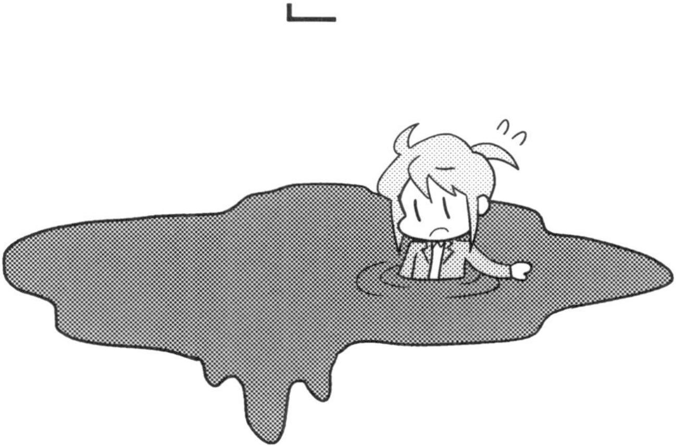

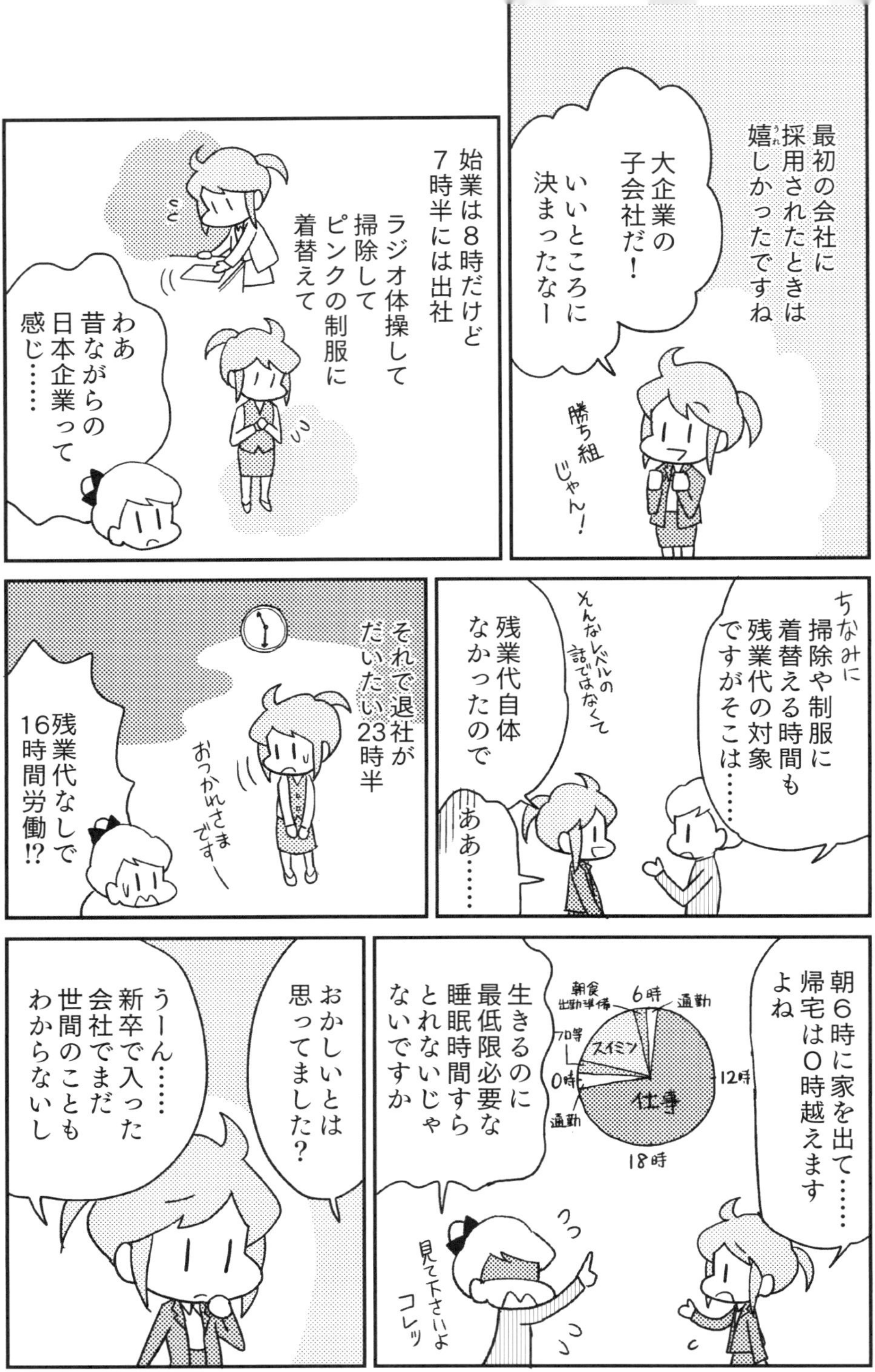
最初の会社に採用されたときは嬉《うれ》しかったですね
大企業の子会社だ！
いいところに決まったなー
勝ち組じゃん！
始業は8時だけど7時半には出社
ラジオ体操して 掃除して ピンクの制服に着替えて
わあ 昔ながらの日本企業って感じ……
ちなみに掃除や制服に着替える時間も残業代の対象ですがそこは……
そんなレベルの話ではなくて
残業代自体なかったので
ああ……
それで退社がだいたい23時半
おつかれさまです
残業代なしで16時間労働!?
朝6時に家を出て……帰宅は0時越えますよね
生きるのに最低限必要な睡眠時間すらとれないじゃないですか
朝食 出勤準備
6時
通勤
フロ等
スイミン
0時
12時
仕事
通勤
18時
見て下さいよコレッ
おかしいとは思ってました？
うーん……新卒で入った会社でまだ世間のこともわからないし

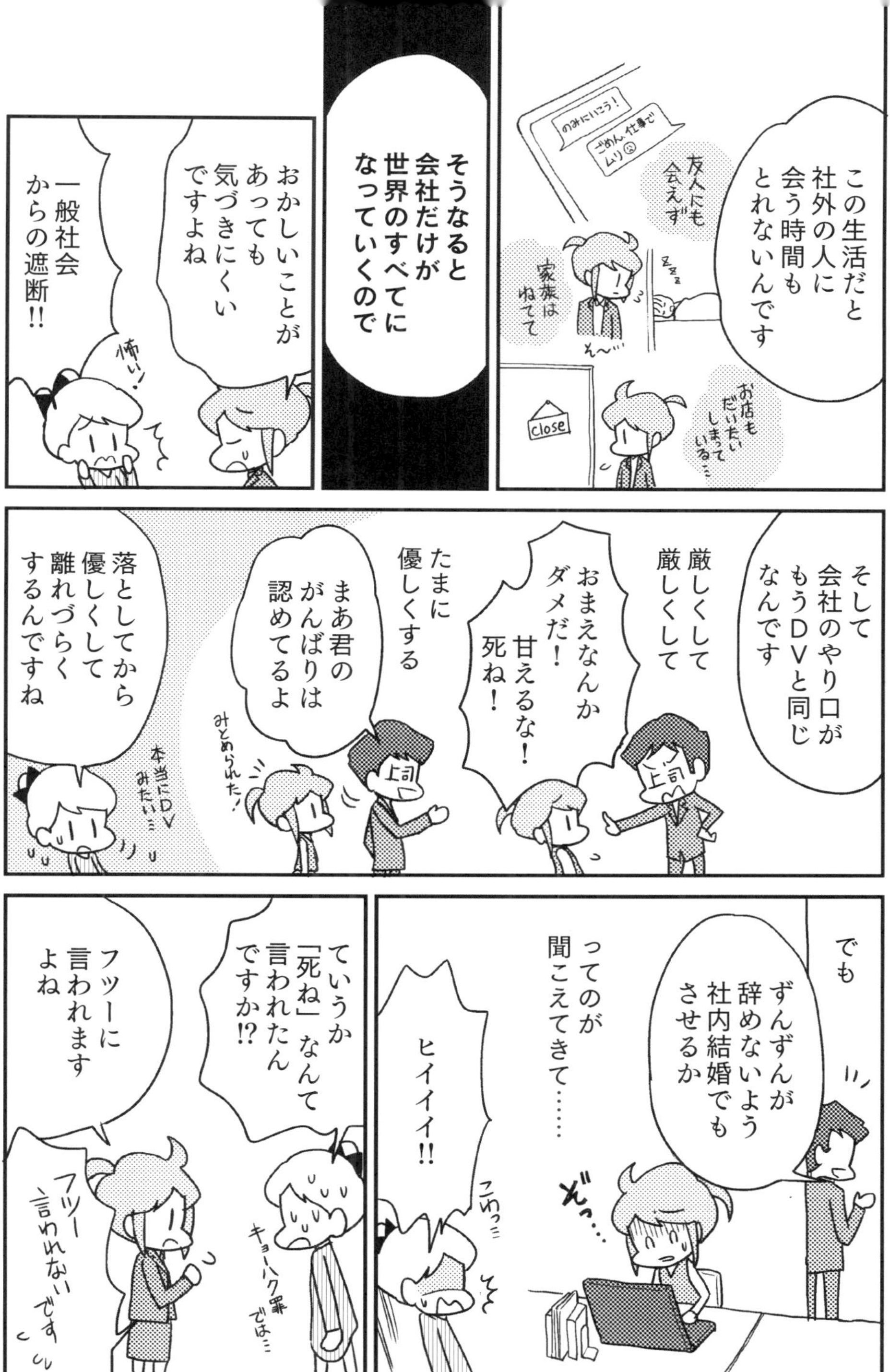
この生活だと社外の人に会う時間もとれないんです
のみにいこう！
ごめん、仕事でムリ
友人にも会えず
家族はねてて
そ〜…
close
お店もだいたいしまっている…
そうなると会社だけが世界のすべてになっていくので
おかしいことがあっても気づきにくいですよね
怖い！
一般社会からの遮断!!
そして会社のやり口がもうDVと同じなんです
厳しくして厳しくして
おまえなんかダメだ！甘えるな！死ね！
上司
たまに優しくする
まあ君のがんばりは認めてるよ
上司
みとめられた！
落としてから優しくして離れづらくするんですね
本当にDVみたい…
でもずんずんが辞めないよう社内結婚でもさせるか
ってのが聞こえてきて……
ぞっ…
ヒイイイイ!!
こわっ…
ていうか「死ね」なんて言われたんですか!?
キョーハク罪では…
フツーに言われますよね
フツー言われないです

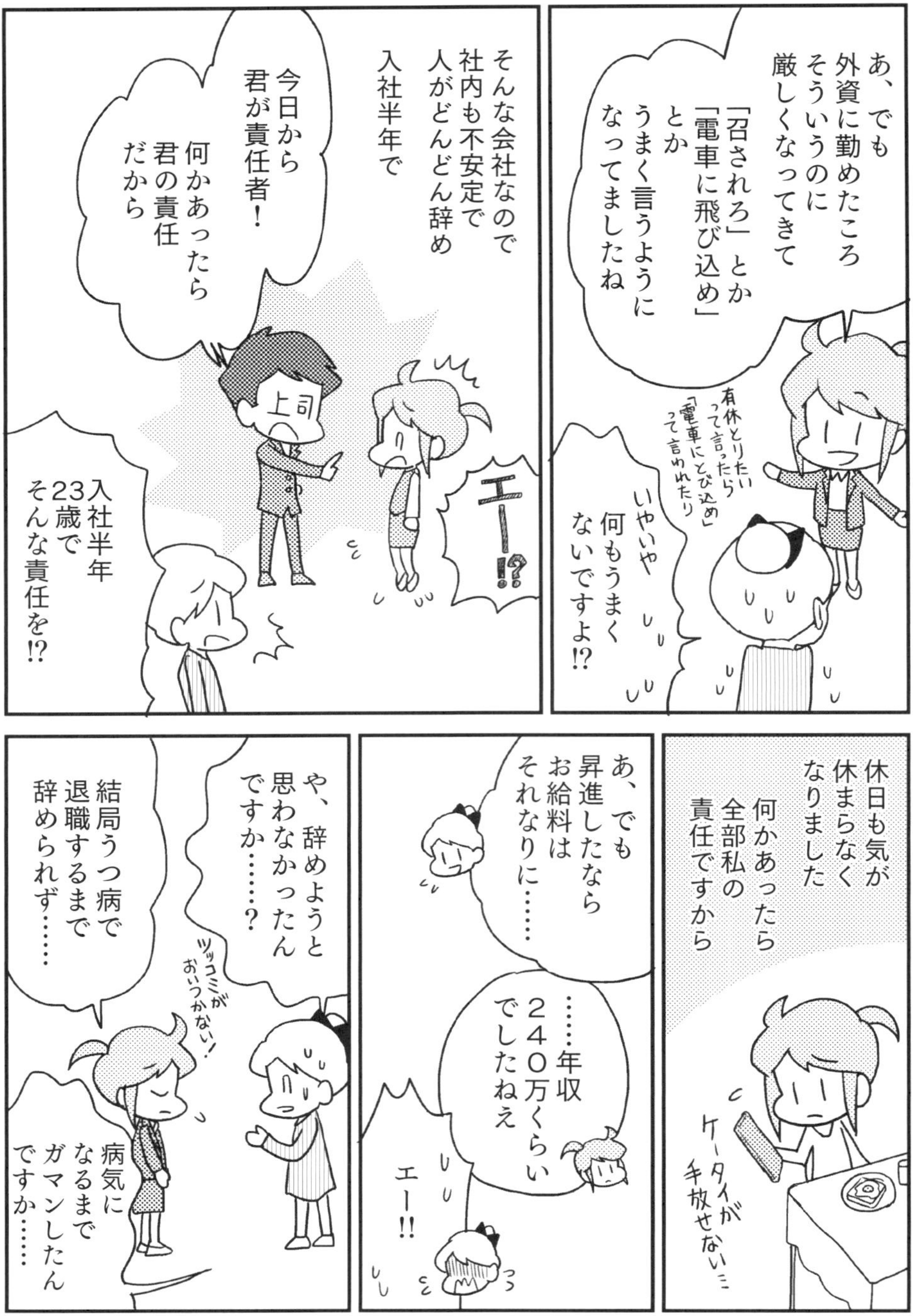
あ、でも外資に勤めたころそういうのに厳しくなってきて「召されろ」とか「電車に飛び込め」とかうまく言うようになってましたね
有休とりたいって言ったら「電車にとび込め」って言われたり
いやいや何もうまくないですよ⁉
そんな会社なので社内も不安定で人がどんどん辞め入社半年で
今日から君が責任者！何かあったら君の責任だから
上司
エー⁉
入社半年23歳でそんな責任を⁉
休日も気が休まらなくなりました
何かあったら全部私の責任ですから
ケータイが手放せない
あ、でも昇進したならお給料はそれなりに……
……年収240万くらいでしたねえ
エー!!
や、辞めようと思わなかったんですか……？
ツッコミがおいつかない！
結局うつ病で退職するまで辞められず……
病気になるまでガマンしたんですか……

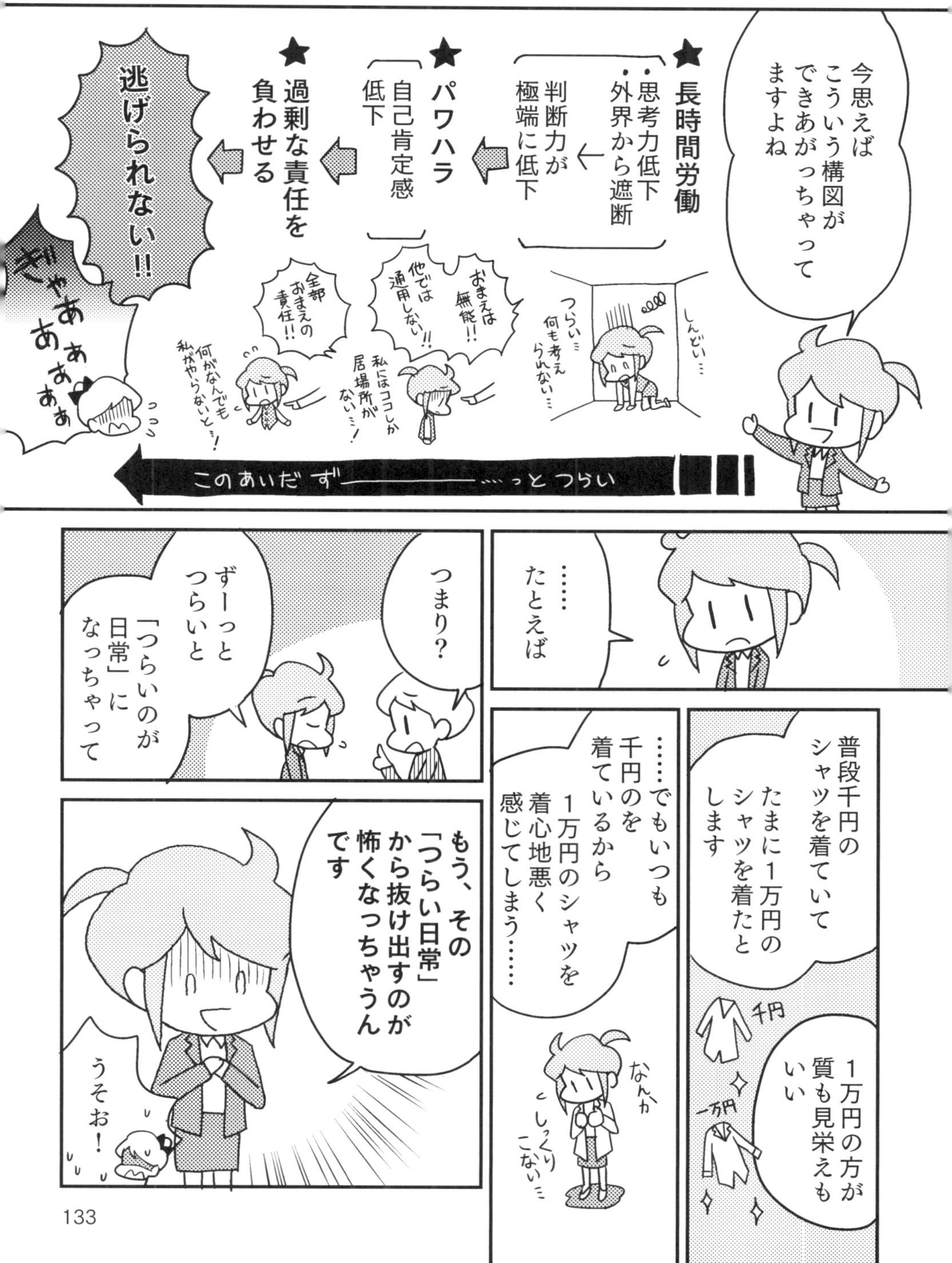
今思えば
こういう構図が
できあがっちゃって
ますよね
★長時間労働
・思考力低下
・外界から遮断
判断力が
極端に低下
しんどい…
つらい…
何も考えられない…
★パワハラ
自己肯定感
低下
おまえは無能!!
他では通用しない!!
私にはココしか居場所がない…!
★過剰な責任を負わせる
全部おまえの責任!!
何がなんでも私がやらないと…!
逃げられない!!
ぎゃあああああ
このあいだ ず――――…っと つらい
……たとえば
つまり?
ずーっと
つらいと
「つらいのが
日常」に
なっちゃって
普段千円の
シャツを着ていて
たまに1万円の
シャツを着たと
します
千円
一万円
1万円の方が
質も見栄えも
いい
……でもいつも
千円のを
着ているから
1万円のシャツを
着心地悪く
感じてしまう……
なんか
しっくり
こない…
もう、その
「つらい日常」
から抜け出すのが
怖くなっちゃうん
です
うそお!

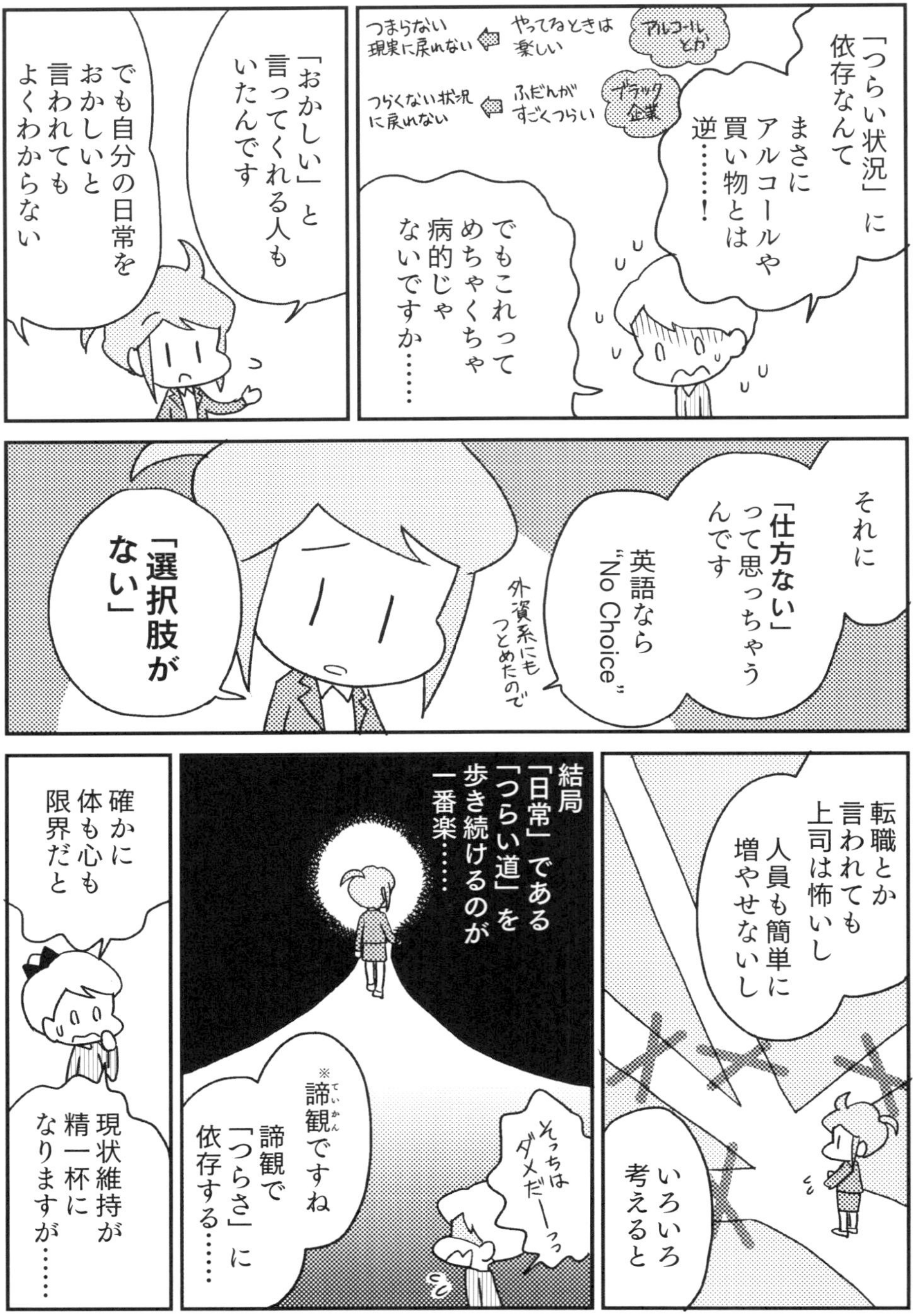
「つらい状況」に依存なんて
まさにアルコールや買い物とは逆……!
アルコールとか
やってるときは楽しい
つまらない現実に戻れない
ブラック企業
ふだんがすごくつらい
つらくない状況に戻れない
でもこれってめちゃくちゃ病的じゃないですか……
「おかしい」と言ってくれる人もいたんです
でも自分の日常をおかしいと言われてもよくわからない
それに「仕方ない」って思っちゃうんです
英語なら"No Choice"
外資系にもつとめたので
「選択肢がない」
転職とか言われても上司は怖いし
人員も簡単に増やせないし
いろいろ考えると
結局「日常」である「つらい道」を歩き続けるのが一番楽……
そっちはダメだーっっ
※諦観《ていかん》ですね
諦観で「つらさ」に依存する……
確かに体も心も限界だと
現状維持が精一杯になりますが……

※悟りあきらめること。

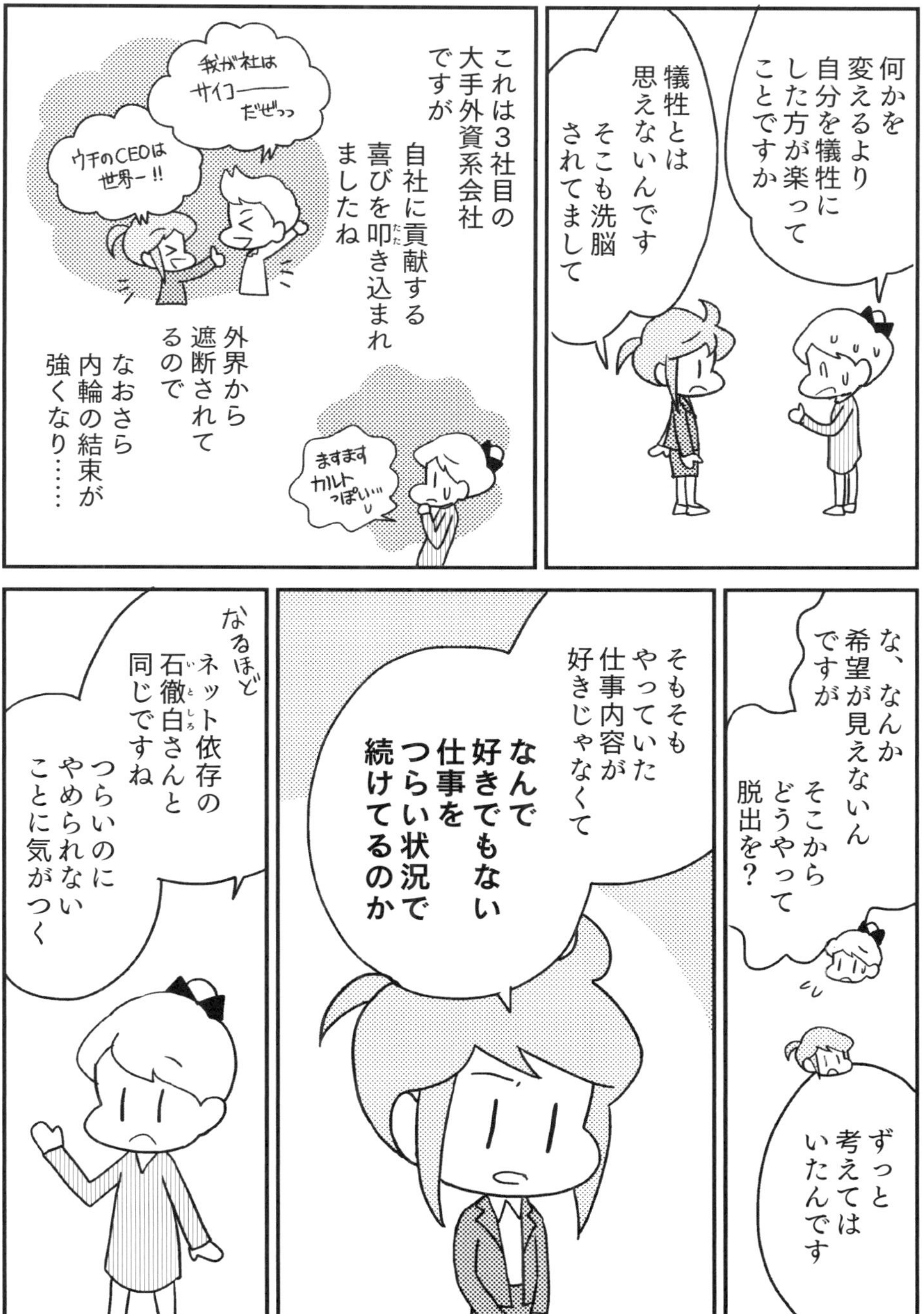
何かを変えるより自分を犠牲にした方が楽ってことですか
犠牲とは思えないんです
そこも洗脳されてまして
これは3社目の大手外資系会社ですが
我が社はサイコ――だぜっっ
ウチのCEOは世界一!!
自社に貢献する喜びを叩《たた》き込まれましたね
外界から遮断されてるので
なおさら内輪の結束が強くなり……
ますますカルトっぽい
な、なんか希望が見えないんですが
そこからどうやって脱出を？
ずっと考えてはいたんです
そもそもやっていた仕事内容が好きじゃなくて
なんで好きでもない仕事をつらい状況で続けてるのか
なるほど
ネット依存の石徹白《いとしろ》さんと同じですね
つらいのにやめられないことに気がつく

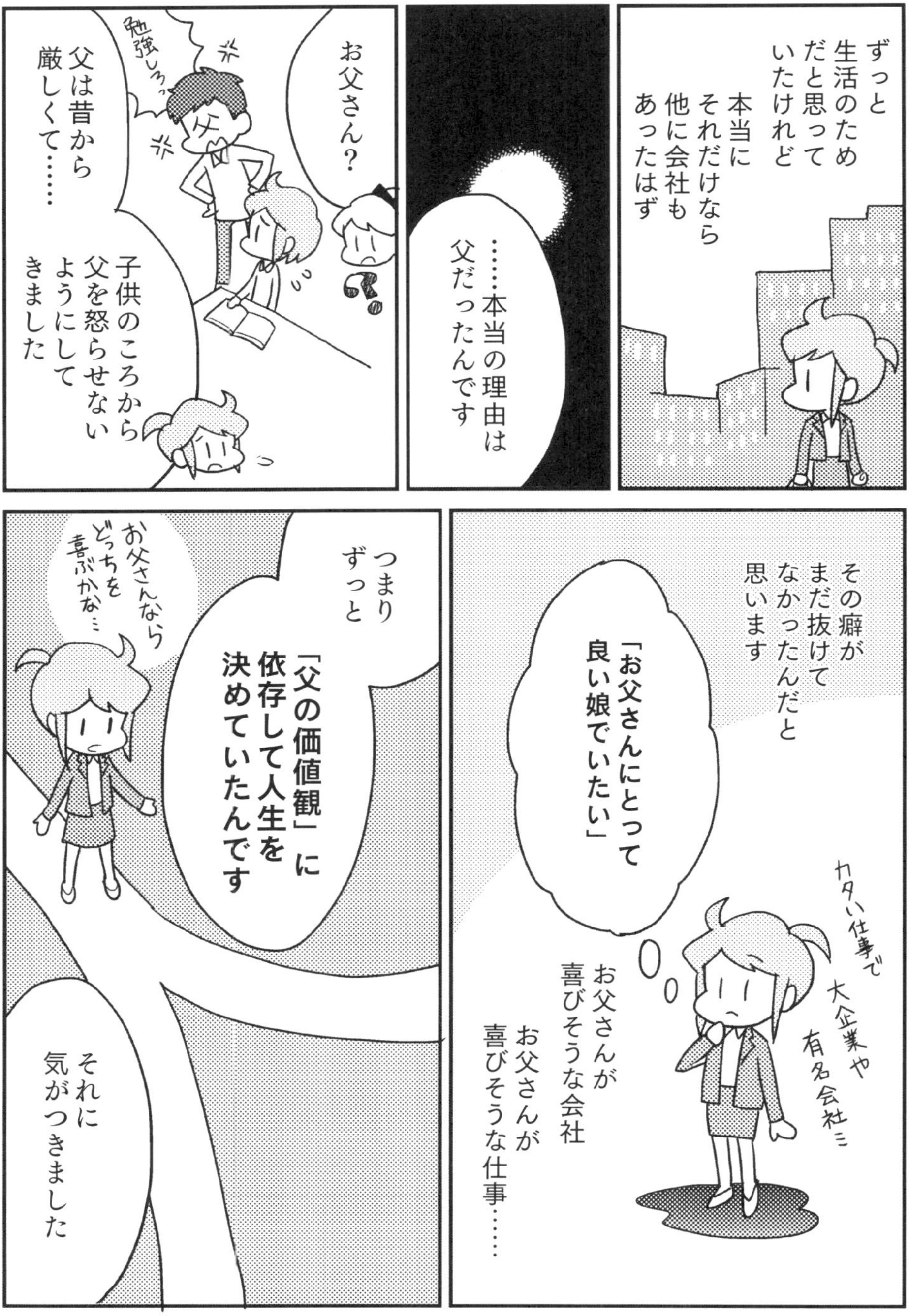
ずっと生活のためだと思っていたけれど
本当にそれだけなら他に会社もあったはず
……本当の理由は父だったんです
お父さん？
勉強しろっ
父は昔から厳しくて……
子供のころから父を怒らせないようにしてきました
その癖がまだ抜けてなかったんだと思います
「お父さんにとって良い娘でいたい」
カタい仕事で
大企業や有名会社…
お父さんが喜びそうな会社
お父さんが喜びそうな仕事……
つまりずっと
「父の価値観」に依存して人生を決めていたんです
お父さんならどっちを喜ぶかな…
それに気がつきました

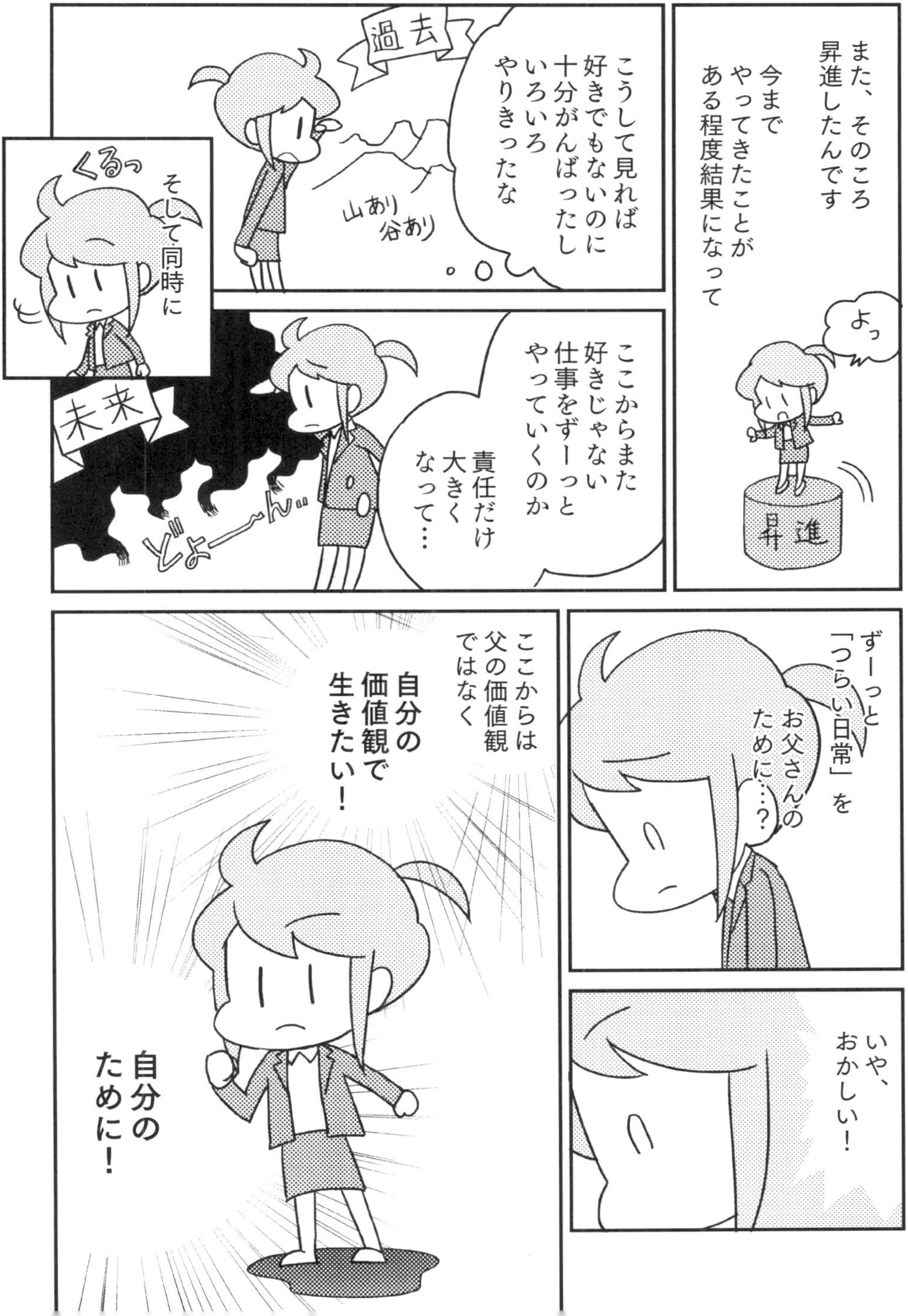
また、そのころ昇進したんです
今までやってきたことがある程度結果になって
よっ
昇進
過去
こうして見れば好きでもないのに十分がんばったしいろいろやりきったな
山あり谷あり
くるっ
そして同時に
未来
ここからまた好きじゃない仕事をずーっとやっていくのか
責任だけ大きくなって…
ぞょ〜〜ん
ずーっと「つらい日常」を
お父さんのために…？
いや、おかしい！
ここからは父の価値観ではなく
自分の価値観で生きたい！
自分のために！

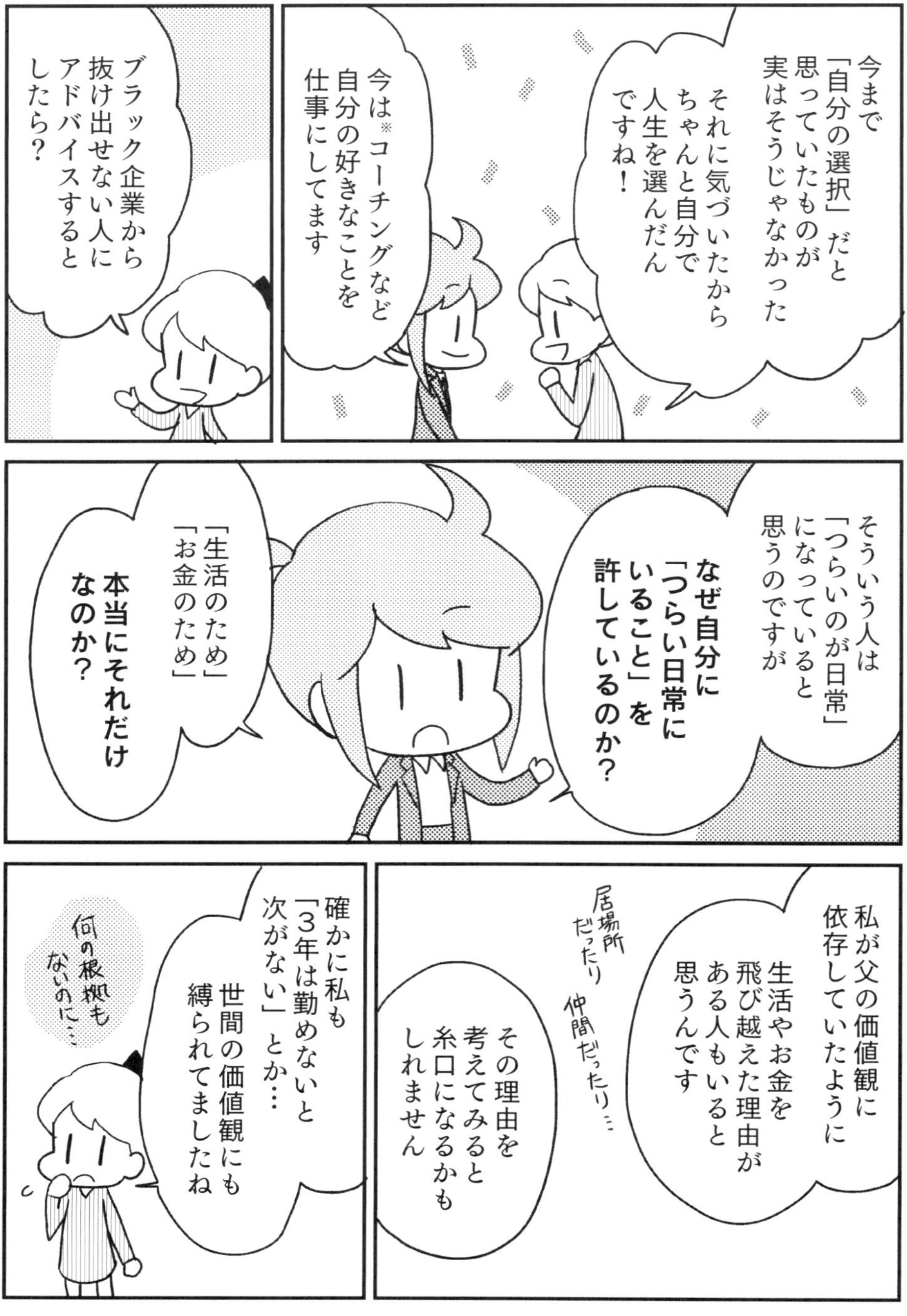
今まで「自分の選択」だと思っていたものが実はそうじゃなかった
それに気づいたからちゃんと自分で人生を選んだんですね！
今は※コーチングなど自分の好きなことを仕事にしてます
ブラック企業から抜け出せない人にアドバイスするとしたら？
そういう人は「つらいのが日常」になっていると思うのですが
なぜ自分に「つらい日常にいること」を許しているのか？
「生活のため」「お金のため」
本当にそれだけなのか？
私が父の価値観に依存していたように
生活やお金を飛び越えた理由がある人もいると思うんです
居場所だったり
仲間だったり…
その理由を考えてみると糸口になるかもしれません
確かに私も「3年は勤めないと次がない」とか…
世間の価値観にも縛られてましたね
何の根拠もないのに…

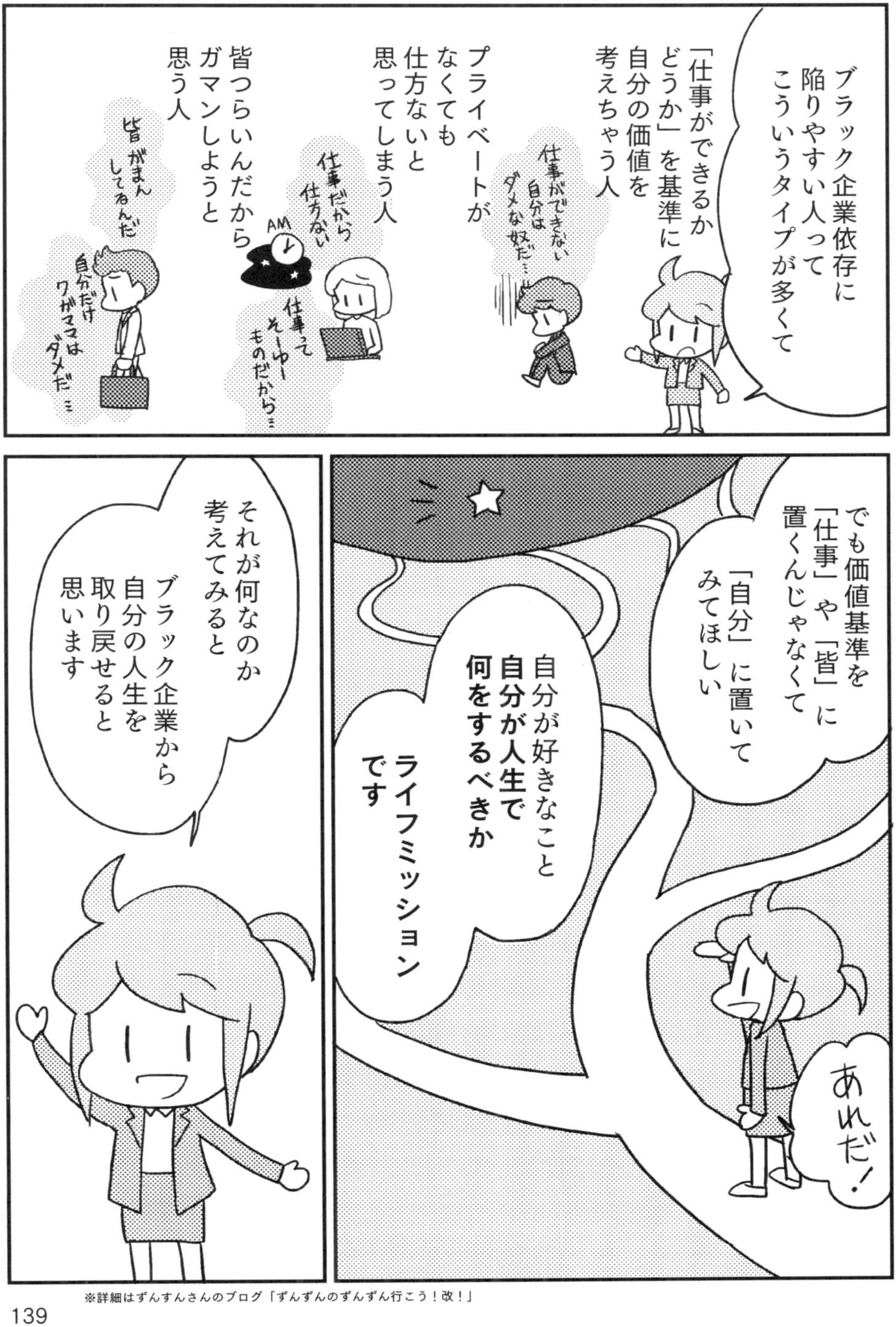
ブラック企業依存に陥りやすい人ってこういうタイプが多くて
「仕事ができるかどうか」を基準に自分の価値を考えちゃう人
仕事ができない自分はダメな奴だ…
プライベートがなくても仕方ないと思ってしまう人
仕事だから仕方ない
AM
仕事ってそーゆーものだから…
皆つらいんだからガマンしようと思う人
皆がまんしてるんだ
自分だけワガママはダメだ…
でも価値基準を「仕事」や「皆」に置くんじゃなくて「自分」に置いてみてほしい
自分が好きなこと自分が人生で何をするべきか
ライフミッションです
あれだ！
それが何なのか考えてみるとブラック企業から自分の人生を取り戻せると思います

※詳細はずんすんさんのブログ「ずんずんのずんずん行こう！改！」

#15 恋愛のプチ依存
「セフレ５人」ダメンズ好きな私が結婚できた理由《ワケ》

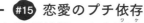

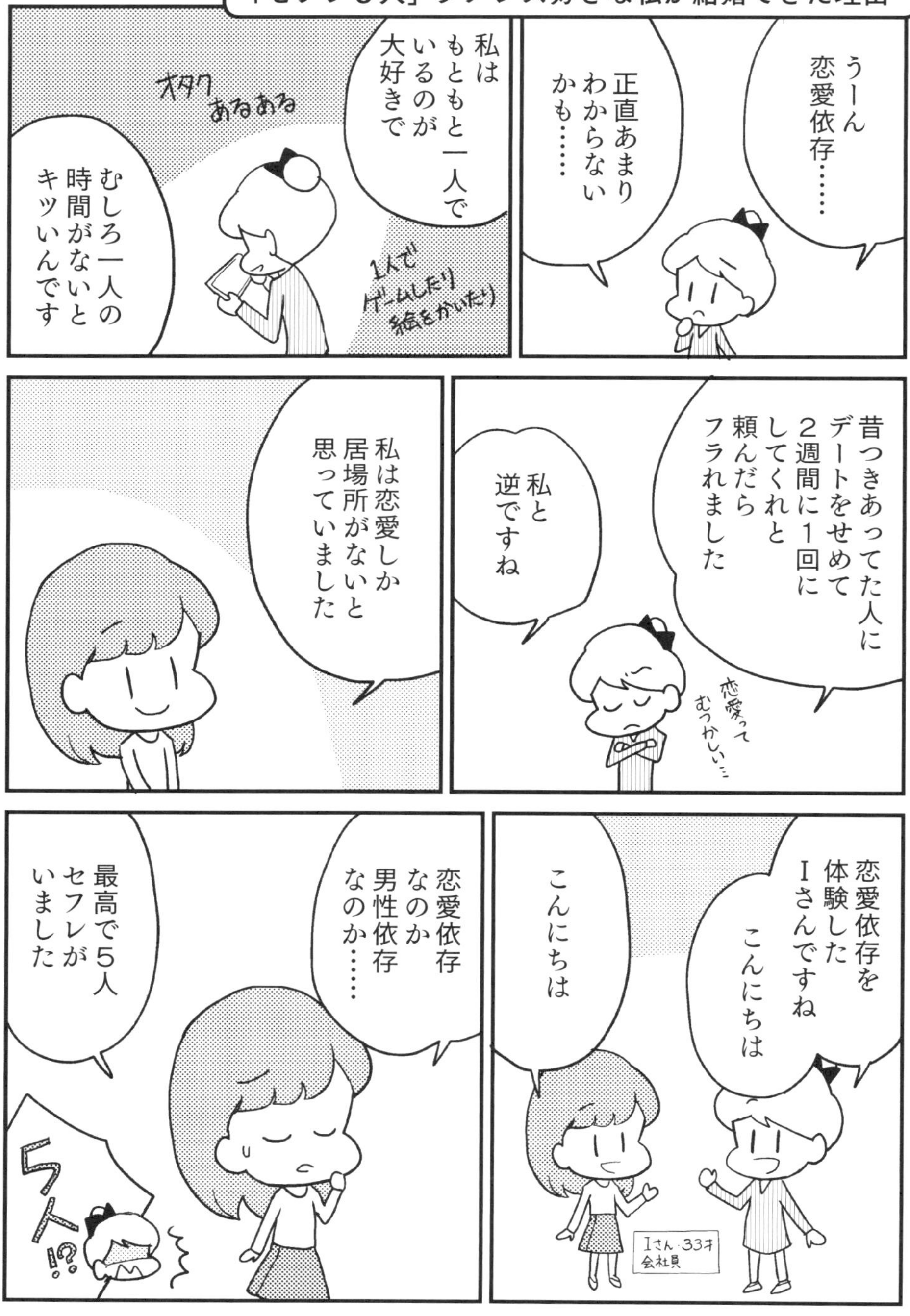

うーん 恋愛依存……
正直あまり わからない かも……
私は もともと一人で いるのが 大好きで
オタクあるある
1人でゲームしたり絵をかいたり
むしろ一人の 時間がないと キツいんです
昔つきあってた人に デートをせめて ２週間に１回に してくれと 頼んだら フラれました
私と 逆ですね
恋愛って むつかしい…
私は恋愛しか 居場所がないと 思っていました
恋愛依存を 体験した Iさんですね こんにちは
こんにちは
Iさん・33才 会社員
恋愛依存 なのか 男性依存 なのか……
最高で５人 セフレが いました
5人!?

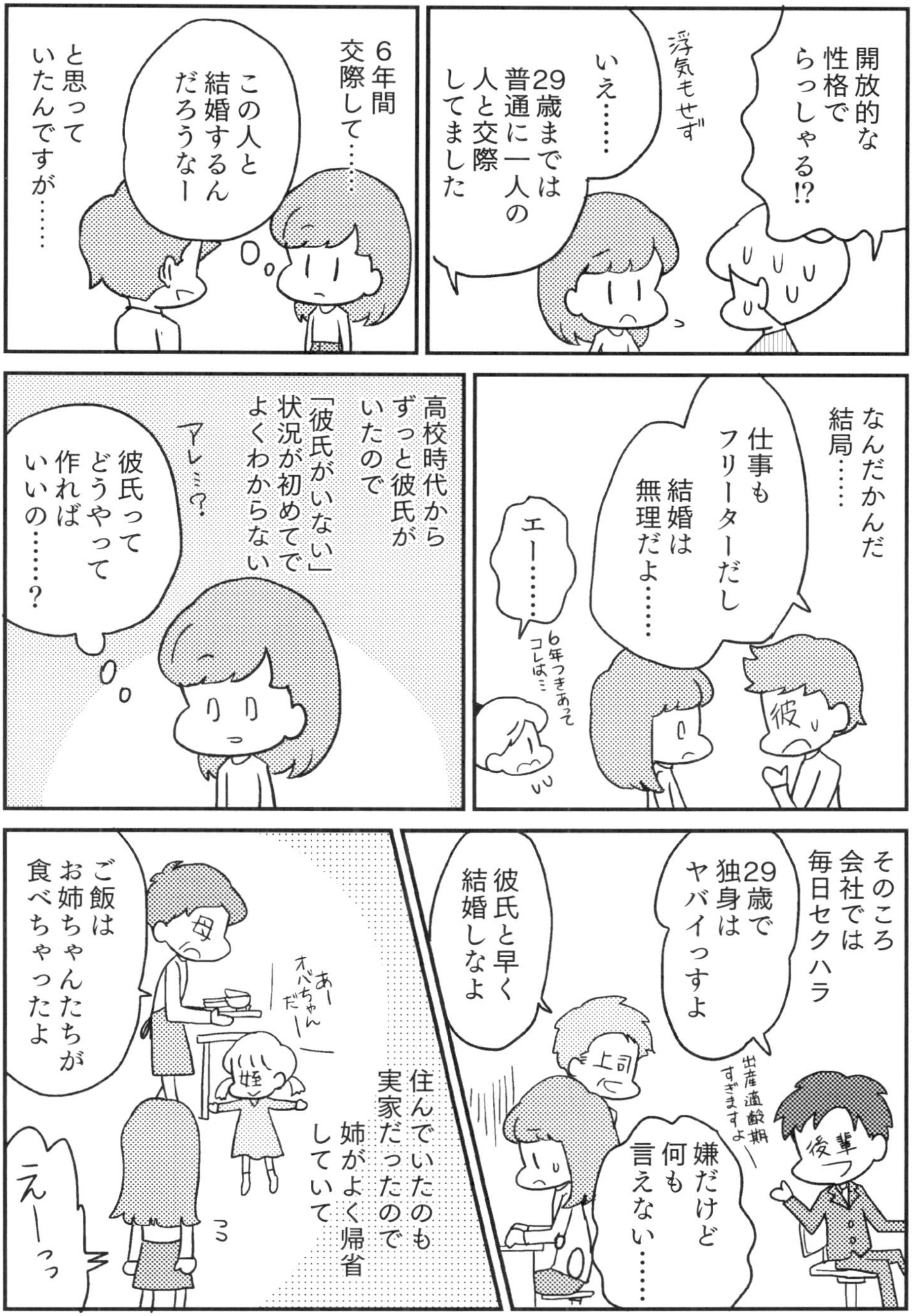
開放的な性格でらっしゃる!?
浮気もせず
いえ……29歳までは普通に一人の人と交際してました
6年間交際して……
この人と結婚するんだろうなー
と思っていたんですが……
なんだかんだ結局……
仕事もフリーターだし結婚は無理だよ……
エー……
6年つきあってコレは
彼
高校時代からずっと彼氏がいたので「彼氏がいない」状況が初めてでよくわからない
アレ?
彼氏ってどうやって作ればいいの……?
そのころ会社では毎日セクハラ
29歳で独身はヤバイっすよ
彼氏と早く結婚しなよ
上司
出産適齢期すぎますよ
後輩
嫌だけど何も言えない……
住んでいたのも実家だったので姉がよく帰省していて
ご飯はお姉ちゃんたちが食べちゃったよ
母
あーオバちゃんだー
姪
えーーっ

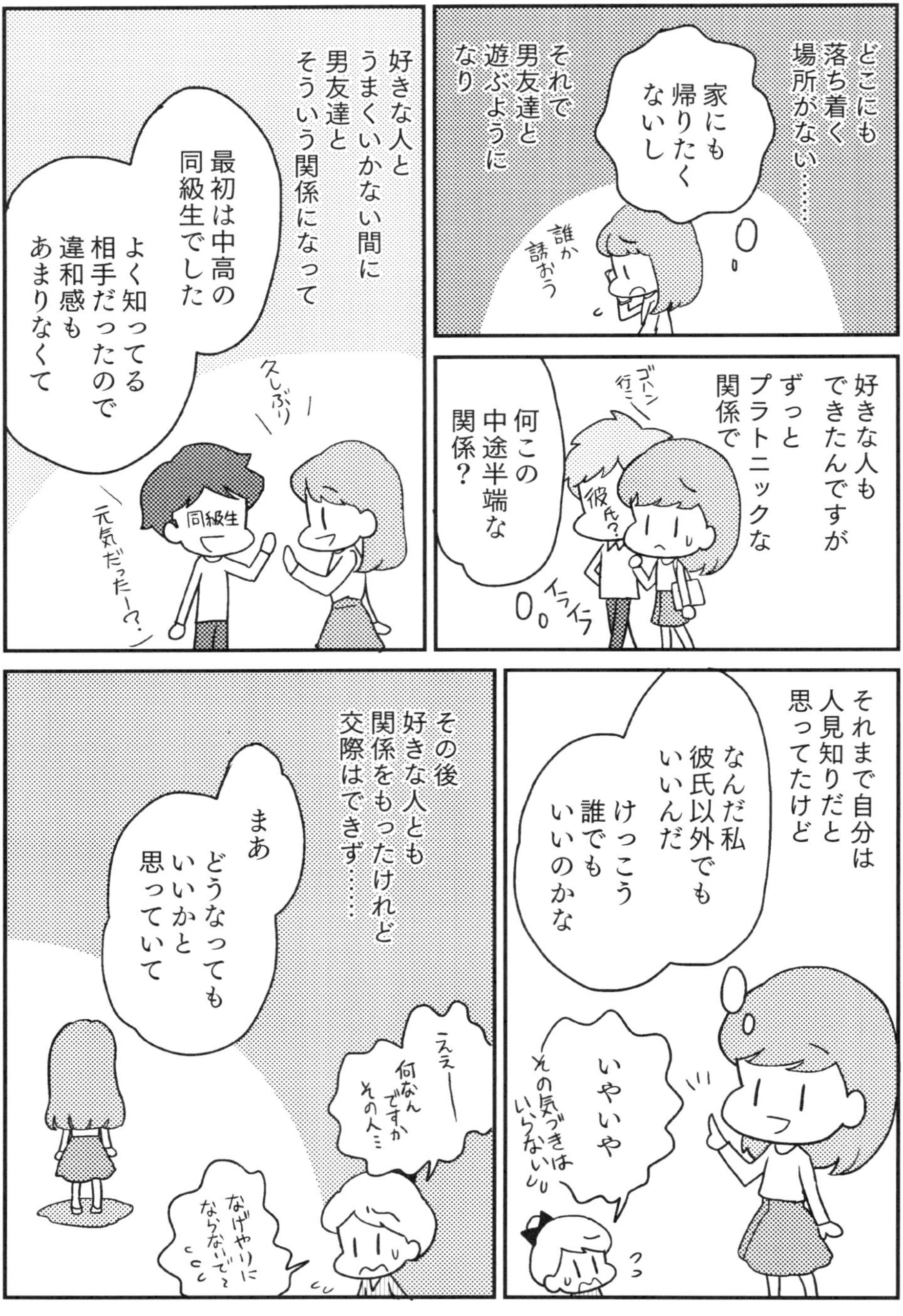
どこにも落ち着く場所がない……
家にも帰りたくないし
それで男友達と遊ぶようになり
誰か誘おう
好きな人もできたんですが
ずっとプラトニックな関係で
何この中途半端な関係？
ゴハン行こ
彼氏？
イライラ
好きな人とうまくいかない間に男友達とそういう関係になって
最初は同級生でした
よく知ってる相手だったので違和感もあまりなくて
久しぶり
元気だったー？
同級生
それまで自分は人見知りだと思ってたけど
なんだ私彼氏以外でもいいんだ
けっこう誰でもいいのかな
いやいや
その気づきはいらないぃぃ
その後好きな人とも関係をもったけれど交際はできず……
まあ
どうなってもいいかと思っていて
ええ—
何なんですかその人…
なげやりにならないでぇ

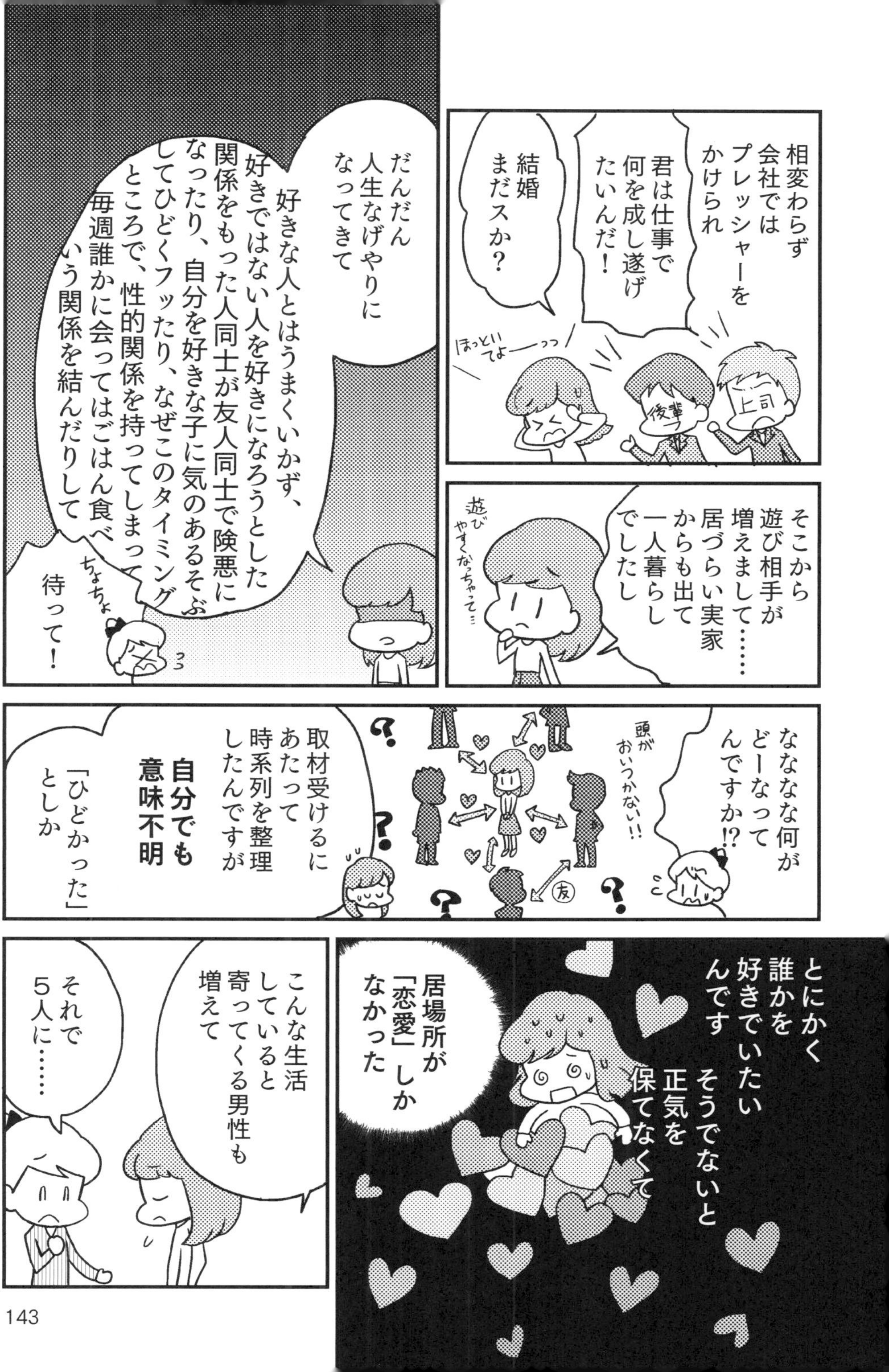

相変わらず会社ではプレッシャーをかけられ
君は仕事で何を成し遂げたいんだ！
結婚まだスか？
ほっといてよ―っっ
上司
後輩
そこから遊び相手が増えまして……居づらい実家からも出て一人暮らしでしたし
遊びやすくなっちゃって…
だんだん人生なげやりになってきて
好きな人とはうまくいかず、好きではない人を好きになろうとした関係をもった人同士が友人同士で険悪になったり、自分を好きな子に気のあるそぶしてひどくフッたり、なぜこのタイミングところで、性的関係を持ってしまって毎週誰かに会ってはごはん食べいう関係を結んだりして
ちょちょ
待って！
なななな何がどーなってんですか!?
頭がおいつかない!!
取材受けるにあたって時系列を整理したんですが
自分でも意味不明
「ひどかった」としか
友
とにかく誰かを好きでいたいんです
そうでないと正気を保てなくて
居場所が「恋愛」しかなかった
こんな生活していると寄ってくる男性も増えて
それで5人に……

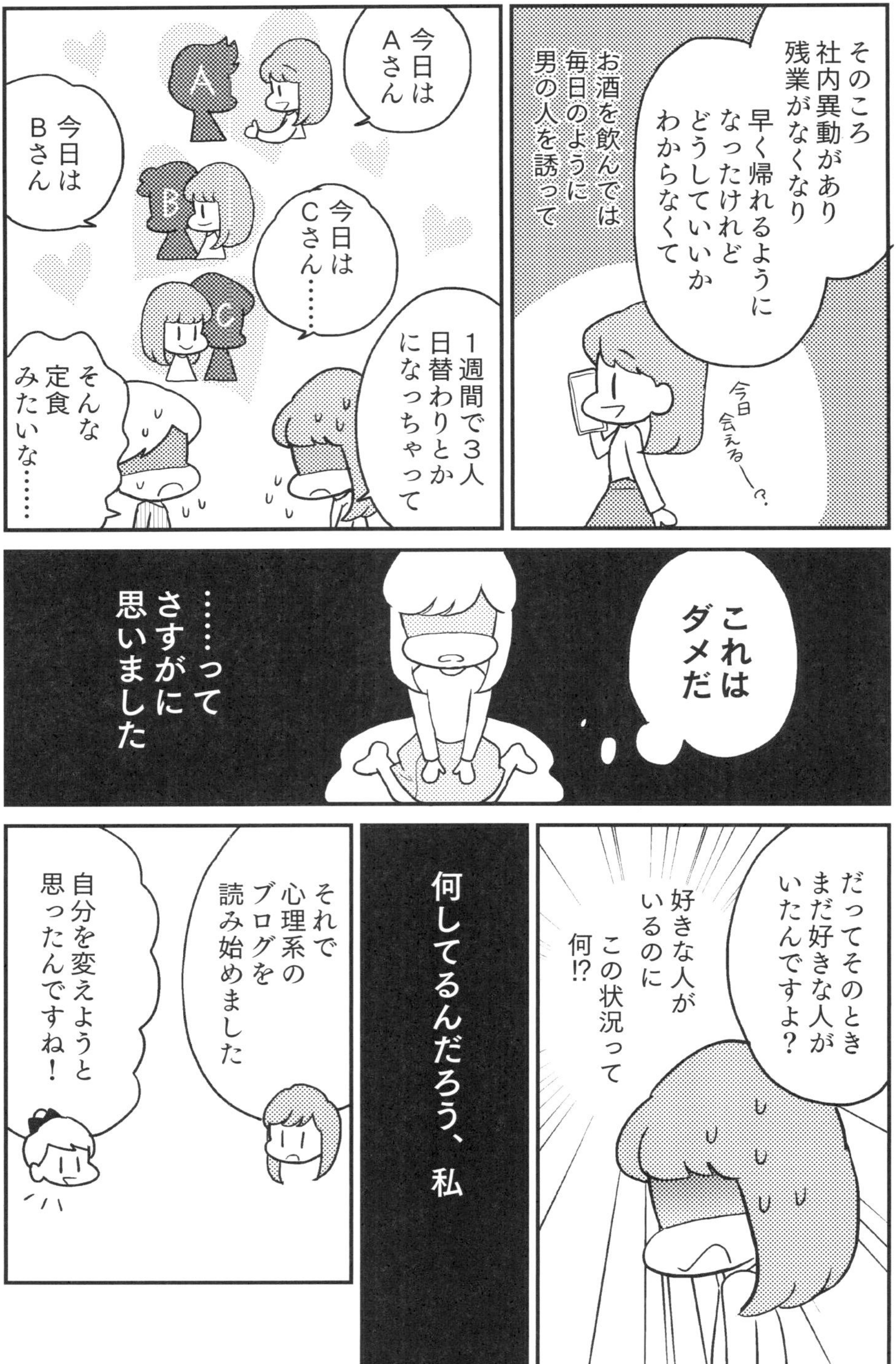
そのころ社内異動があり残業がなくなり早く帰れるようになったけれどどうしていいかわからなくて
お酒を飲んでは毎日のように男の人を誘って
今日会える――？
今日はAさん
今日はBさん
今日はCさん……
1週間で3人日替わりとかになっちゃって
そんな定食みたいな……
これはダメだ
……ってさすがに思いました
だってそのときまだ好きな人がいたんですよ？
好きな人がいるのにこの状況って何!?
何してるんだろう、私
それで心理系のブログを読み始めました
自分を変えようと思ったんですね！

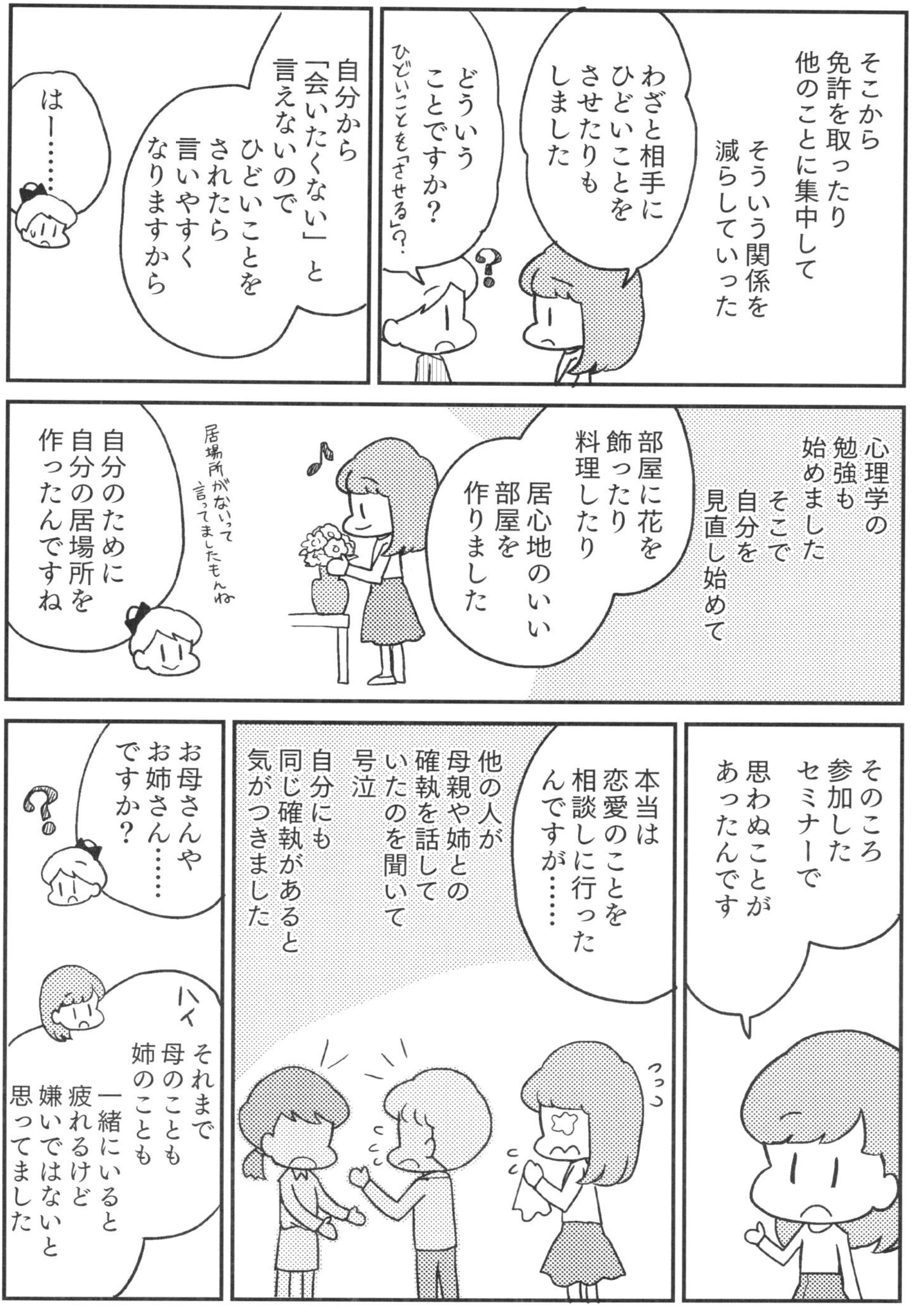
そこから免許を取ったり他のことに集中して
そういう関係を減らしていった
わざと相手にひどいことをさせたりもしました
どういうことですか？
ひどいことを「させる」？
自分から「会いたくない」と言えないのでひどいことをされたら言いやすくなりますから
はー……
心理学の勉強も始めました
そこで自分を見直し始めて
部屋に花を飾ったり料理したり
居心地のいい部屋を作りました
居場所がないって言ってましたもんね
自分のために自分の居場所を作ったんですね
そのころ参加したセミナーで思わぬことがあったんです
本当は恋愛のことを相談しに行ったんですが……
他の人が母親や姉との確執を話していたのを聞いて号泣
自分にも同じ確執があると気がつきました
お母さんやお姉さん……ですか？
ハイ
それまで母のことも姉のことも一緒にいると疲れるけど嫌いではないと思ってました

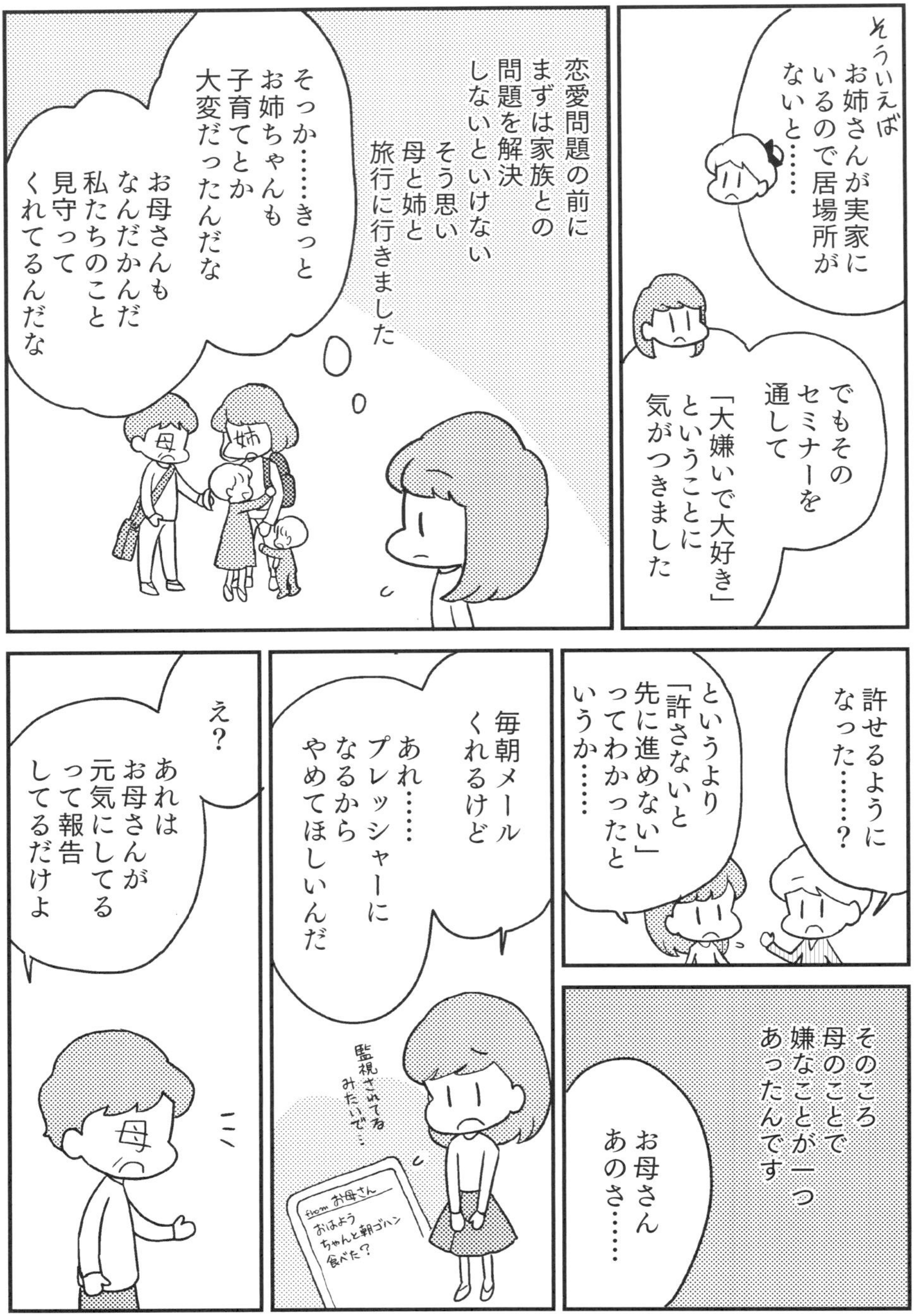
そういえば
お姉さんが実家にいるので居場所がないと……
でもそのセミナーを通して「大嫌いで大好き」ということに気がつきました
恋愛問題の前にまずは家族との問題を解決しないといけない
そう思い母と姉と旅行に行きました
そっか……きっとお姉ちゃんも子育てとか大変だったんだな
お母さんもなんだかんだ私たちのこと見守ってくれてるんだな
母
姉
許せるようになった……？
というより「許さないと先に進めない」ってわかったというか……
そのころ母のことで嫌なことが一つあったんです
お母さんあのさ……
毎朝メールくれるけど
あれ……プレッシャーになるからやめてほしいんだ
監視されてるみたいで…
from お母さん
おはよう ちゃんと朝ゴハン食べた？
え？
あれはお母さんが元気にしてるって報告してるだけよ
母

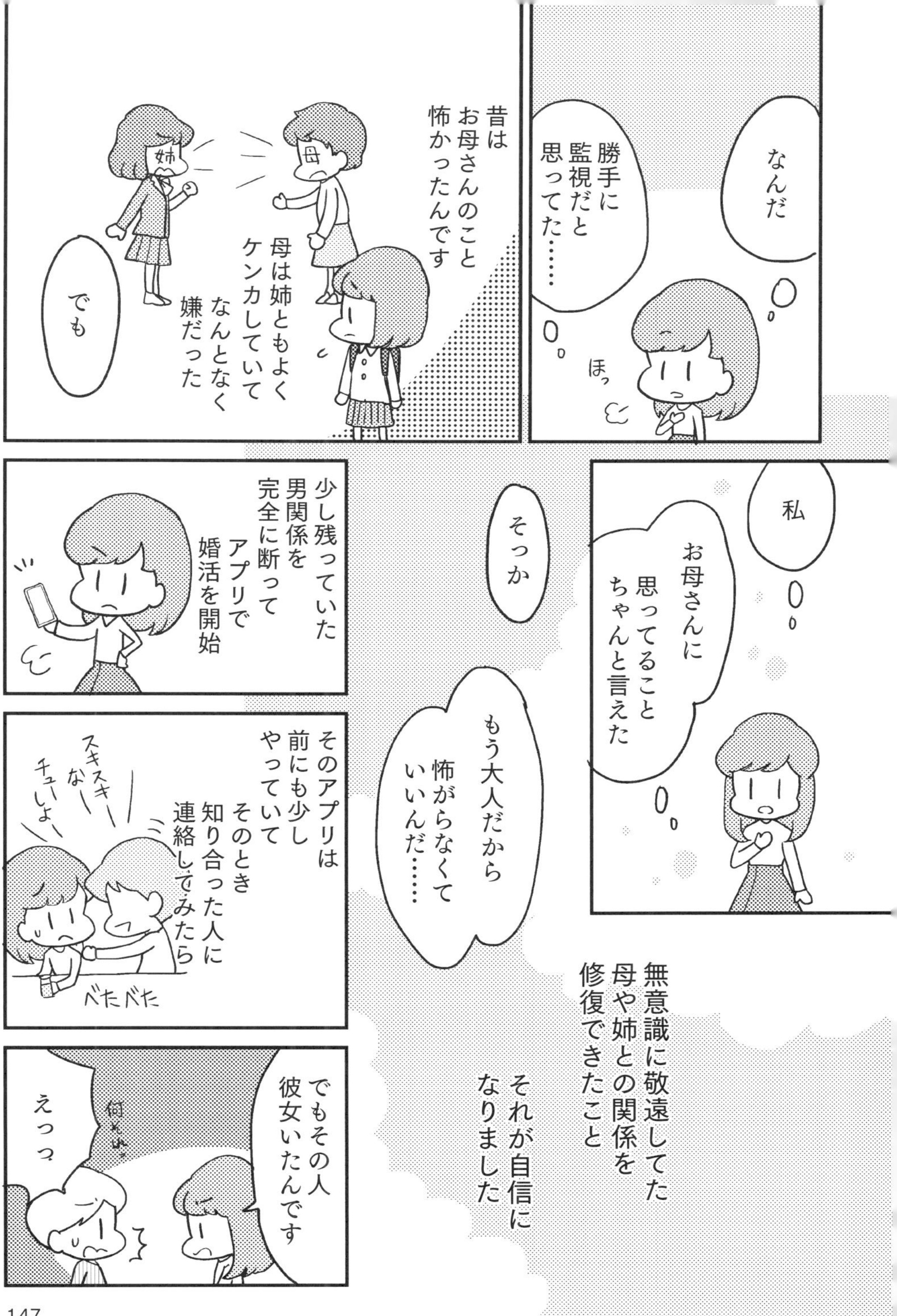

なんだ
勝手に監視だと思ってた……
ほっ
昔はお母さんのこと怖かったんです
母は姉ともよくケンカしていてなんとなく嫌だった
母
姉
でも
私
お母さんに思ってることちゃんと言えた
そっか
もう大人だから怖がらなくていいんだ……
無意識に敬遠してた母や姉との関係を修復できたこと
それが自信になりました
少し残っていた男関係を完全に断って
アプリで婚活を開始
そのアプリは前にも少しやっていて
そのとき知り合った人に連絡してみたら
スキスキな
チューしよ
べたべた
でもその人彼女いたんです
えっっ
何それ

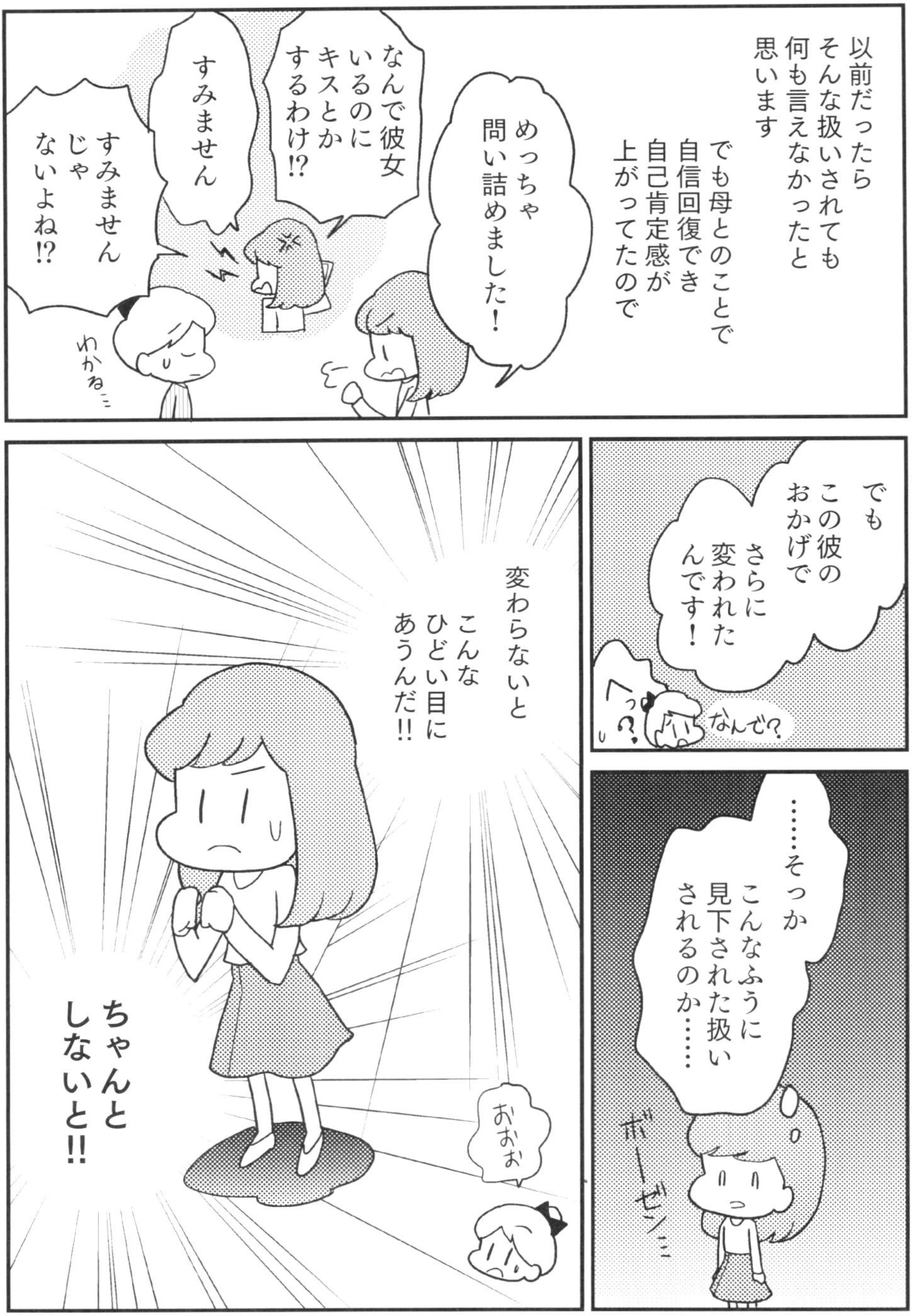
以前だったら
そんな扱いされても
何も言えなかったと
思います
でも母とのことで
自信回復でき
自己肯定感が
上がってたので
めっちゃ
問い詰めました!
なんで彼女
いるのに
キスとか
するわけ!?
すみません
すみません
じゃ
ないよね!?
わかる…
でも
この彼の
おかげで
さらに
変われた
んです!
へっ?
なんで?
……そっか
こんなふうに
見下された扱い
されるのか……
ボーゼン
変わらないと
こんな
ひどい目に
あうんだ!!
ちゃんと
しないと!!
おおお

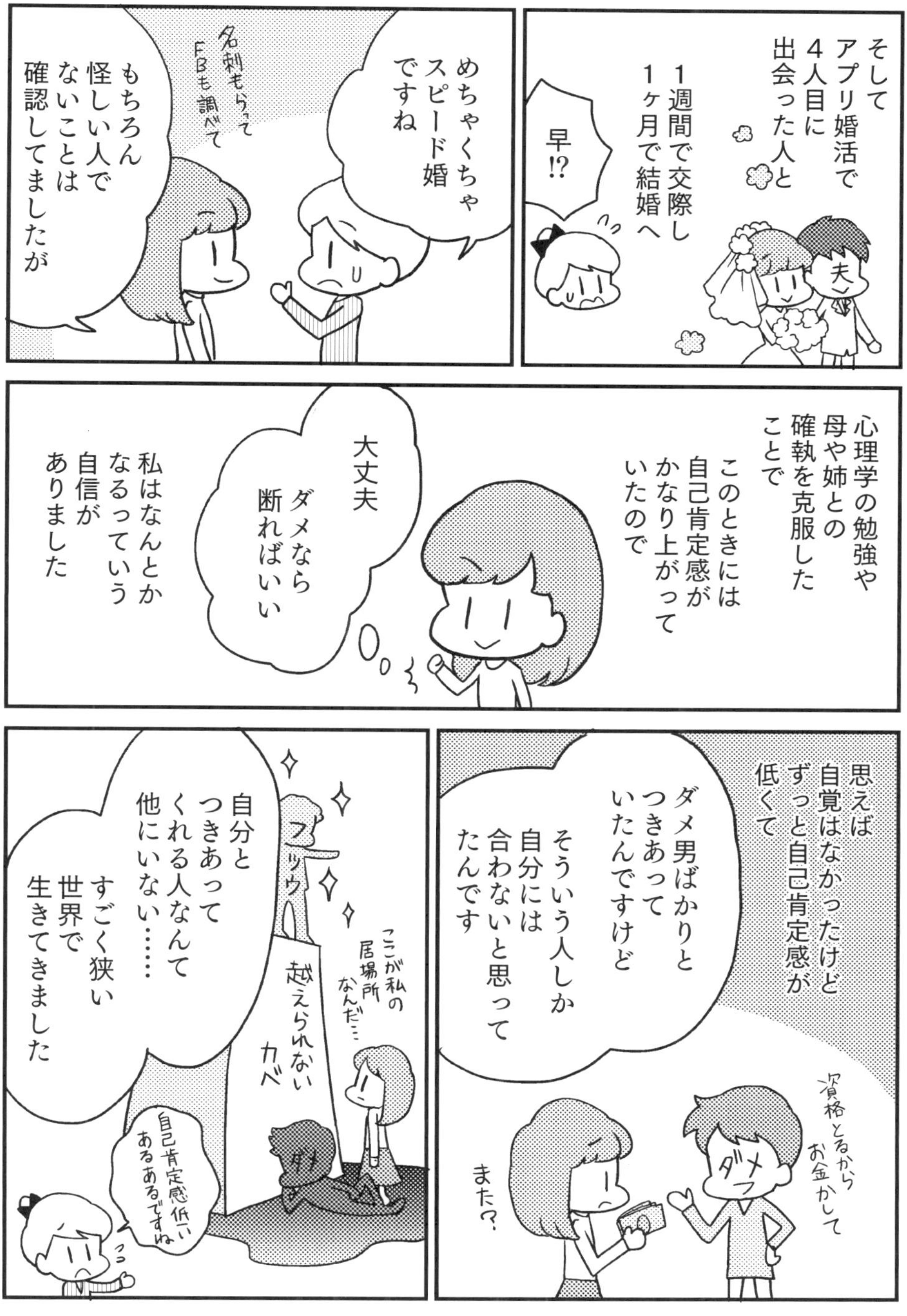
そして
アプリ婚活で
４人目に
出会った人と
１週間で交際し
１ヶ月で結婚へ
早!?
夫
めちゃくちゃ
スピード婚
ですね
名刺もらって
FBも調べて
もちろん
怪しい人で
ないことは
確認してましたが
心理学の勉強や
母や姉との
確執を克服した
ことで
このときには
自己肯定感が
かなり上がって
いたので
大丈夫
ダメなら
断ればいい
私はなんとか
なるっていう
自信が
ありました
思えば
自覚はなかったけど
ずっと自己肯定感が
低くて
ダメ男ばかりと
つきあって
いたんですけど
そういう人しか
自分には
合わないと思って
たんです
資格とるから
お金かして
ダメ
また?
自分と
つきあって
くれる人なんて
他にいない……
すごく狭い
世界で
生きてきました
フツウ
ここが私の
居場所
なんだ…
越えられない
カベ
ダメ
自己肯定感低い
あるあるですね

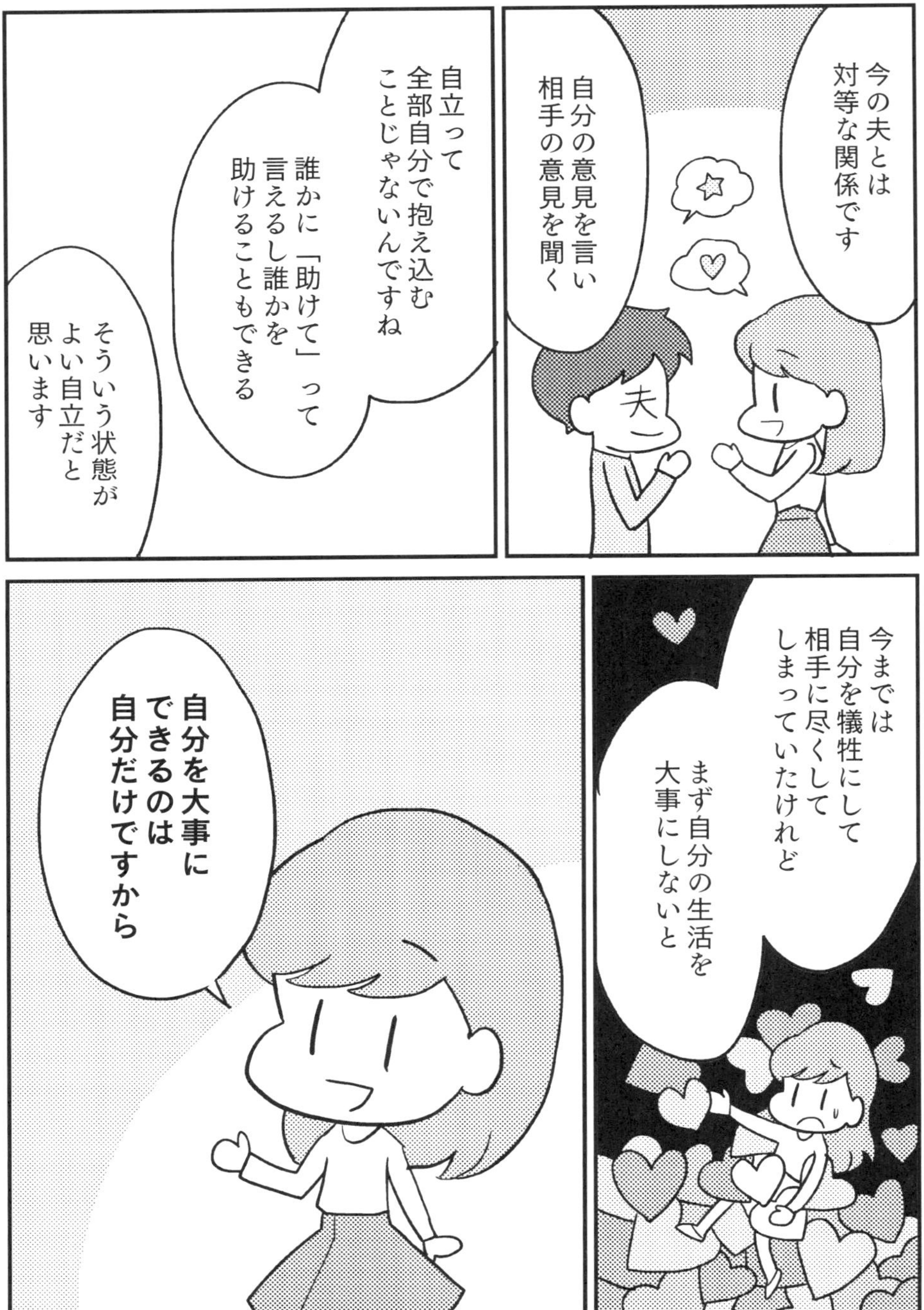
今の夫とは対等な関係です
自分の意見を言い相手の意見を聞く
夫
自立って全部自分で抱え込むことじゃないんですね
誰かに「助けて」って言えるし誰かを助けることもできる
そういう状態がよい自立だと思います
今までは自分を犠牲にして相手に尽くしてしまっていたけれど
まず自分の生活を大事にしないと
自分を大事にできるのは自分だけですから

#16 恋愛の沼

「超束縛男《ソクバッキー》」だった私が
2人目の妻と対等になれた理由《ワケ》

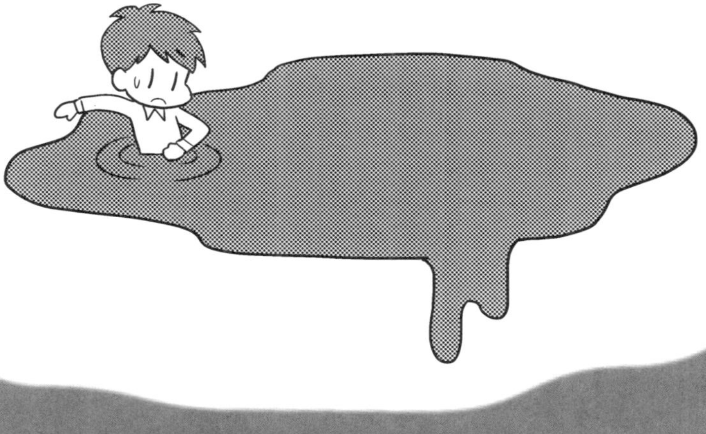

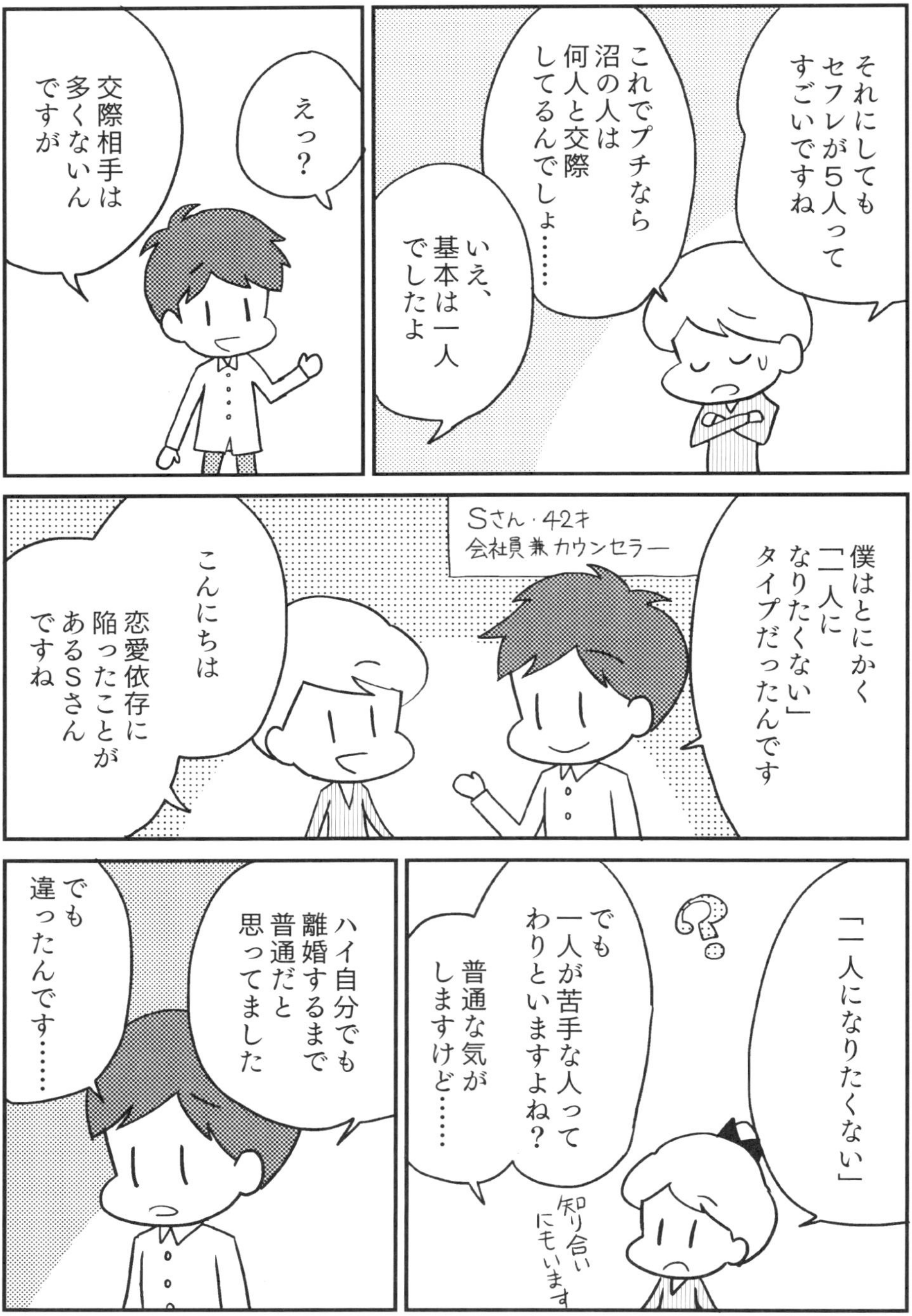
それにしてもセフレが5人ってすごいですね
これでプチなら沼の人は何人と交際してるんでしょ……
いえ、基本は一人でしたよ
えっ？
交際相手は多くないんですが
僕はとにかく「一人になりたくない」タイプだったんです
Sさん・42才
会社員兼カウンセラー
こんにちは
恋愛依存に陥ったことがあるSさんですね
「一人になりたくない」
でも一人が苦手な人ってわりといますよね？
普通な気がしますけど……
知り合いにもいます
ハイ自分でも離婚するまで普通だと思ってました
でも違ったんです……

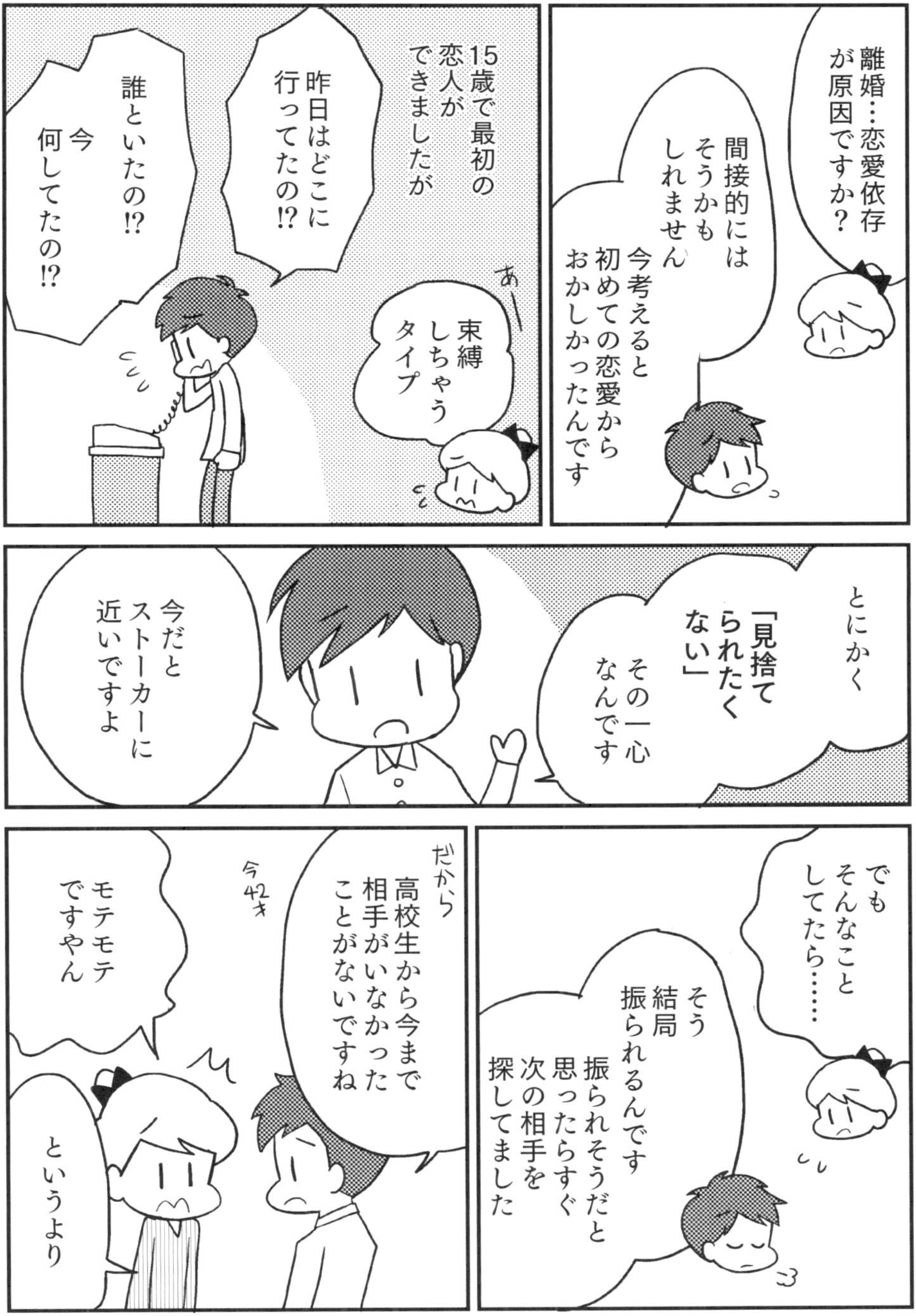
離婚…恋愛依存が原因ですか？
間接的にはそうかもしれません
今考えると初めての恋愛からおかしかったんです
15歳で最初の恋人ができましたが
昨日はどこに行ってたの⁉
誰といたの⁉
今何してたの⁉
あー
束縛しちゃうタイプ
とにかく
「見捨てられたくない」
その一心なんです
今だとストーカーに近いですよ
でもそんなことしてたら……
そう
結局振られるんです
振られそうだと思ったらすぐ次の相手を探してました
だから高校生から今まで相手がいなかったことがないですね
今42才
モテモテですやん
というより

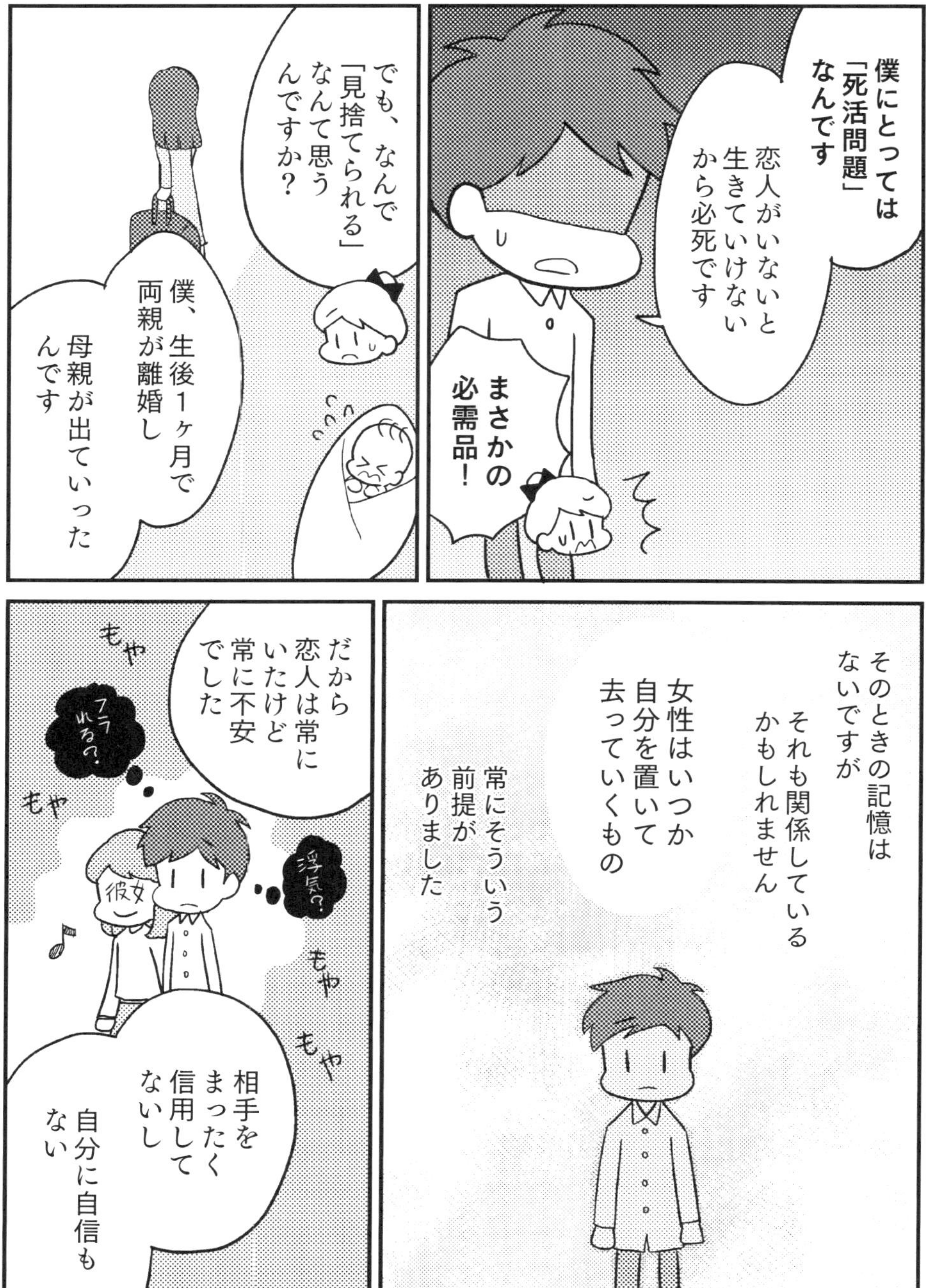
僕にとっては「死活問題」なんです
恋人がいないと生きていけないから必死です
まさかの必需品！
でも、なんで「見捨てられる」なんて思うんですか？
僕、生後１ヶ月で両親が離婚し
母親が出ていったんです
そのときの記憶はないですが
それも関係しているかもしれません
女性はいつか自分を置いて去っていくもの
常にそういう前提がありました
だから恋人は常にいたけど常に不安でした
もや
フラれる?
もや
彼女
浮気?
もや
もや
相手をまったく信用してないし
自分に自信もない

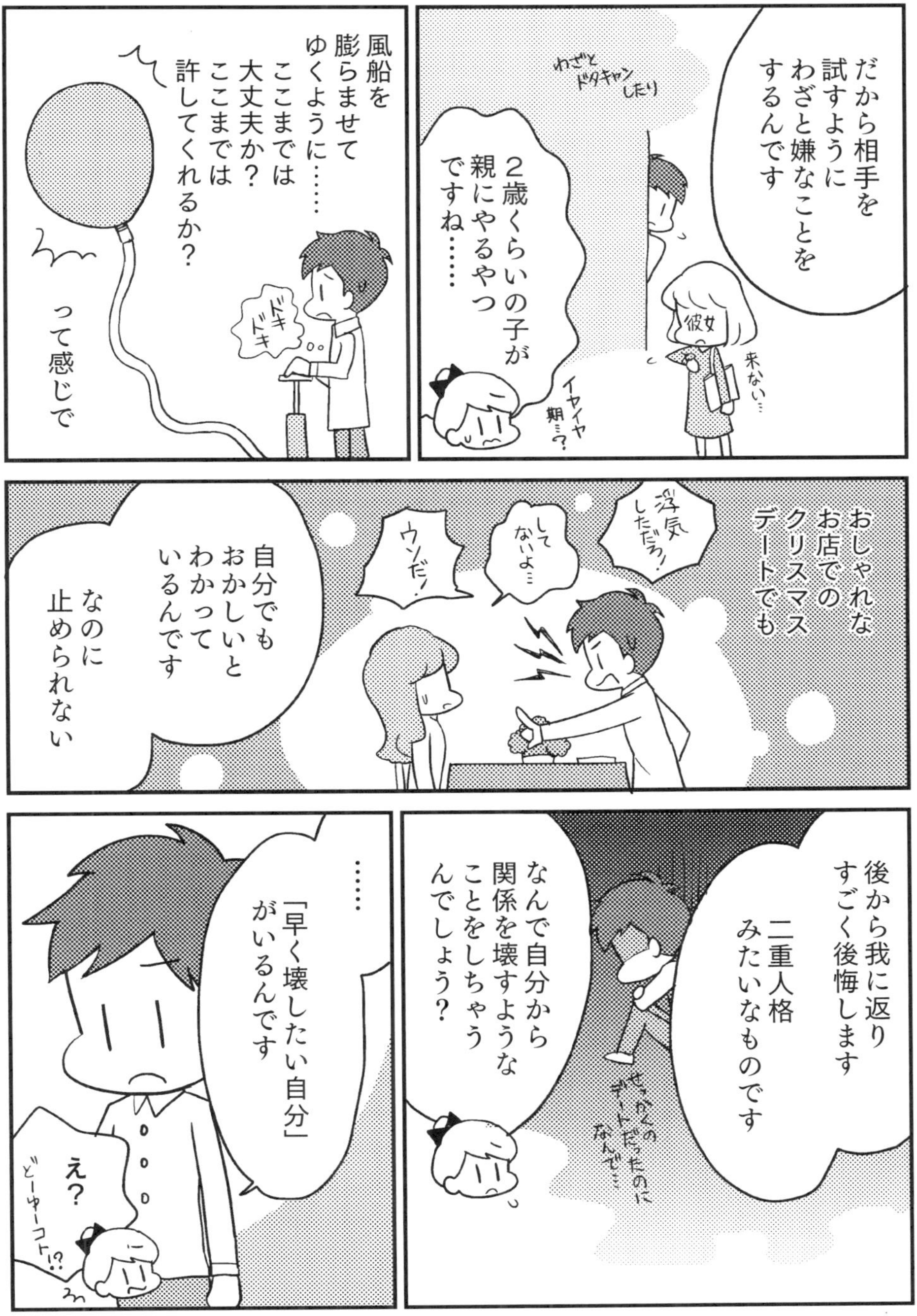
だから相手を試すようにわざと嫌なことをするんです
わざとドタキャンしたり
彼女
来ない…
2歳くらいの子が親にやるやつですね……
イヤイヤ期…?
風船を膨らませてゆくように……
ここまでは大丈夫か?ここまでは許してくれるか?
ドキドキ
って感じで
おしゃれなお店でのクリスマスデートでも
浮気しただろ!
してないよ…
ウソだ!
自分でもおかしいとわかっているんです
なのに止められない
後から我に返りすごく後悔します
二重人格みたいなものです
なんで自分から関係を壊すようなことをしちゃうんでしょう?
せっかくのデートだったのになんで…
……
「早く壊したい自分」がいるんです
え?
どーゆーコト!?

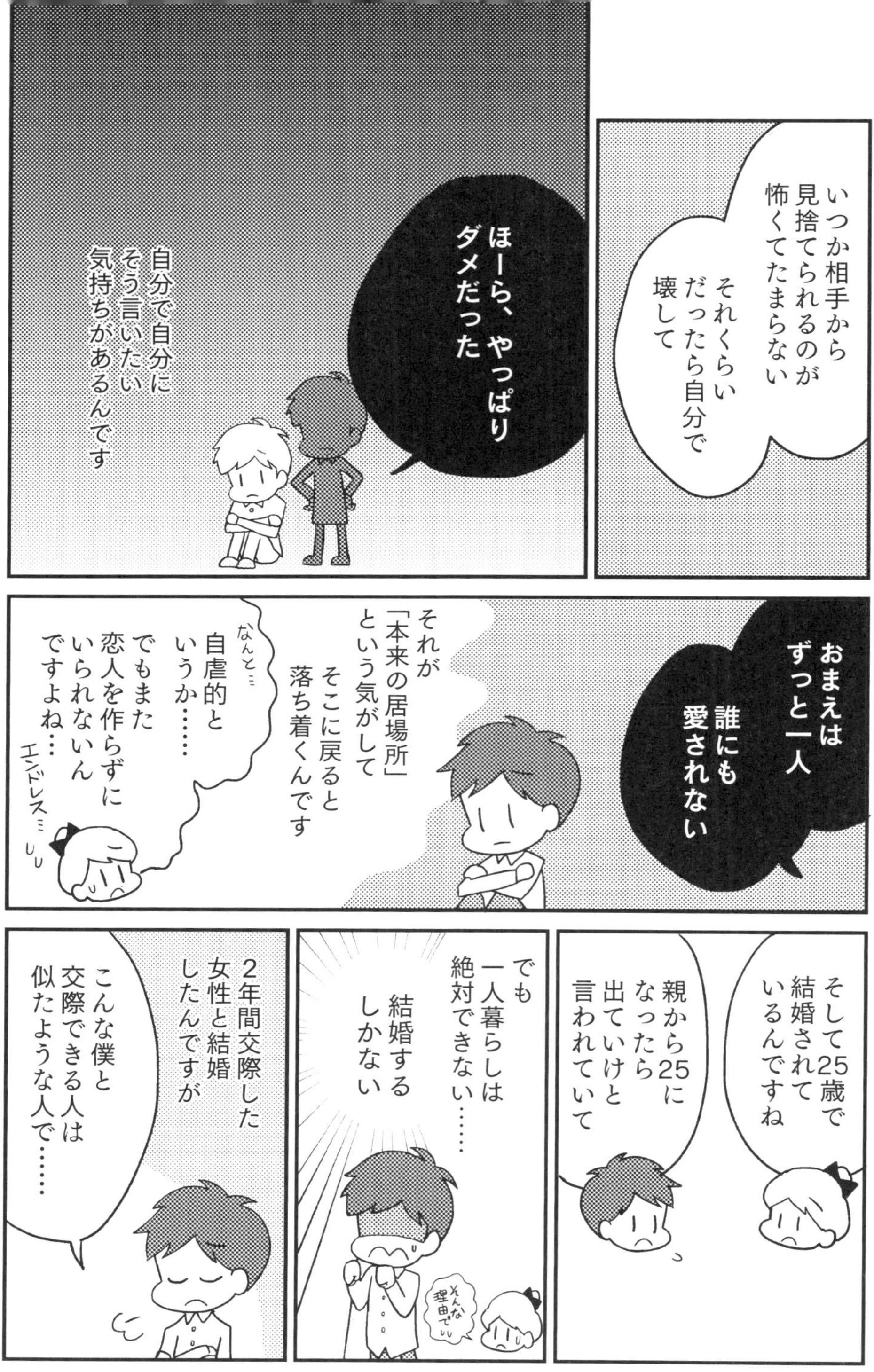
いつか相手から見捨てられるのが怖くてたまらない
それくらいだったら自分で壊して
ほーら、やっぱりダメだった
自分で自分にそう言いたい気持ちがあるんです
おまえはずっと一人
誰にも愛されない
それが「本来の居場所」という気がして
そこに戻ると落ち着くんです
なんと…
自虐的というか……
でもまた恋人を作らずにいられないいんですよね…
エンドレス…
そして25歳で結婚されているんですね
親から25になったら出ていけと言われていて
でも一人暮らしは絶対できない……
結婚するしかない
そんな理由で
2年間交際した女性と結婚したんですが
こんな僕と交際できる人は似たような人で……

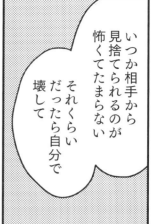

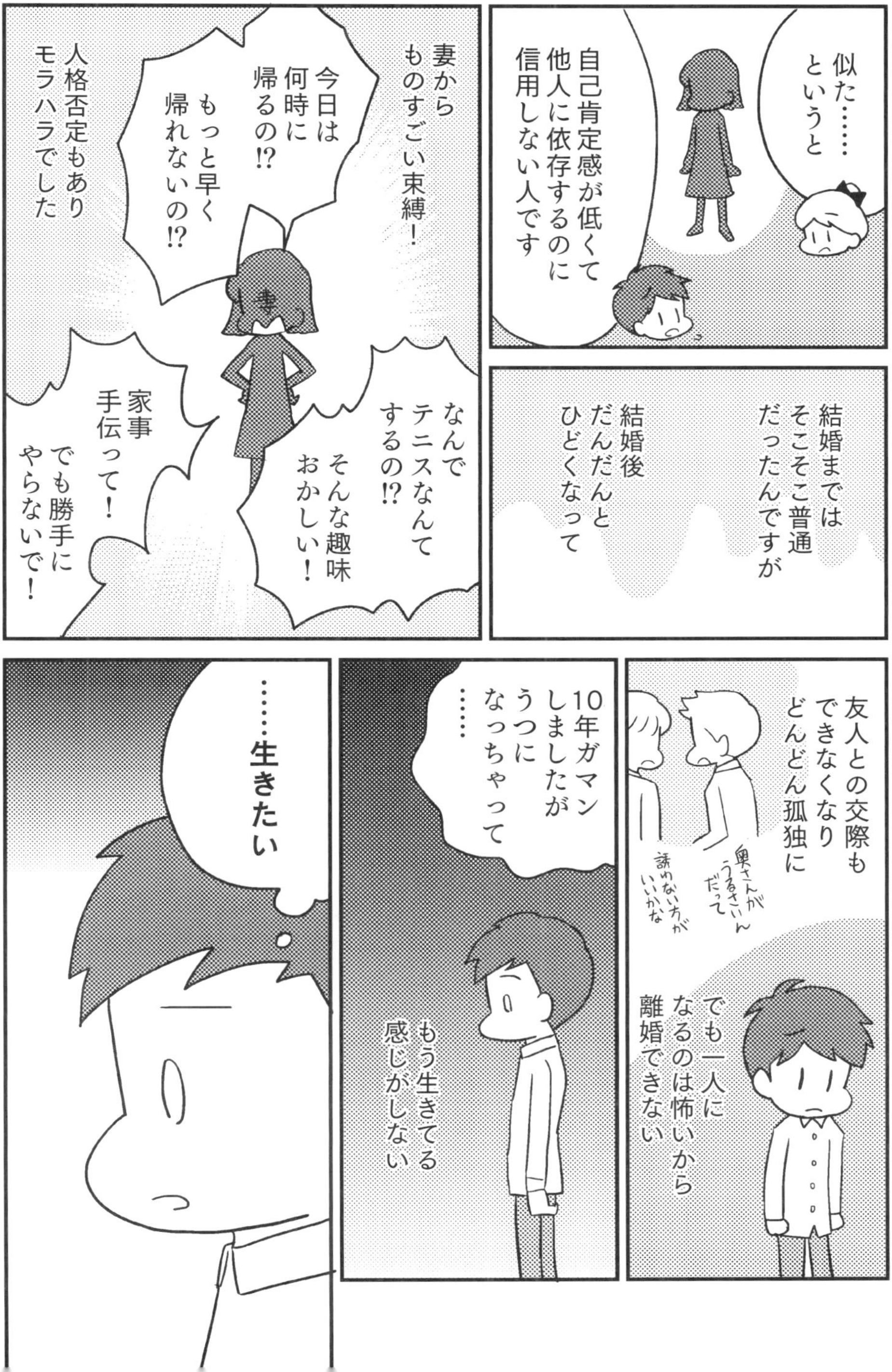
似た……というと
自己肯定感が低くて他人に依存するのに信用しない人です
結婚まではそこそこ普通だったんですが
結婚後だんだんとひどくなって
妻からものすごい束縛！
今日は何時に帰るの⁉
もっと早く帰れないの⁉
妻
人格否定もありモラハラでした
なんでテニスなんてするの⁉
そんな趣味おかしい！
家事手伝って！
でも勝手にやらないで！
友人との交際もできなくなりどんどん孤独に
奥さんがうるさいんだって
誘わない方がいいかな
でも一人になるのは怖いから離婚できない
10年ガマンしましたがうつになっちゃって……
もう生きてる感じがしない
……生きたい

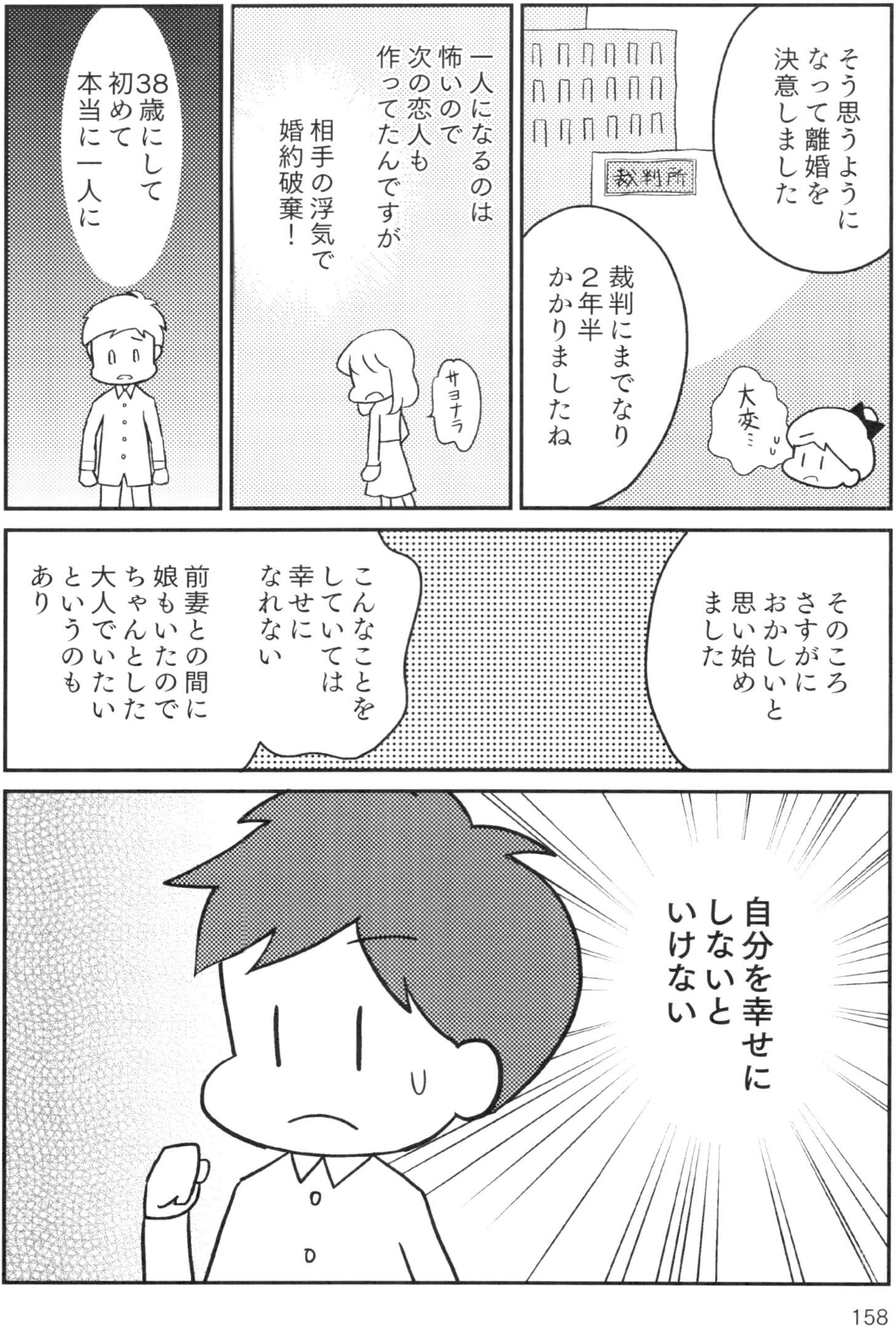
そう思うようになって離婚を決意しました
裁判所
裁判にまでなり2年半かかりましたね
大変…
一人になるのは怖いので次の恋人も作ってたんですが
相手の浮気で婚約破棄!
サヨナラ
38歳にして初めて本当に一人に
そのころさすがにおかしいと思い始めました
こんなことをしていては幸せになれない
前妻との間に娘もいたのでちゃんとした大人でいたいというのもあり
自分を幸せにしないといけない

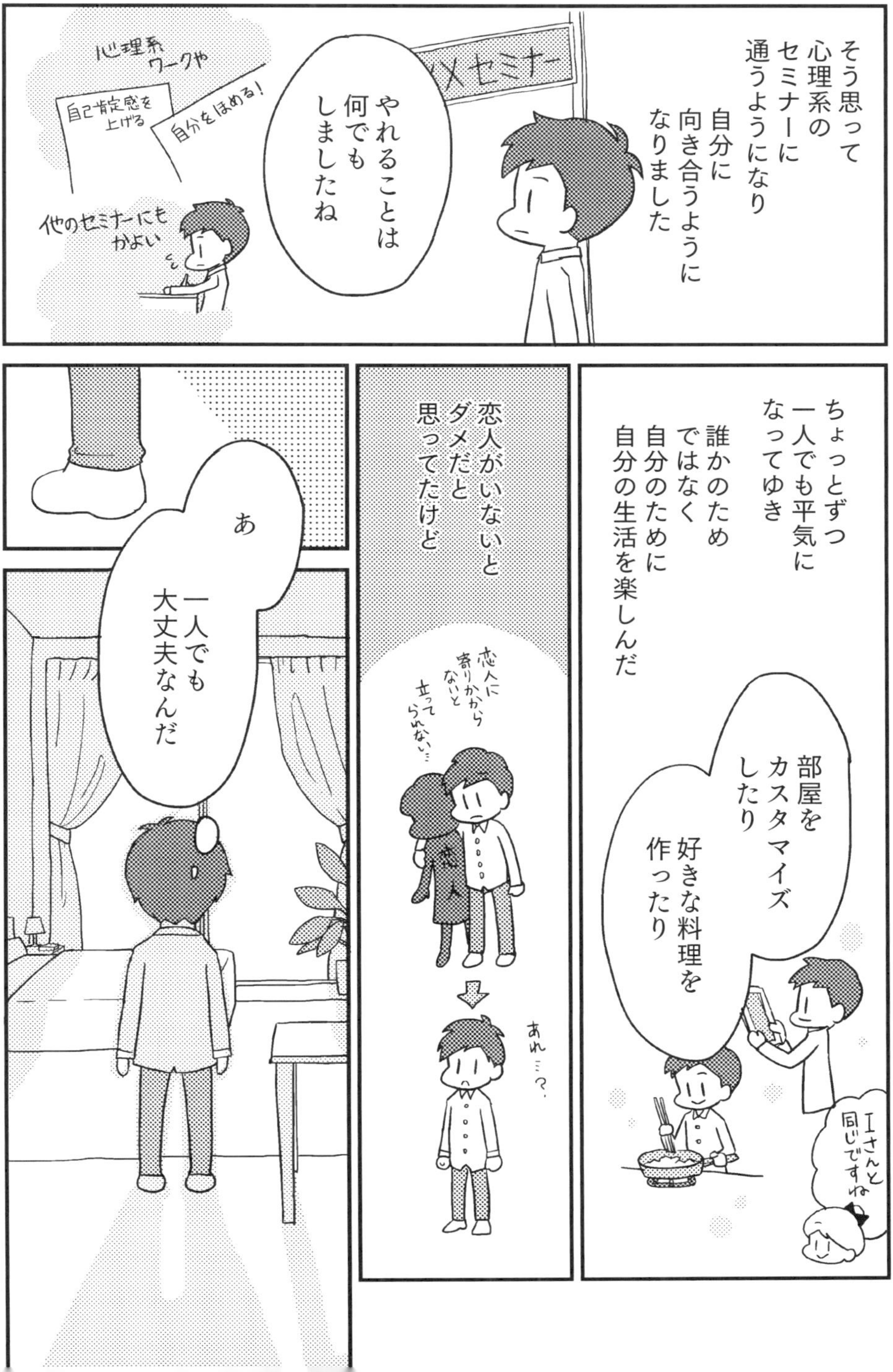
そう思って心理系のセミナーに通うようになり
自分に向き合うようになりました
セミナー
やれることは何でもしましたね
心理系ワークや
自己肯定感を上げる
自分をほめる！
他のセミナーにもかよい
ちょっとずつ一人でも平気になってゆき
誰かのためではなく自分のために自分の生活を楽しんだ
部屋をカスタマイズしたり
好きな料理を作ったり
Iさんと同じですね
恋人がいないとダメだと思ってたけど
恋人に寄りかからないと立ってられない…
恋人
あれ…？
あ
一人でも大丈夫なんだ

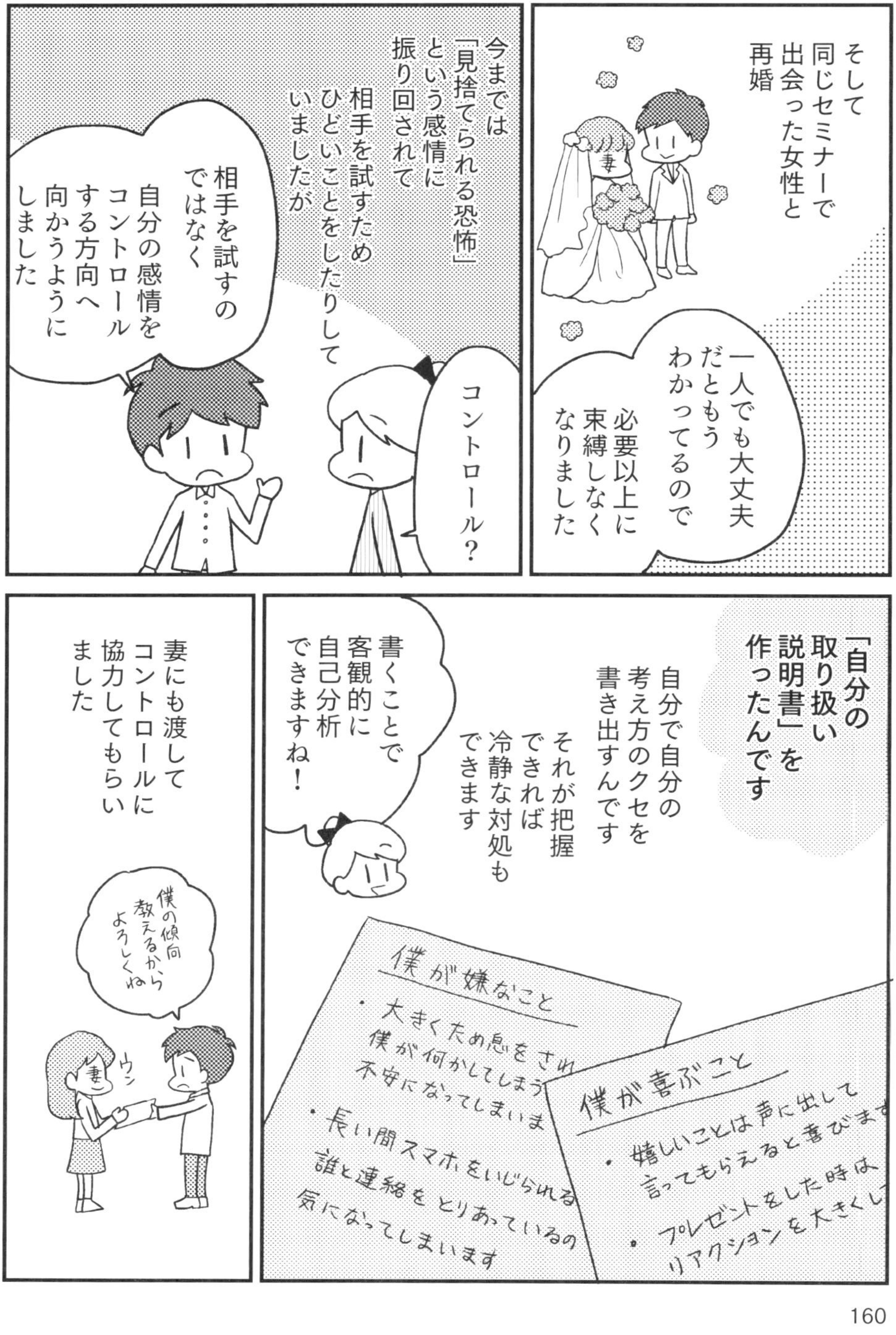
そして同じセミナーで出会った女性と再婚
妻
一人でも大丈夫だともうわかってるので必要以上に束縛しなくなりました
今までは「見捨てられる恐怖」という感情に振り回されて相手を試すためひどいことをしたりしていましたが
コントロール？
相手を試すのではなく自分の感情をコントロールする方向へ向かうようにしました
「自分の取り扱い説明書」を作ったんです
自分で自分の考え方のクセを書き出すんです
それが把握できれば冷静な対処もできます
書くことで客観的に自己分析できますね！
僕が嫌なこと
・大きくため息をされ
僕が何かしてしまう
不安になってしまいま
・長い間スマホをいじられる
誰と連絡をとりあっているの
気になってしまいます
僕が喜ぶこと
・嬉しいことは声に出して
言ってもらえると喜びます
・プレゼントをした時は
リアクションを大きくし
妻にも渡してコントロールに協力してもらいました
僕の傾向教えるからよろしくね
ウン
妻

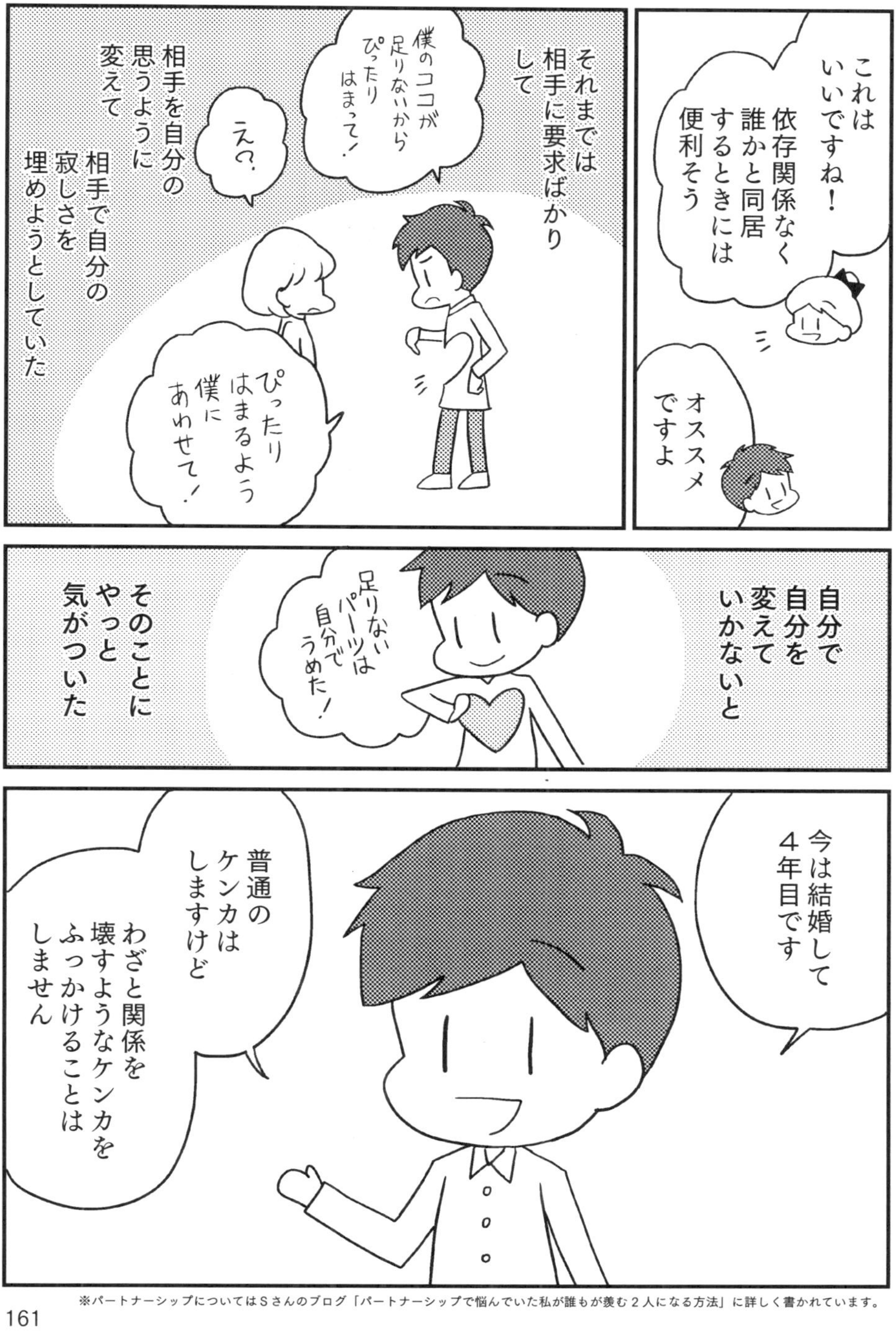
これはいいですね！
依存関係なく誰かと同居するときには便利そう
オススメですよ
それまでは相手に要求ばかりして
僕のココが足りないからぴったりはまって！
え？
ぴったりはまるよう僕にあわせて！
相手を自分の思うように変えて
相手で自分の寂しさを埋めようとしていた
自分で自分を変えていかないと
足りないパーツは自分でうめた！
そのことにやっと気がついた
今は結婚して４年目です
普通のケンカはしますけど
わざと関係を壊すようなケンカをふっかけることはしません

※パートナーシップについてはＳさんのブログ「パートナーシップで悩んでいた私が誰もが羨む２人になる方法」に詳しく書かれています。

#17 毒親の沼

42歳で毒親からやっと「精神的に自立」できた理由《ワケ》

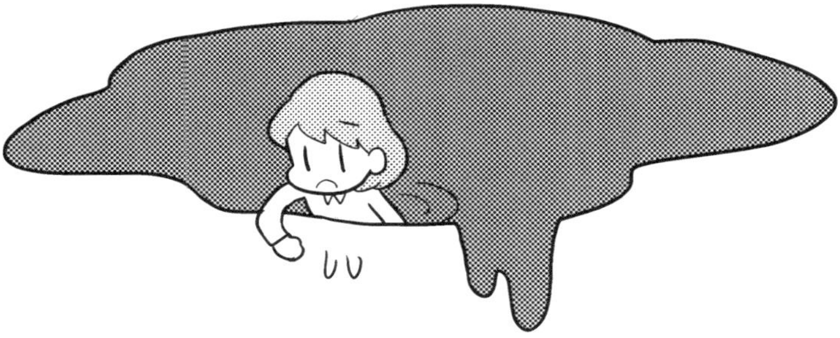

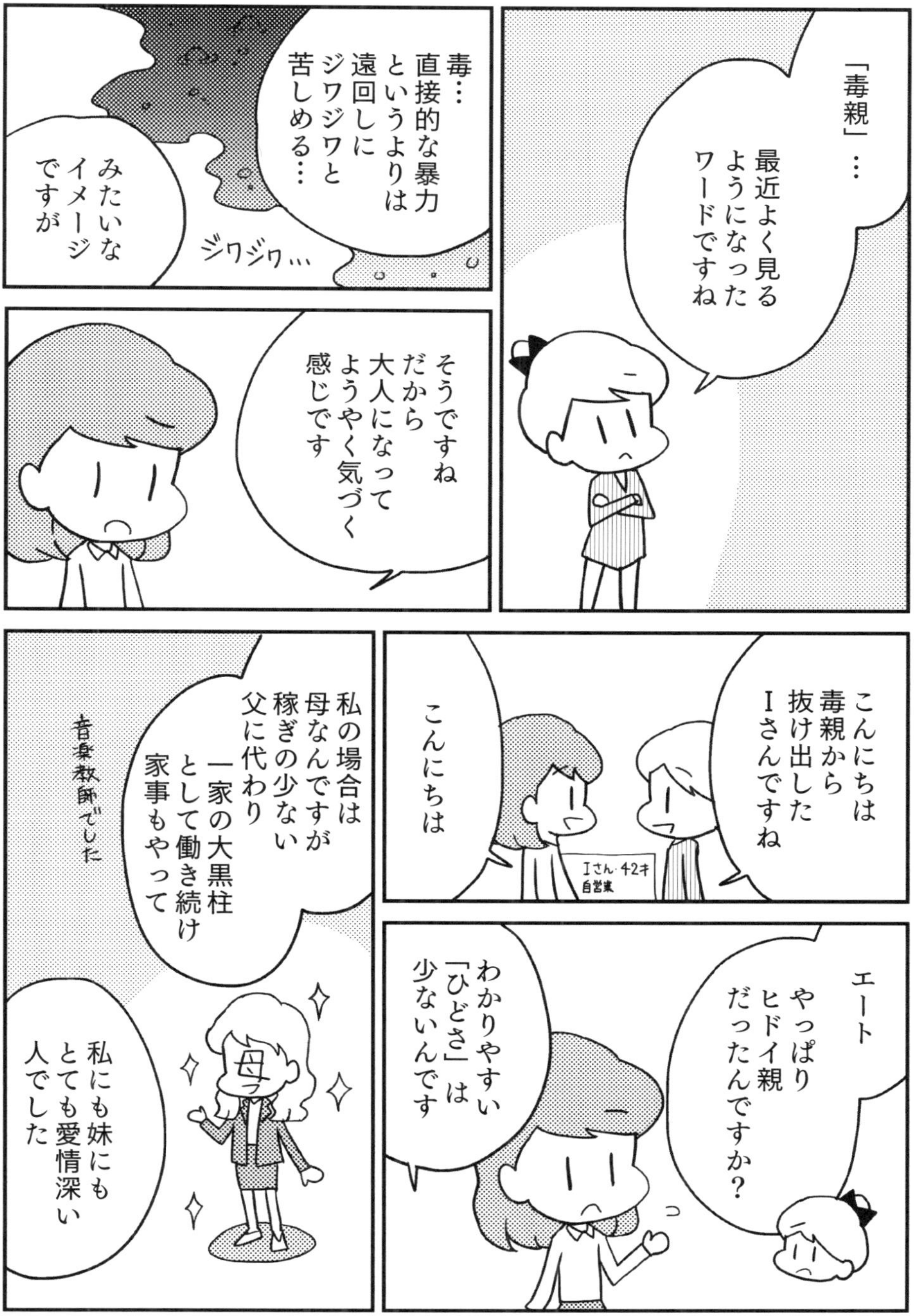
「毒親」…
最近よく見るようになったワードですね
毒…
直接的な暴力というよりは遠回しにジワジワと苦しめる…
みたいなイメージですが
ジワジワ…
そうですね
だから大人になってようやく気づく感じです
こんにちは毒親から抜け出したIさんですね
こんにちは
Iさん・42才
自営業
エート
やっぱりヒドイ親だったんですか？
わかりやすい「ひどさ」は少ないんです
私の場合は母なんですが稼ぎの少ない父に代わり一家の大黒柱として働き続け家事もやって
音楽教師でした
母
私にも妹にもとても愛情深い人でした

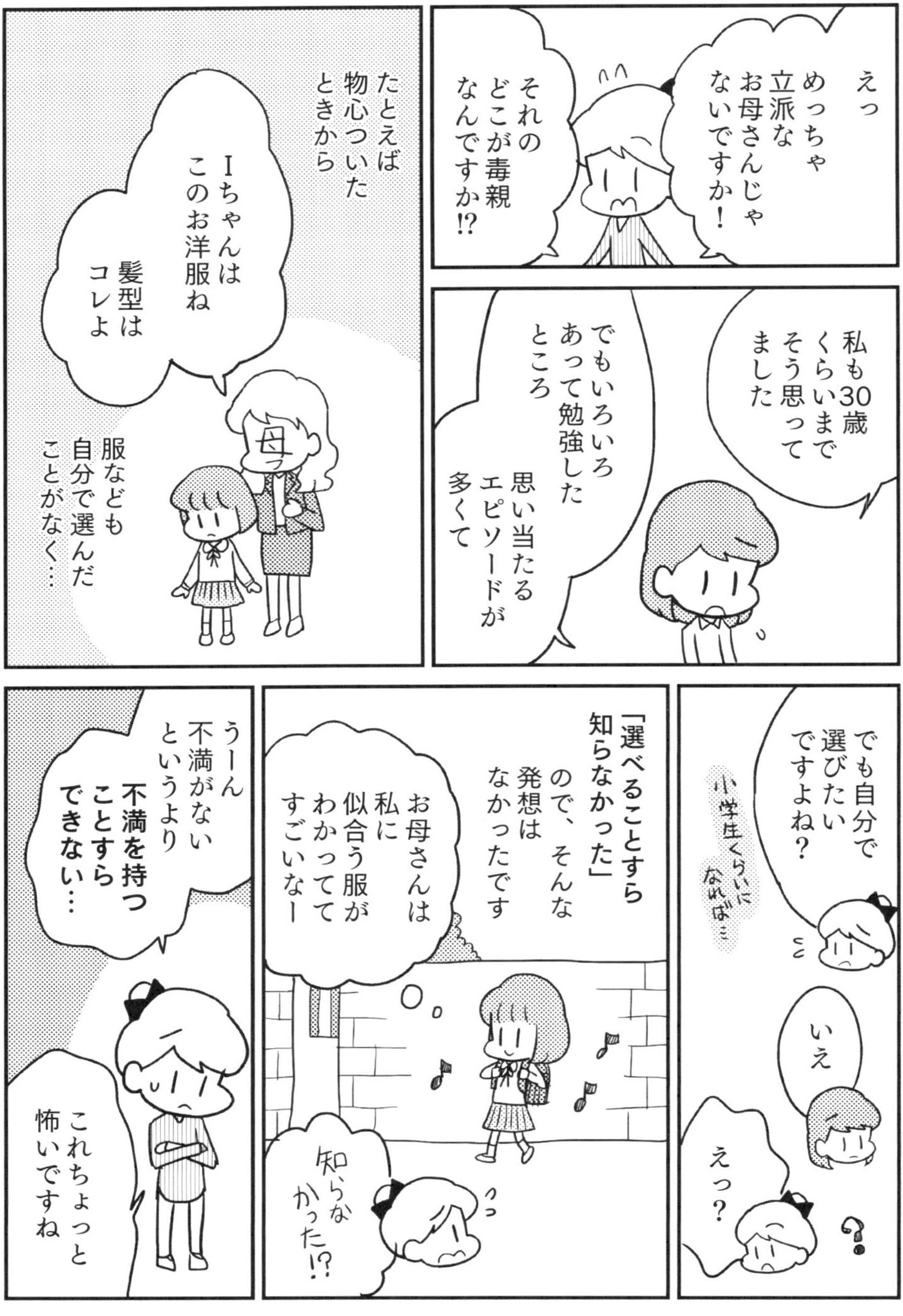
えっ めっちゃ立派なお母さんじゃないですか！
それのどこが毒親なんですか⁉
私も30歳くらいまでそう思ってました
でもいろいろあって勉強したところ
思い当たるエピソードが多くて
たとえば物心ついたときから
Iちゃんはこのお洋服ね
髪型はコレよ
母
服なども自分で選んだことがなく…
でも自分で選びたいですよね？
小学生くらいになれば…
いえ
えっ？
「選べることすら知らなかった」ので、そんな発想はなかったです
お母さんは私に似合う服がわかっててすごいなー
知らなかった⁉
うーん 不満がないというより
不満を持つことすらできない…
これちょっと怖いですね

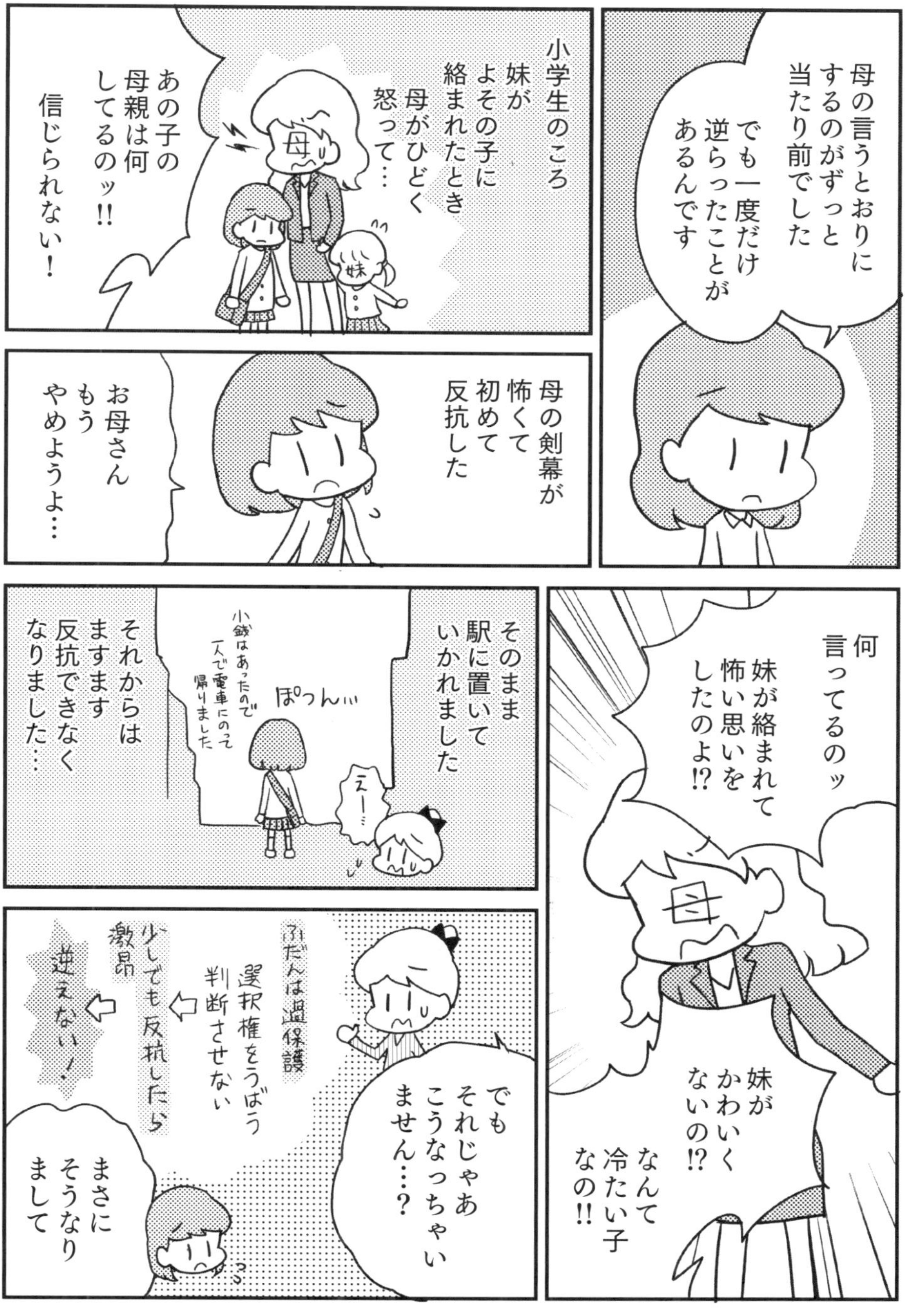
母の言うとおりにするのがずっと当たり前でした
でも一度だけ逆らったことがあるんです
小学生のころ妹がよその子に絡まれたとき母がひどく怒って…
母
あの子の母親は何してるのッ!!
信じられない！
妹
母の剣幕が怖くて初めて反抗した
お母さんもうやめようよ…
何言ってるのッ
妹が絡まれて怖い思いをしたのよ!?
母
妹がかわいくないの!?
なんて冷たい子なの!!
そのまま駅に置いていかれました
ぽつん…
小銭はあったので一人で電車にのって帰りました
え～…
それからはますます反抗できなくなりました…
ふだんは過保護
選択権をうばう
判断させない
少しでも反抗したら激昂
逆えない！
でもそれじゃあこうなっちゃいません…？
まさにそうなりまして

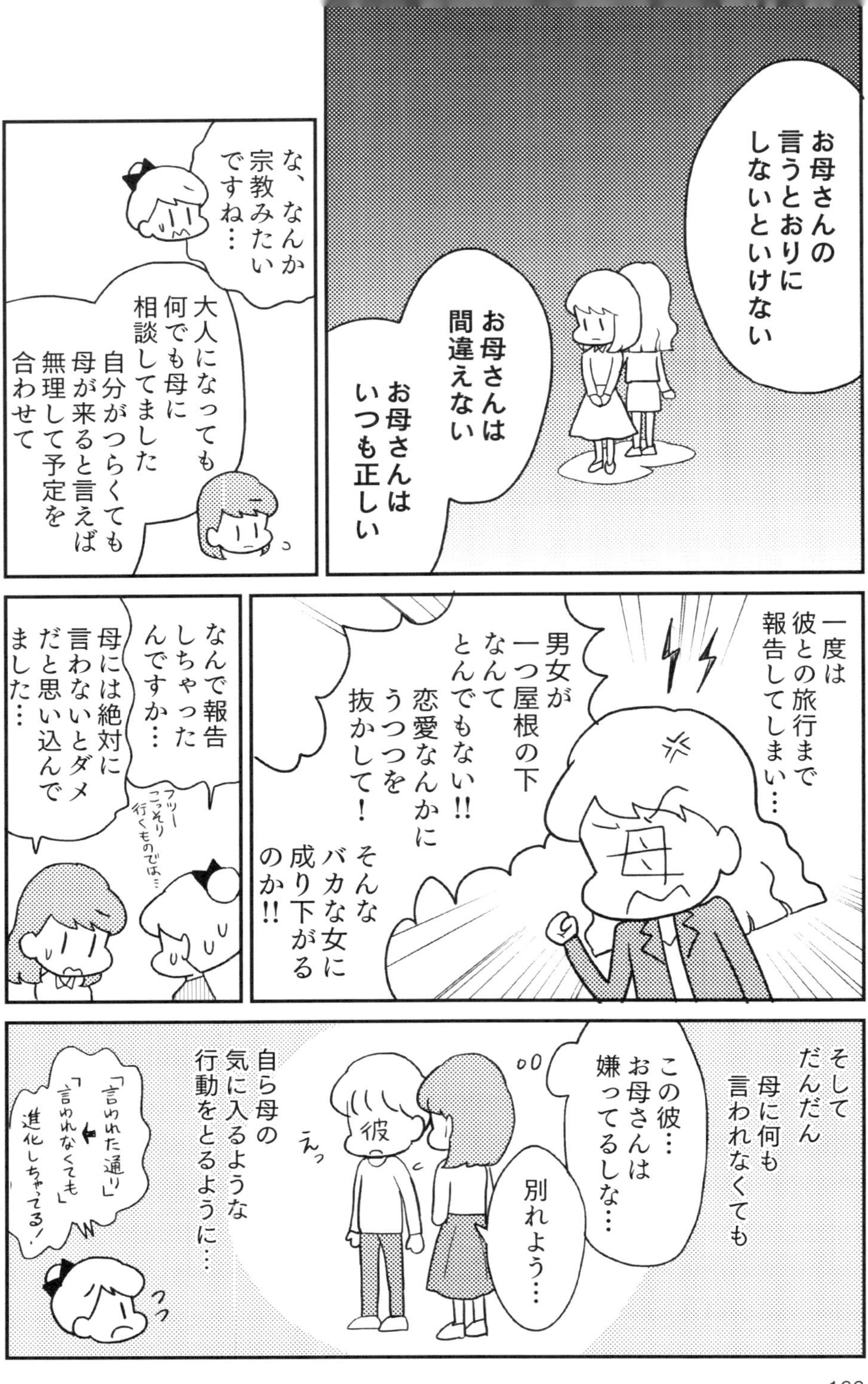
お母さんの言うとおりにしないといけない
お母さんは間違えない
お母さんはいつも正しい
な、なんか宗教みたいですね…
大人になっても何でも母に相談してました
自分がつらくても母が来ると言えば無理して予定を合わせて
一度は彼との旅行まで報告してしまい…
男女が一つ屋根の下なんてとんでもない!!
恋愛なんかにうつつを抜かして！
そんなバカな女に成り下がるのか!!
母
なんで報告しちゃったんですか…
母には絶対に言わないとダメだと思い込んでました…
フツーこっそり行くものでは…
そしてだんだん母に言われなくても
この彼…お母さんは嫌ってるしな…
別れよう…
彼
えっ
自ら母の気に入るような行動をとるように…
「言われた通り」→「言われなくても」
進化しちゃってる！

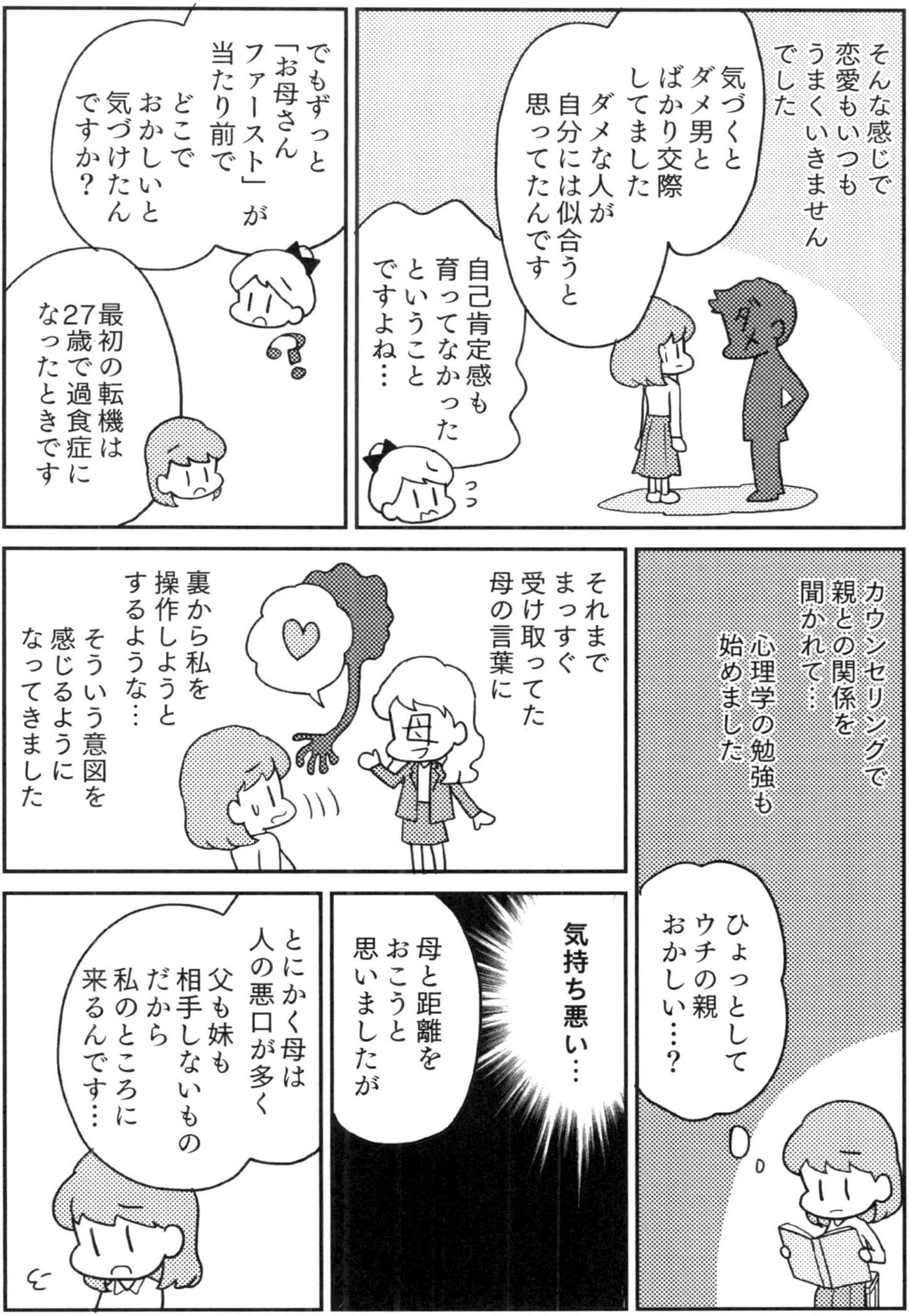
そんな感じで恋愛もいつもうまくいきませんでした
気づくとダメ男とばかり交際してました ダメな人が自分には似合うと思ってたんです
ダメ
自己肯定感も育ってなかったということですよね…
でもずっと「お母さんファースト」が当たり前で どこでおかしいと気づけたんですか？
最初の転機は27歳で過食症になったときです
カウンセリングで親との関係を聞かれて… 心理学の勉強も始めました
ひょっとしてウチの親おかしい…？
それまでまっすぐ受け取ってた母の言葉に
裏から私を操作しようとするような… そういう意図を感じるようになってきました
母
気持ち悪い…
母と距離をおこうと思いましたが
とにかく母は人の悪口が多く 父も妹も相手しないものだから私のところに来るんです…

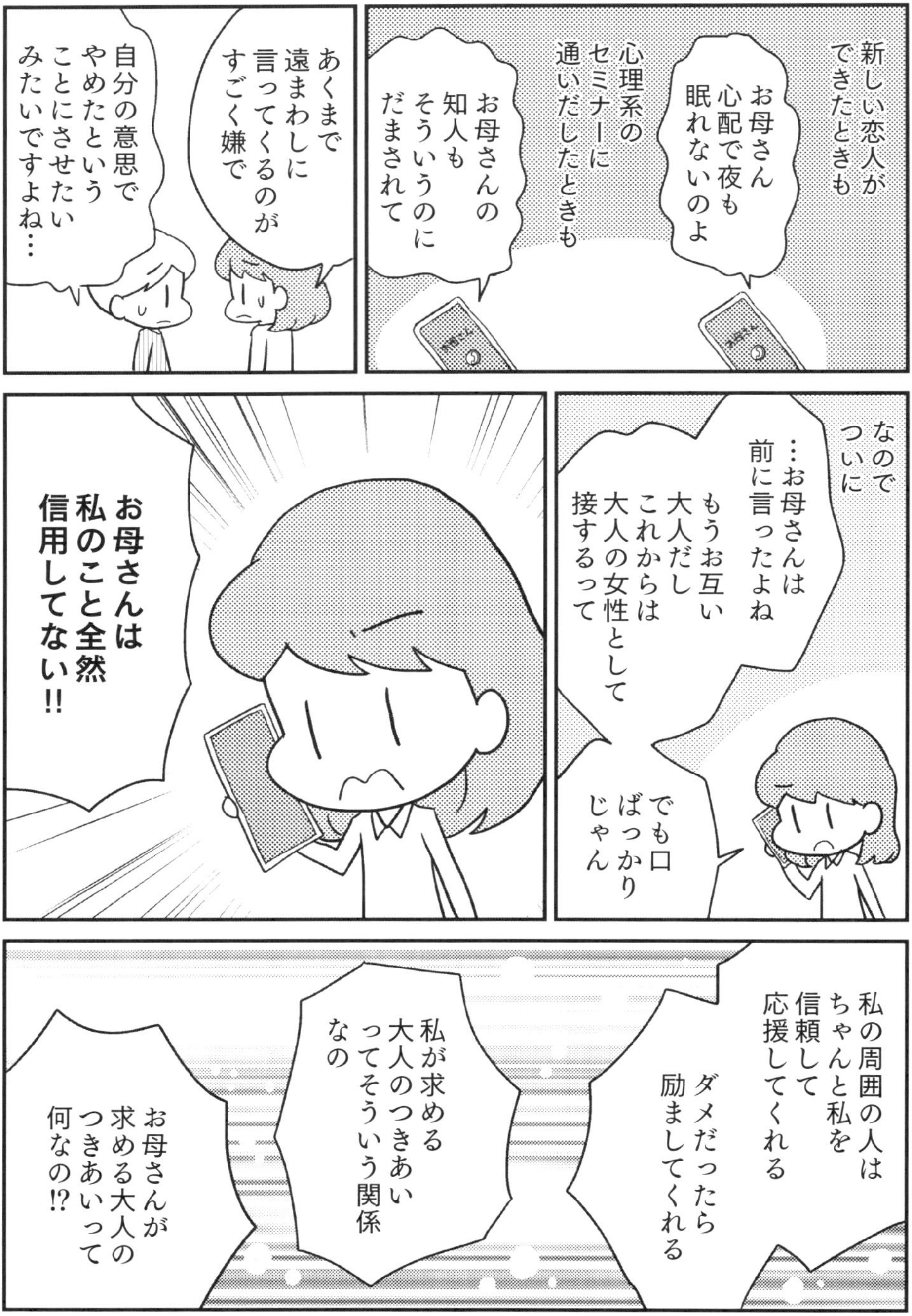
新しい恋人ができたときも
お母さん心配で夜も眠れないのよ
心理系のセミナーに通いだしたときも
お母さんの知人もそういうのにだまされて
あくまで遠まわしに言ってくるのがすごく嫌で
自分の意思でやめたということにさせたいみたいですよね…
なのでついに
…お母さんは前に言ったよね
もうお互い大人だしこれからは大人の女性として接するって
でも口ばっかりじゃん
お母さんは私のこと全然信用してない!!
私の周囲の人はちゃんと私を信頼して応援してくれる
ダメだったら励ましてくれる
私が求める大人のつきあいってそういう関係なの
お母さんが求める大人のつきあいって何なの!?

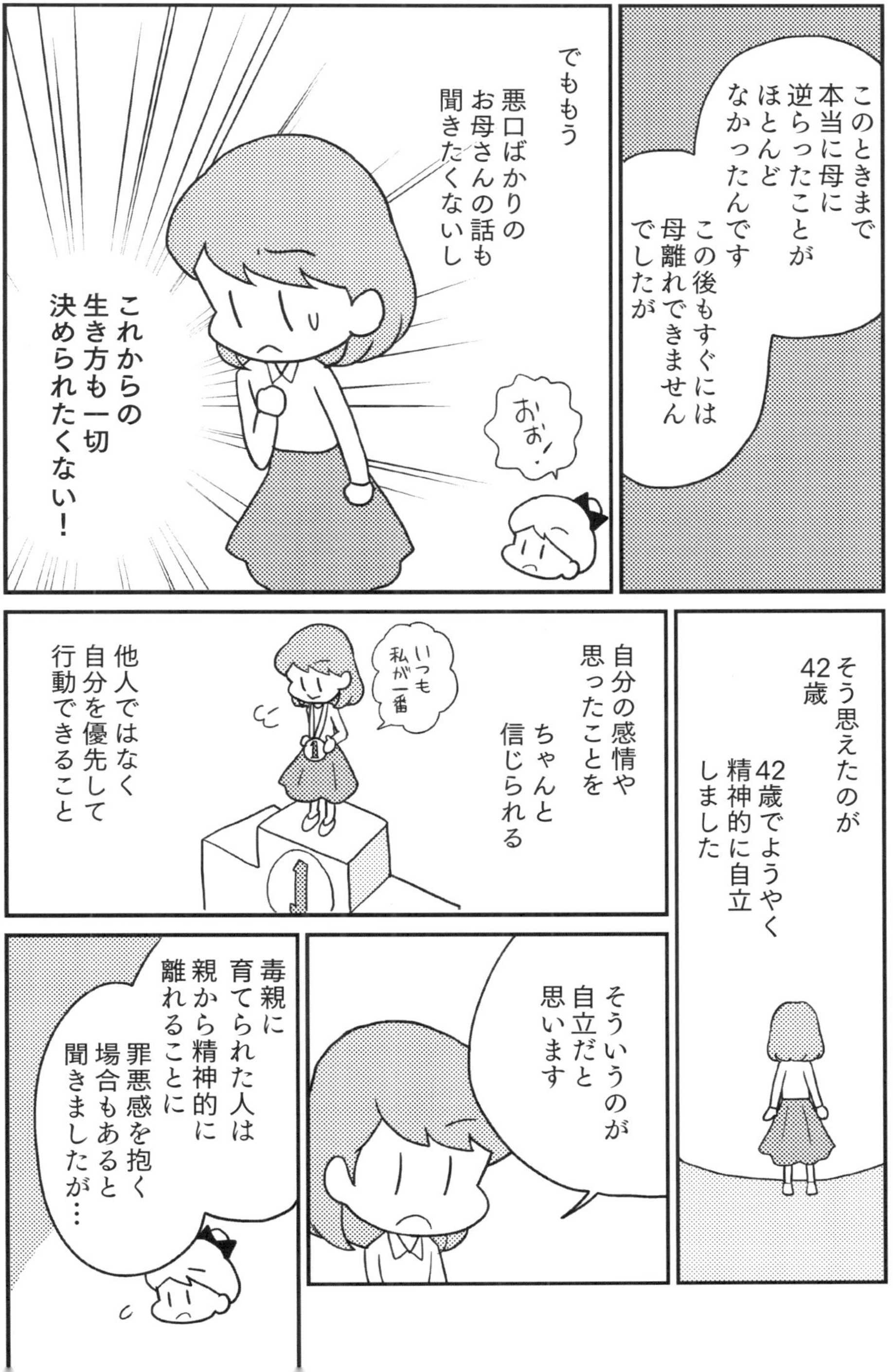
このときまで本当に母に逆らったことがほとんどなかったんです
この後もすぐには母離れできませんでしたが
でももう
悪口ばかりのお母さんの話も聞きたくないし
おお！
これからの生き方も一切決められたくない！
そう思えたのが42歳
42歳でようやく精神的に自立しました
自分の感情や思ったことを
ちゃんと信じられる
いつも私が一番
他人ではなく自分を優先して行動できること
そういうのが自立だと思います
毒親に育てられた人は親から精神的に離れることに
罪悪感を抱く場合もあると聞きましたが…

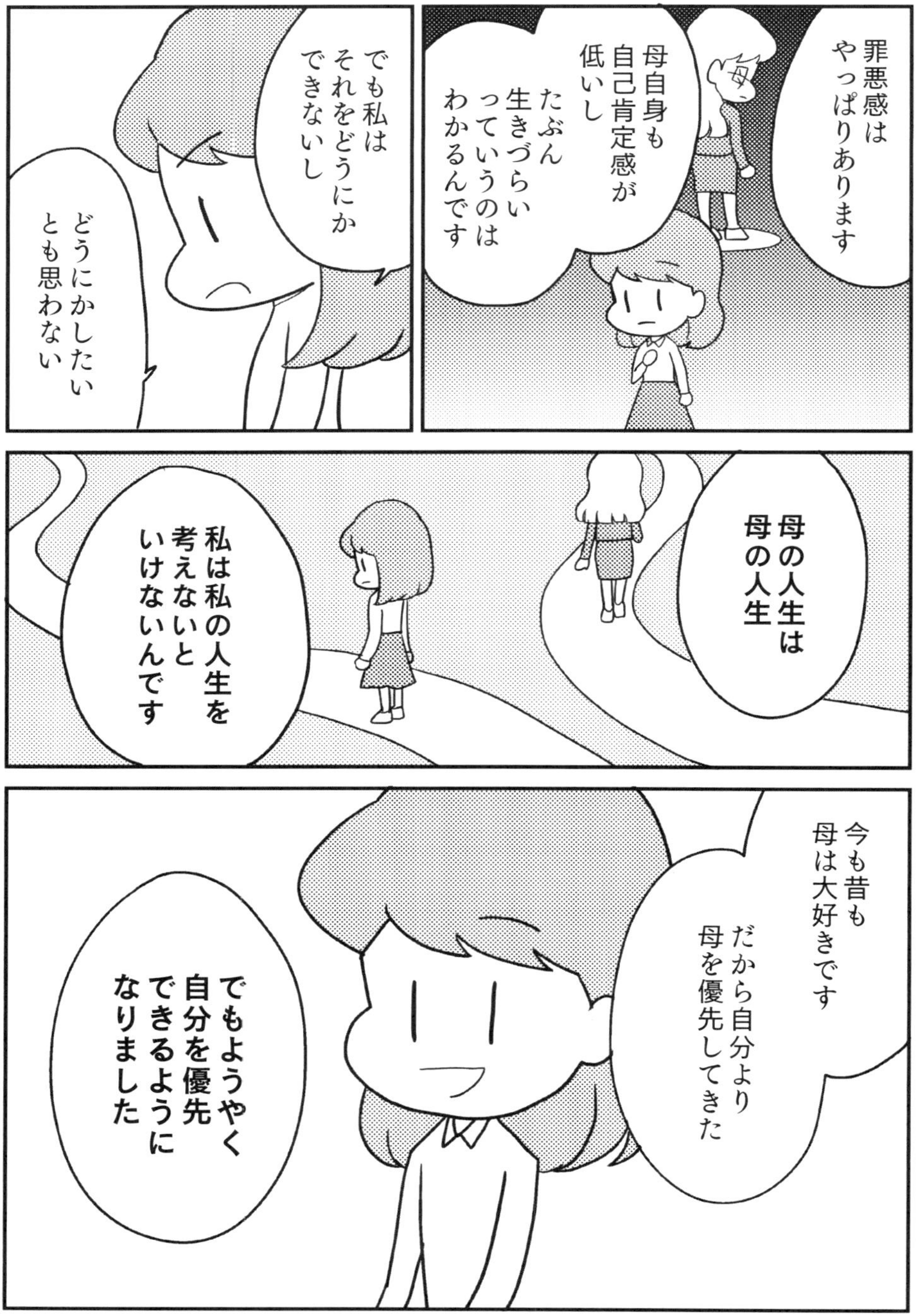
罪悪感はやっぱりあります
母
母自身も自己肯定感が低いし
たぶん生きづらいっていうのはわかるんです
でも私はそれをどうにかできないし
どうにかしたいとも思わない
母の人生は母の人生
私は私の人生を考えないといけないんです
今も昔も母は大好きです
だから自分より母を優先してきた
でもようやく自分を優先できるようになりました

Q＆A
おしえて！
大石先生④

Q

パワハラ上司、DV彼氏・彼女、毒親の見分け方は？

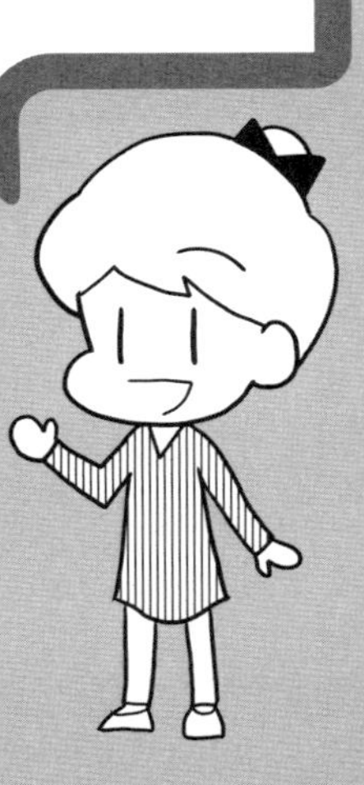

A

コントロールしようとしてくる人には要注意！

この章のテーマは「人間関係の依存」です。近年、「過労死」や「虐待」、「モラハラによる離婚騒動」などの事件をニュースで目にしたり、ドラマでも題材になることが増えました。「ブラック企業を辞めたくても、辞められない」

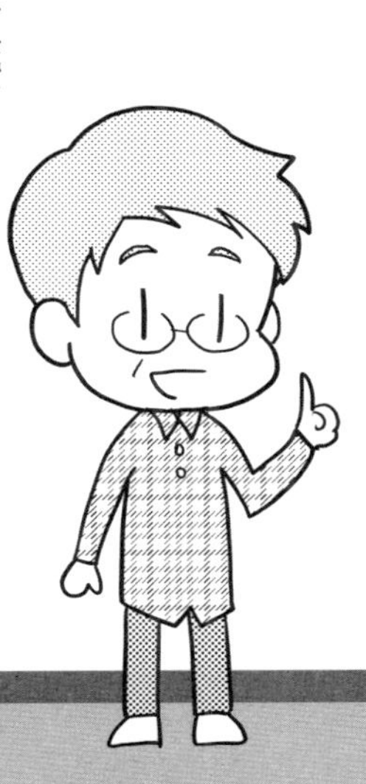

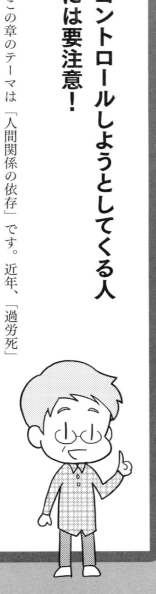

であったり、「DVをしてくる相手と別れられない」といった状況は、医学的に「依存」と言い切ることはできませんが、心理的に非常に依存と近く「依存的」と言って問題ないでしょう。

他の依存がそうであるように、これらの依存もなかなか気づきにくいのが特徴です。「つきあっているときはすごく優しかったのに、結婚して急に暴力を振るうようになった」という話を聞いたことがある人もいるでしょう。ブラック企業も入社する前はなかなか気づかず、徐々に辞められなくなっていくことが多いようです。

人間関係というのは、人が生きていく上で欠かせないものです。「お金」や「食べ物」と同じくらい大切だと言っても過言ではありません。では、「ブラック企業」「パワハラ上司」「DV彼氏・彼女」などは、どのように見分ければいいのでしょうか？

ポイントは以下の三つになります。

①コントロールしようとする　②二重洗脳　③外部からの遮断

順を追って説明していきましょう。

①「コントロールしようとする人」には要注意！

これらの一番の特徴は、コントロールしようとするかどうかです。夫婦関係で暴力によってコントロールしようとすると、「ＤＶ」になり、言葉によってコントロールしようとすると「モラハラ」になります。親が子に暴力でコントロールしようとすると、「虐待」になり、言葉でコントロールしようとすると「毒親」となるのです。会社での「パワハラ」は、上司が部下を力でコントロールしようとしている状態なのです。

②「二重洗脳」には要注意！

「二重洗脳」というのは専門用語で、簡単に言えば過度な「アメ」と「ムチ」のことです。人間関係の依存では非常に重要なキーワードになります。①のコントロールしようとする手段の一つと言えるでしょう。ＤＶ彼氏が「優しいときはとても優しい。でも、怒ると何されるかわからない」というのも二重洗脳です。これはカルト教団がよく用いる手法です。カルト教団は信者を誘うため最初はとても優しく親身になって悩んでいる人の話を聞いてあげます。ただ、入会してしまうと「退会すると不幸になる」といったような恐怖を植えつけ、「優しさ」と「恐怖」の二重で洗脳し、やめられなくするのです。ブラック企業を辞めた人が社長から「二度とこの業界で働けなくしてやる」と、退職の相談をしたときに言われたという話を聞いたことがありますが、これも「恐怖」で洗脳しようとしています。

③「外部との関係を遮断してくる人」には要注意！

＃14のずんずんさんの話（131ページ）にあったように、管理者が意識しているかどうかは別として、長時間労働をしていると自然と外部から遮断されていきます。**外部から遮断されると「やめられない」状況に陥りやすくなります。**

この本のプロローグで「自分を客観的に見るのが大事」と話しましたが、外部から遮断されると自分を客観的に見られなくなるからです。ですので、ブラックな状況で働く人でも、できるだけ社外の人の友人を持つことをオススメします。「その会社おかしいよ」と言ってくれる人がいると自分の状況を客観的に見やすくなります。

たとえば、束縛してくる彼や旦那（彼女や奥さん）の、「友人と会うな」という言葉や「異性の連絡先を携帯から全部消させる」という行為も、この「遮断」にあたります。虐待をしている親も子供をあまり外に連れ出そうとしません。子供が外部と接触することで「自分の家はおかしい」と思ってしまう可能性があるからです。

これらを総括して言えることは、ＤＶやパワハラをする人は**相手が「自分と違う人間だということを受け入れられない」**ということです。

いくら家族であっても恋人関係でも、上司と部下の関係でも、相手は自分と違う人間で違う考え方を持っています。一卵性の双子でも、性格も違えば好きになる相手も違ってくるのですから、当たり前です。彼氏でも、上司でも、親でも、自分と違う考えを話したとき、それが許せず、イライラするとしたら少し注意が必要ですし、コントロールして無理に自分の考えに合わせようとしたりするなら、危険だと言えるでしょう。

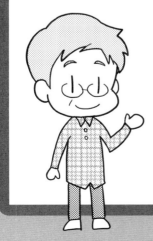

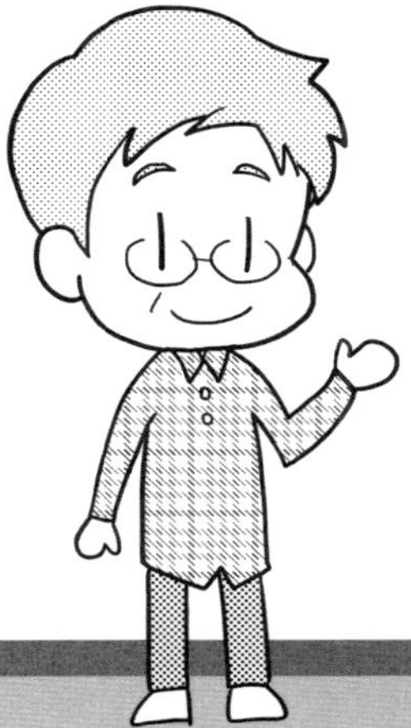

現実vs依存 〜あなたが「大切」だと思うものは何？〜

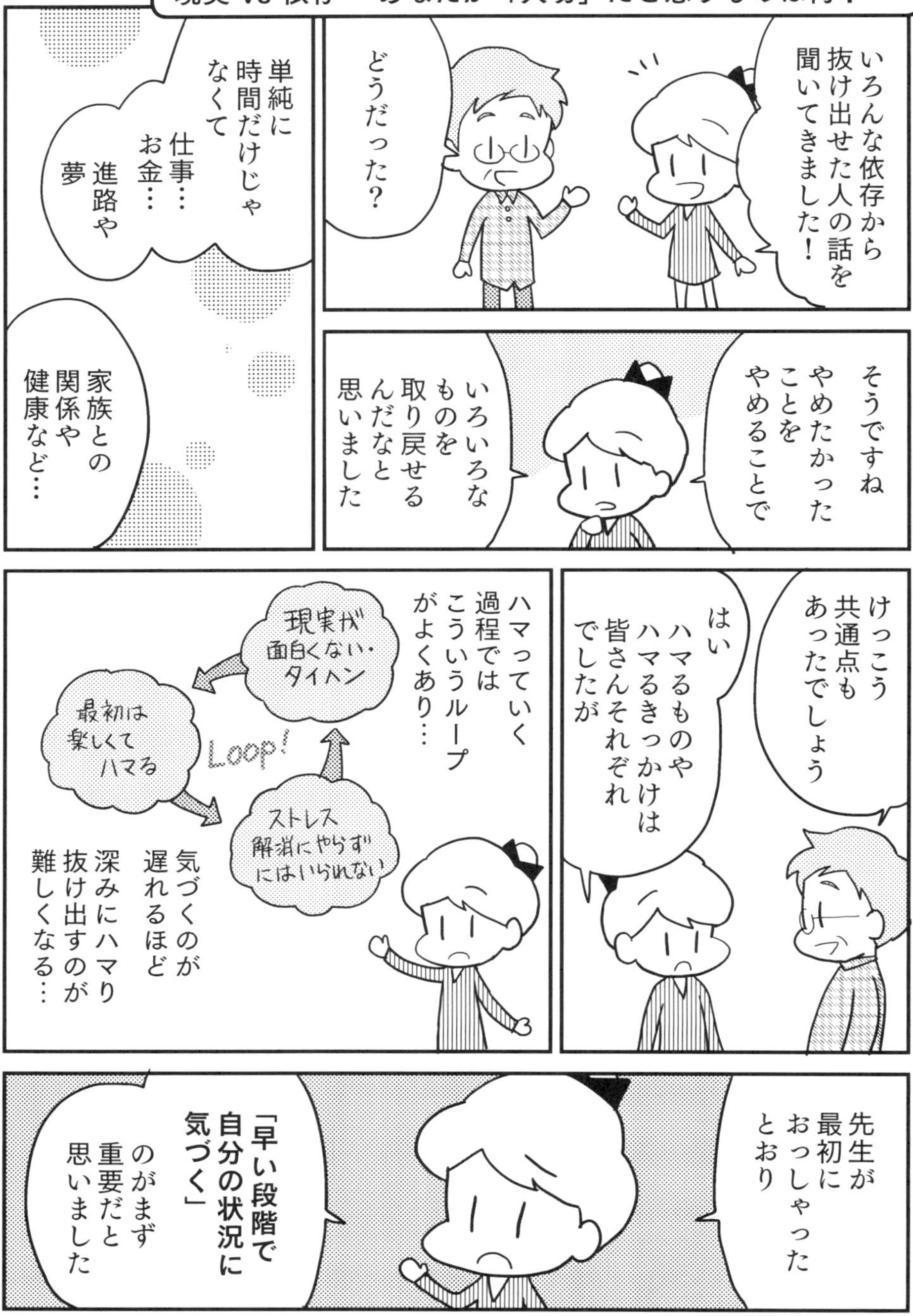
いろんな依存から抜け出せた人の話を聞いてきました！
どうだった？
そうですね やめたかったことをやめることで
いろいろなものを取り戻せるんだなと思いました
単純に時間だけじゃなくて 仕事…お金… 進路や夢
家族との関係や健康など…
けっこう共通点もあったでしょう
はい ハマるものやハマるきっかけは皆さんそれぞれでしたが
ハマっていく過程ではこういうループがよくあり…
現実が面白くない・タイヘン
最初は楽しくてハマる
Loop!
ストレス解消にやらずにはいられない
気づくのが遅れるほど深みにハマり抜け出すのが難しくなる…
先生が最初におっしゃったとおり
「早い段階で自分の状況に気づく」のがまず重要だと思いました

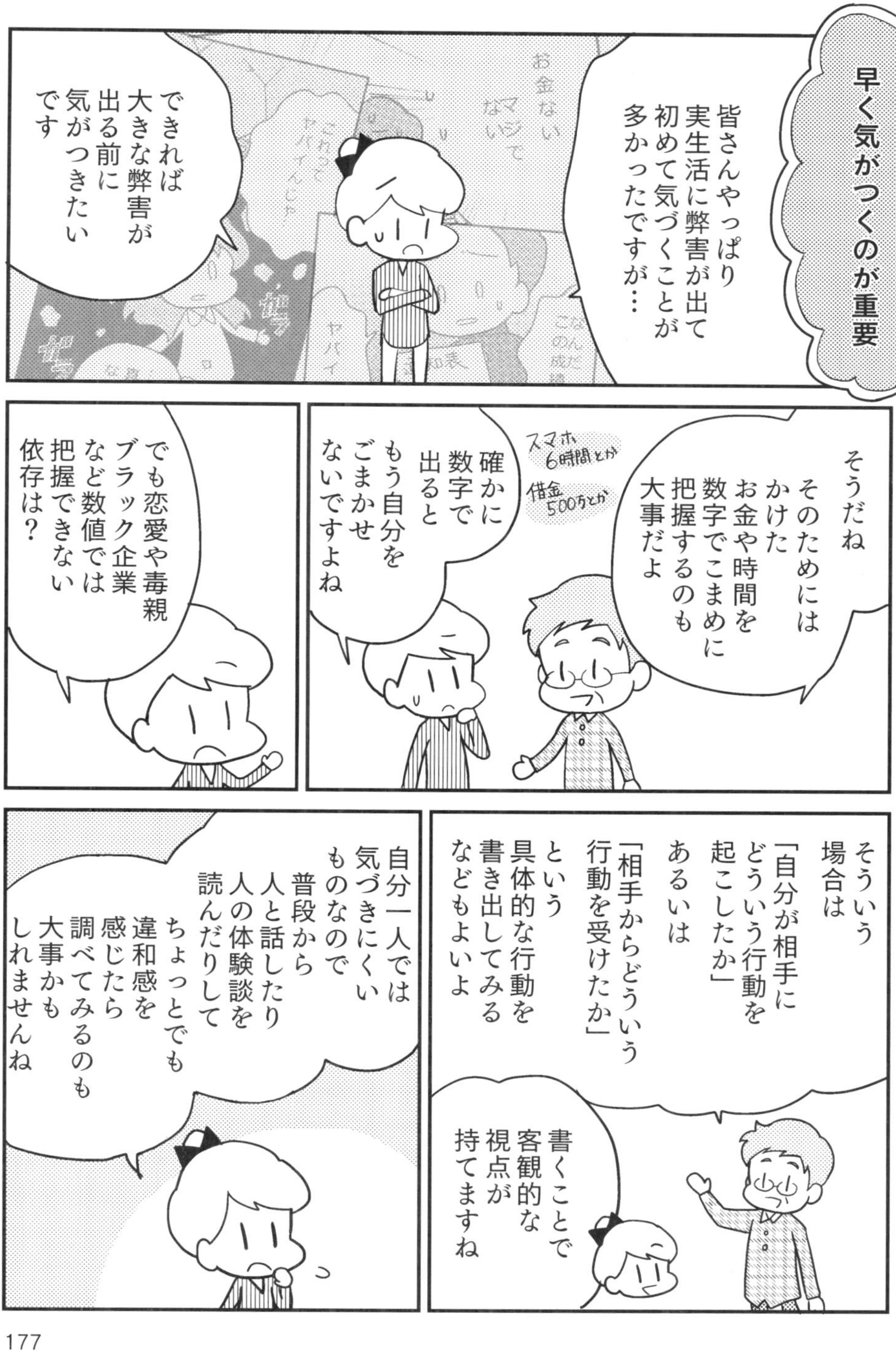
早く気がつくのが重要
皆さんやっぱり実生活に弊害が出て初めて気づくことが多かったですが…
できれば大きな弊害が出る前に気がつきたいです
そうだね そのためにはかけたお金や時間を数字でこまめに把握するのも大事だよ
スマホ6時間とか
借金500万とか
確かに数字で出るともう自分をごまかせないですよね
でも恋愛や毒親ブラック企業など数値では把握できない依存は？
そういう場合は「自分が相手にどういう行動を起こしたか」あるいは「相手からどういう行動を受けたか」という具体的な行動を書き出してみるなどもよいよ
書くことで客観的な視点が持てますね
自分一人では気づきにくいものなので普段から人と話したり人の体験談を読んだりして
ちょっとでも違和感を感じたら調べてみるのも大事かもしれませんね

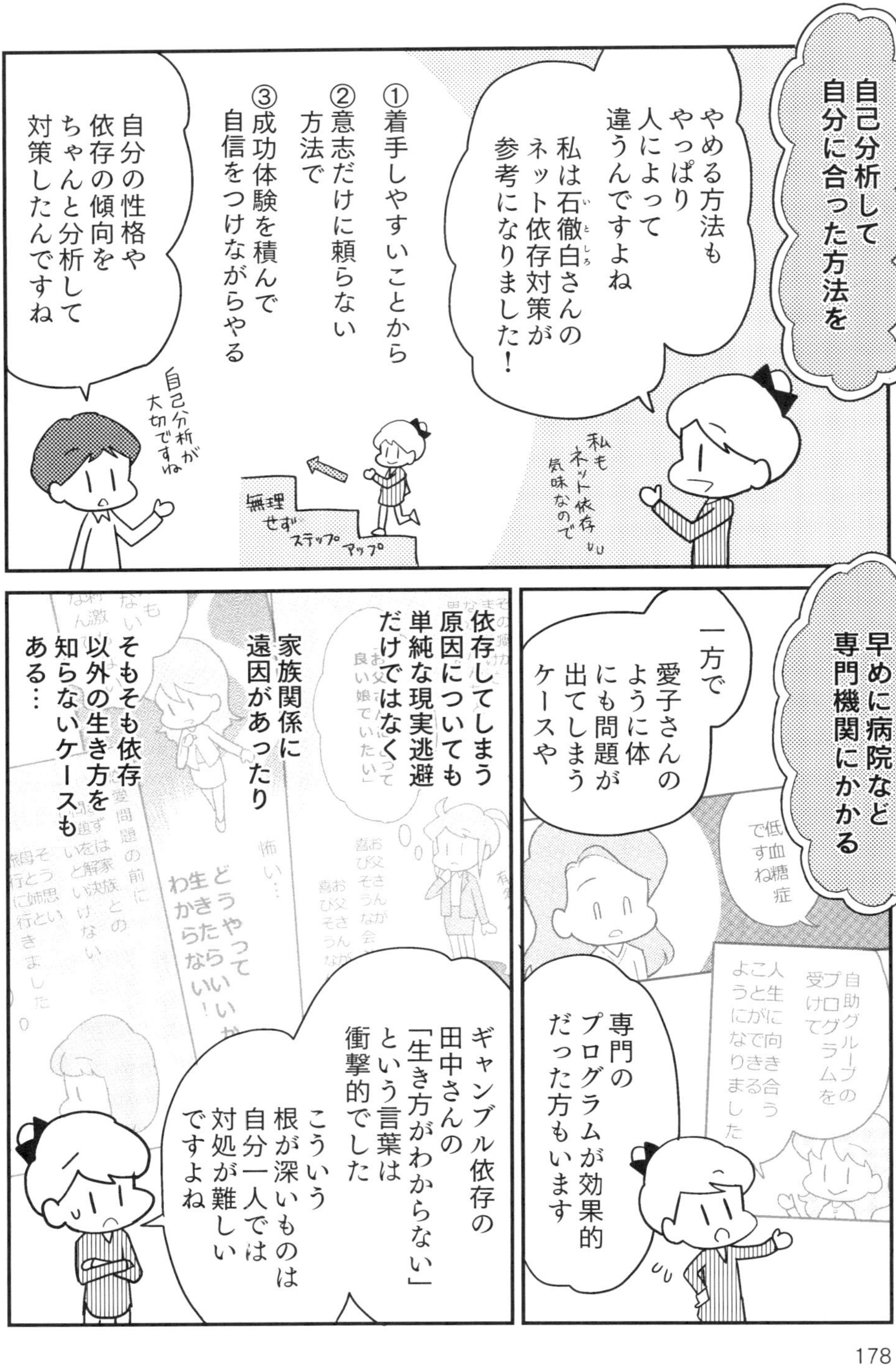
自己分析して
自分に合った方法を
やめる方法もやっぱり人によって違うんですよね
私は石徹白《いとしろ》さんのネット依存対策が参考になりました！
私もネット依存気味なので
①着手しやすいことから
②意志だけに頼らない方法で
③成功体験を積んで自信をつけながらやる
無理せずステップアップ
自分の性格や依存の傾向をちゃんと分析して対策したんですね
自己分析が大切ですね
早めに病院など
専門機関にかかる
一方で愛子さんのように体にも問題が出てしまうケースや
低血糖症ですね
自助グループのプログラムを受けて
人生に向き合うことができるようになりました
専門のプログラムが効果的だった方もいます
依存してしまう原因についても単純な現実逃避だけではなく
家族関係に遠因があったり
怖い…
そもそも依存以外の生き方を知らないケースもある…
ギャンブル依存の田中さんの「生き方がわからない」という言葉は衝撃的でした
こういう根が深いものは自分一人では対処が難しいですよね

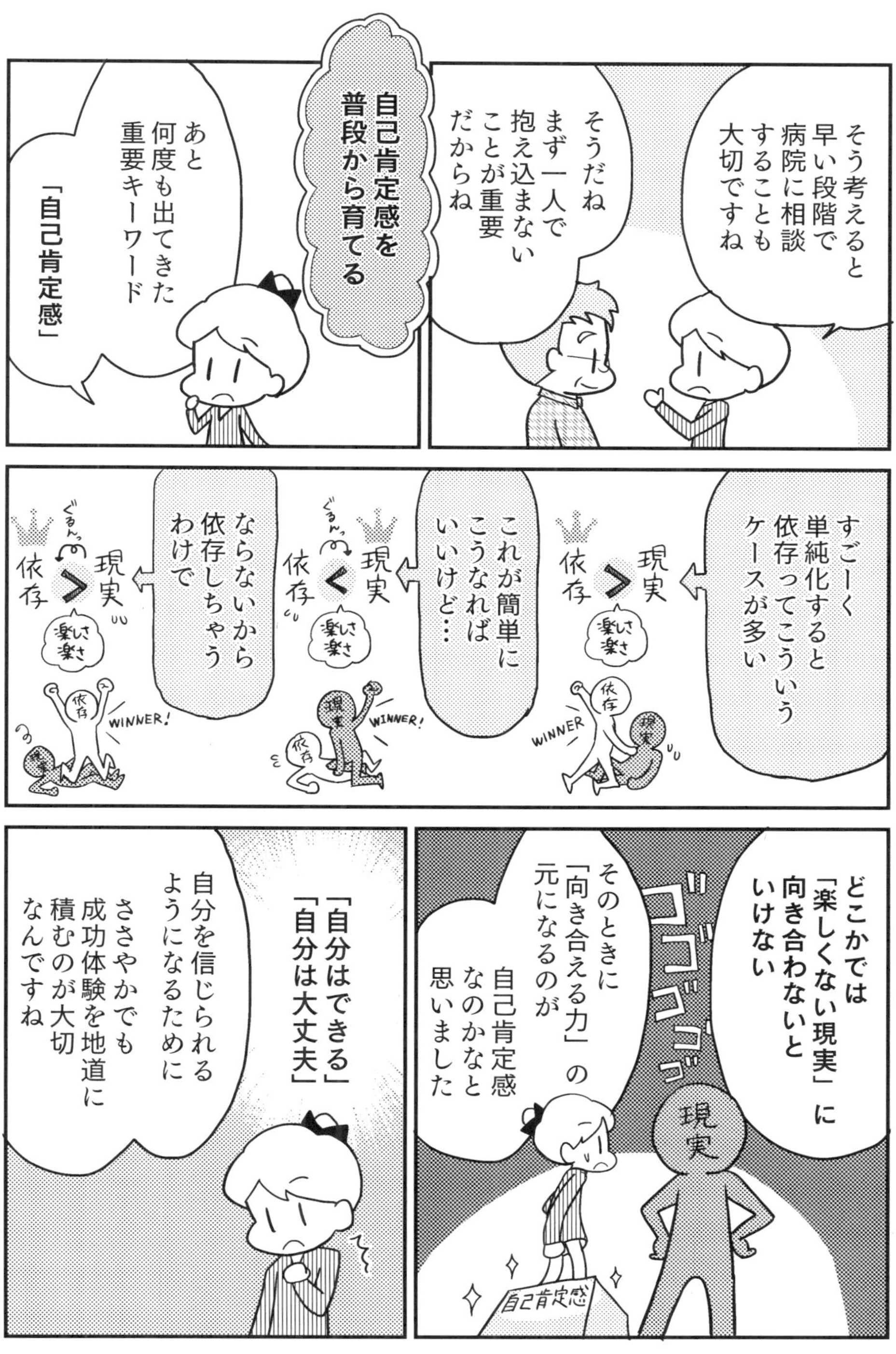
そう考えると早い段階で病院に相談することも大切ですね
そうだねまず一人で抱え込まないことが重要だからね
自己肯定感を普段から育てる
あと何度も出てきた重要キーワード
「自己肯定感」
すごーく単純化するとこういうケースが多い
現実
依存
楽しさ楽さ
依存
現実
WINNER
これが簡単にこうなればいいけど…
ぐるんっ
現実
依存
楽しさ楽さ
現実
依存
WINNER!
ならないから依存しちゃうわけで
ぐるんっ
現実
依存
楽しさ楽さ
依存
WINNER!
どこかでは「楽しくない現実」に向き合わないといけない
ゴゴゴゴ
そのときに「向き合える力」の元になるのが
自己肯定感なのかなと思いました
現実
自己肯定感
「自分はできる」「自分は大丈夫」
自分を信じられるようになるためにささやかでも成功体験を地道に積むのが大切なんですね

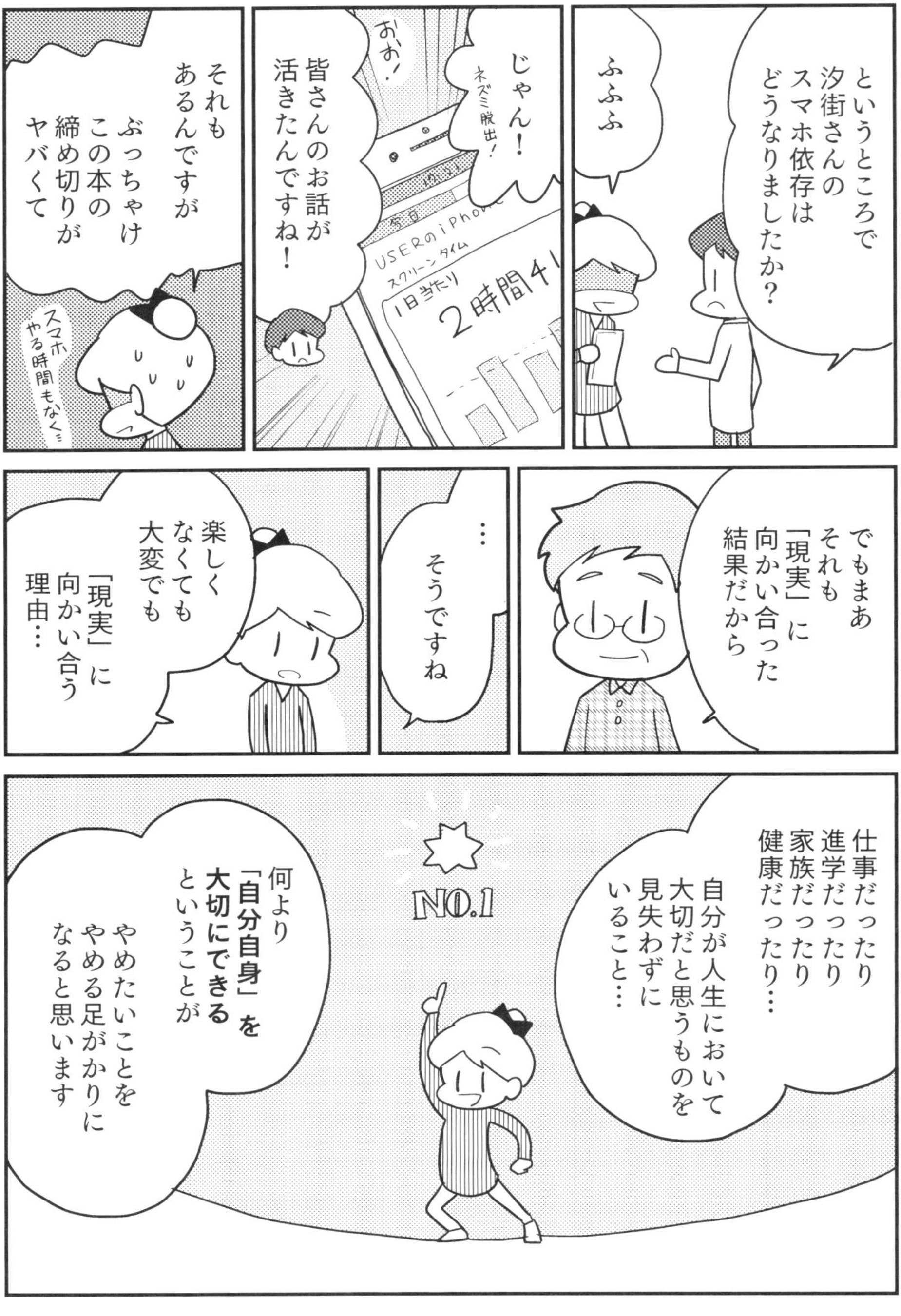
というところで汐街さんのスマホ依存はどうなりましたか？
ふふふ
じゃん！
ネズミ脱出！
おお！
USERのiPhone
スクリーンタイム
1日当たり
2時間41
皆さんのお話が活きたんですね！
それもあるんですが
ぶっちゃけこの本の締め切りがヤバくて
スマホやる時間もなく
でもまあそれも「現実」に向かい合った結果だから
…
そうですね
楽しくなくても大変でも「現実」に向かい合う理由…
仕事だったり進学だったり家族だったり健康だったり…
自分が人生において大切だと思うものを見失わずにいること…
NO.1
何より「自分自身」を大切にできるということが
やめたいことをやめる足がかりになると思います

エピローグ②
依存は誰でも抜けられる

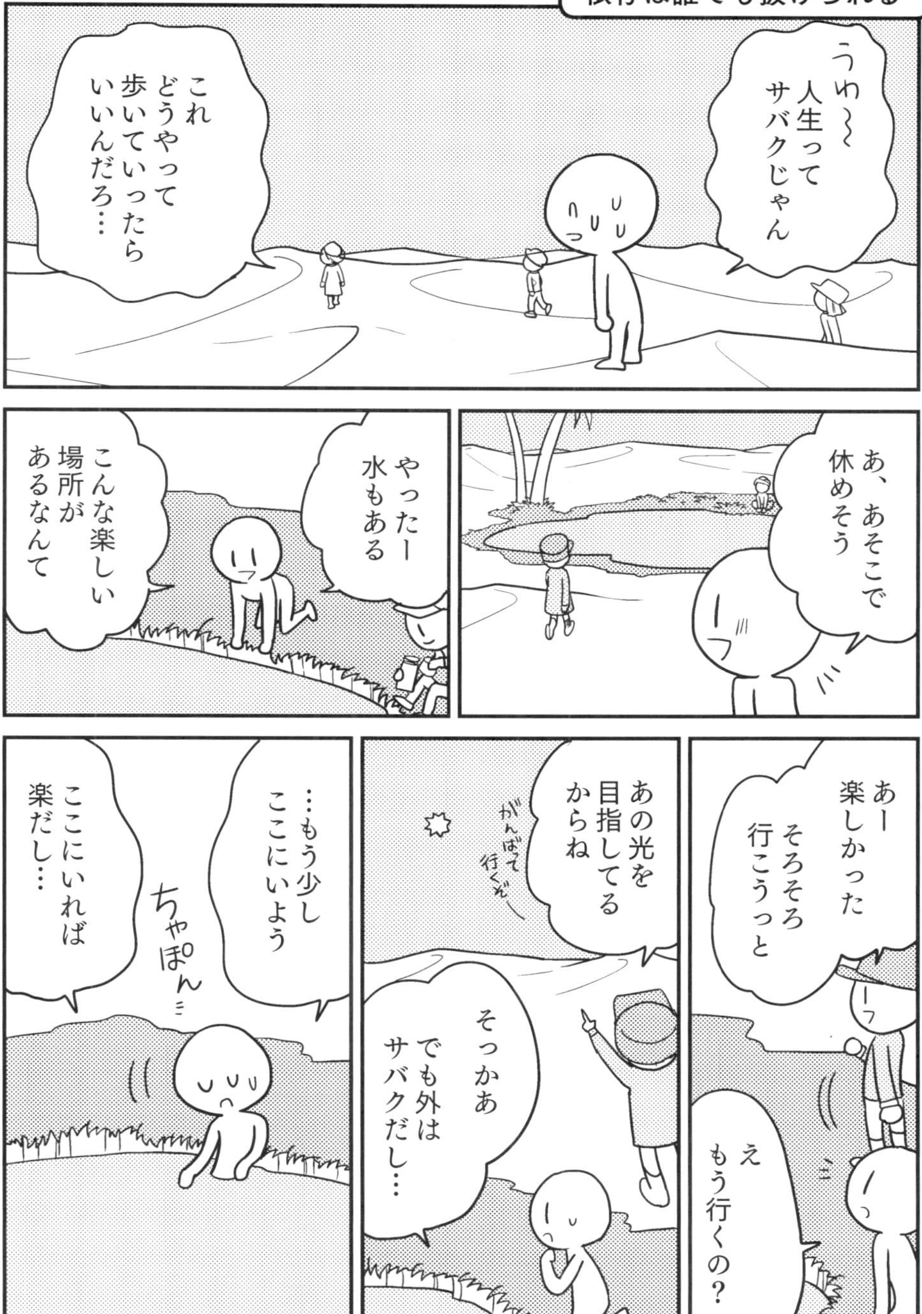

ここに浸《つ》かってると落ち着くなー
☆注意☆
水の中に浸かると
出られなくなること
あります。
長く浸かってはい
でも…そろそろ出たほうがいいのかな…
ちょん
アヅッ!!
サバク熱っ!!
えっ無理無理!
なんで皆平気で歩けるの!?
皆つらいけどガマンしてるんだよ
君は甘えてるよ
そうか…
自分は弱くて甘えてるから出られないのか…
ブクブク
…無理して出なきゃいけない理由もないし…
ブク
あれ、でも
ブク
ブク
ブク
本当になかったかな…
ブク
出る理由…
ブク
ブク

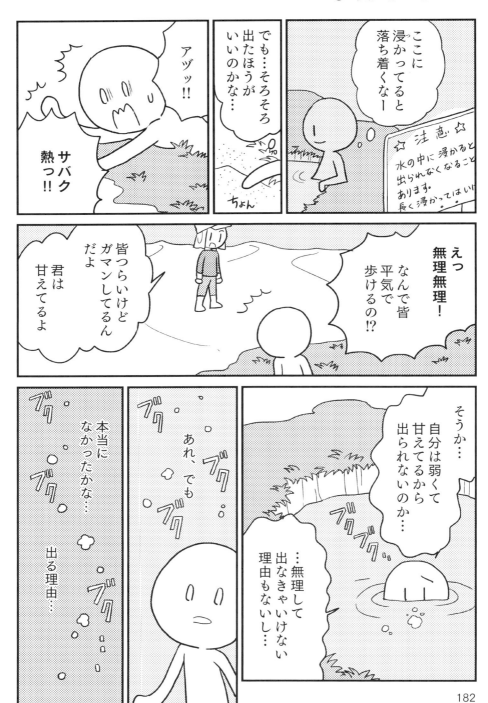

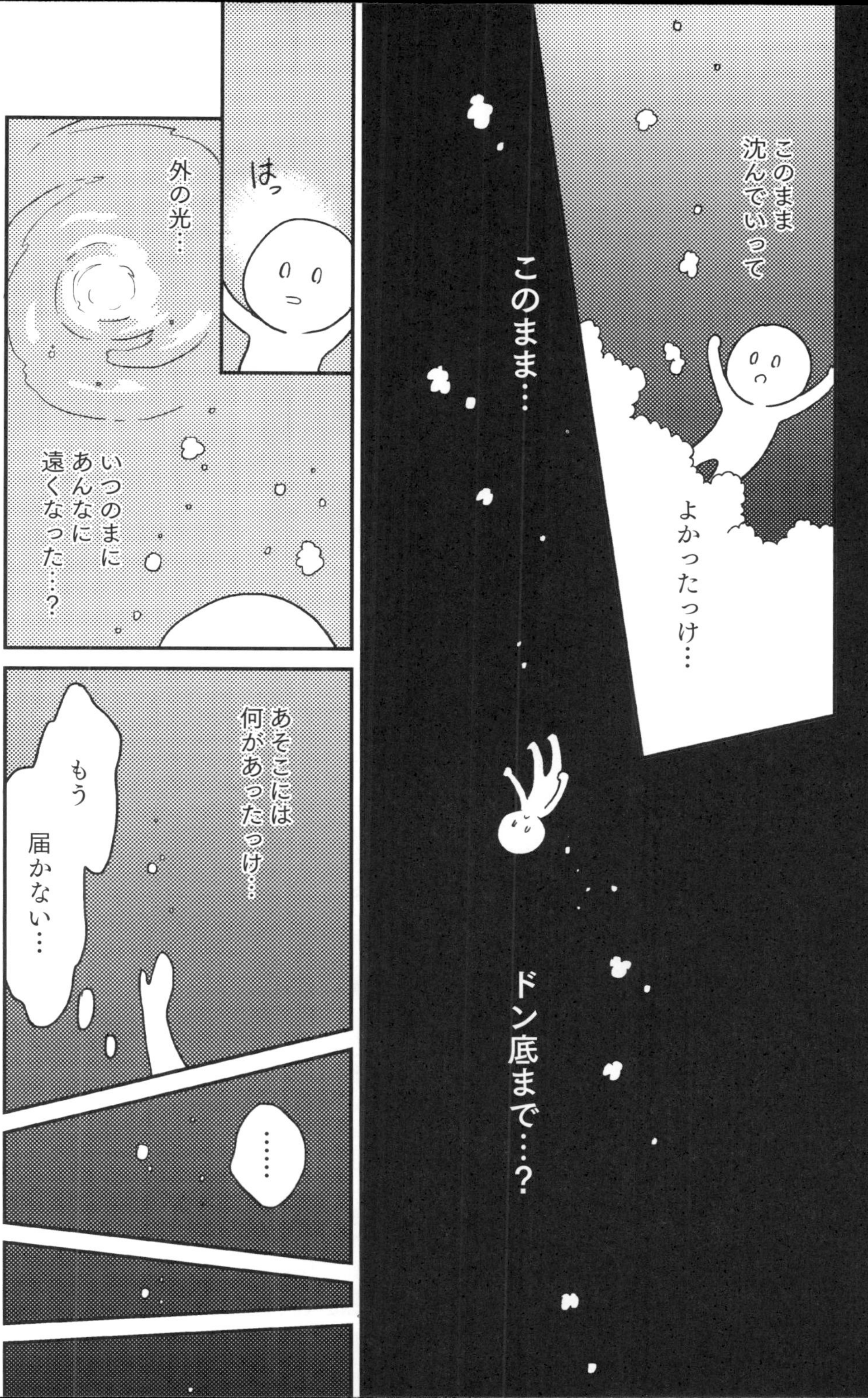
このまま
沈んでいって
よかったっけ…
このまま…
ドン底まで…?
はっ
外の光…
いつのまに
あんなに
遠くなった…?
あそこには
何があったっけ…
もう
届かない…
……

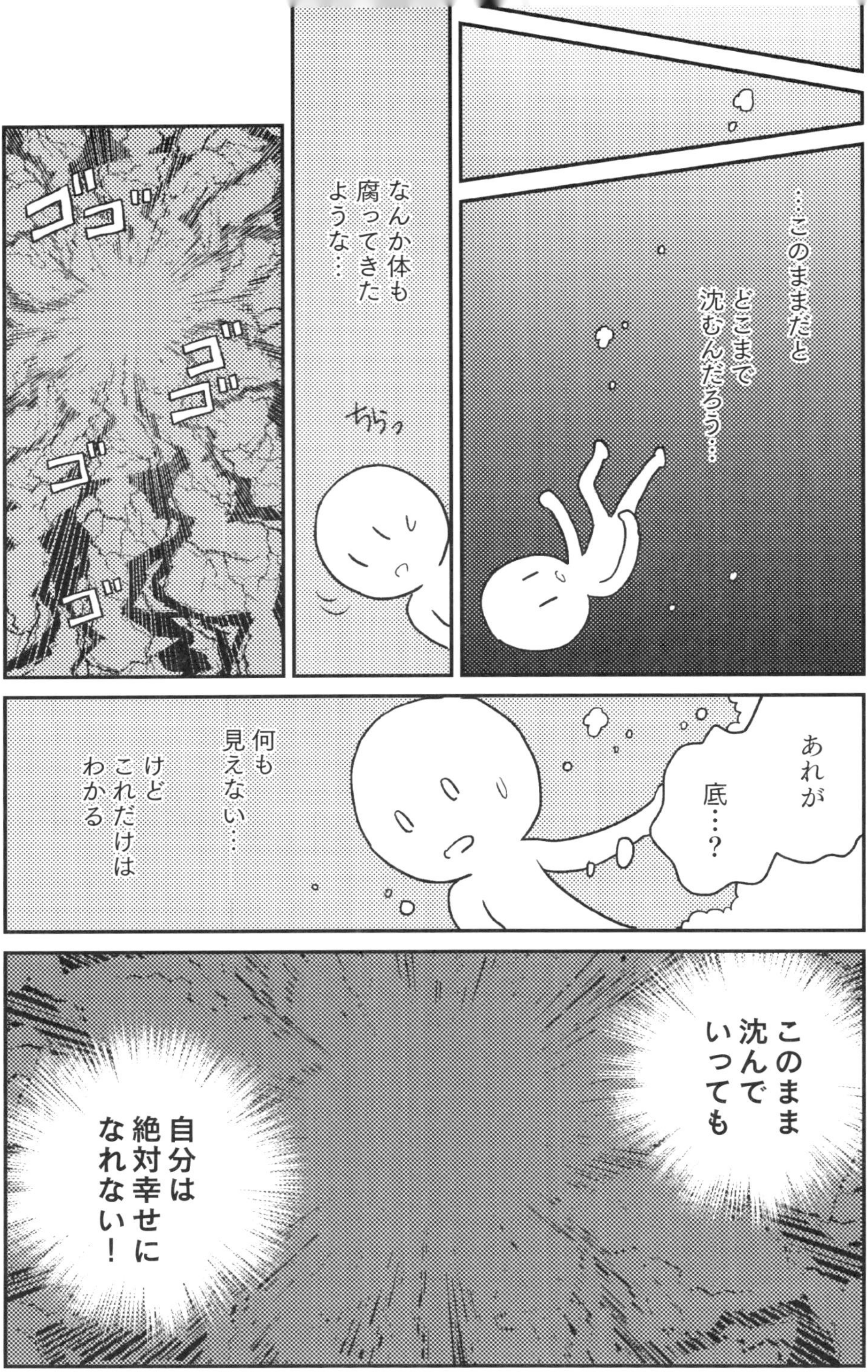
……このままだと
どこまで
沈むんだろう……
なんか体も
腐ってきた
ような…
ゴゴゴゴ
あれが
底…？
何も
見えない…
けど
これだけは
わかる
このまま
沈んで
いっても
自分は
絶対幸せに
なれない！

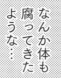

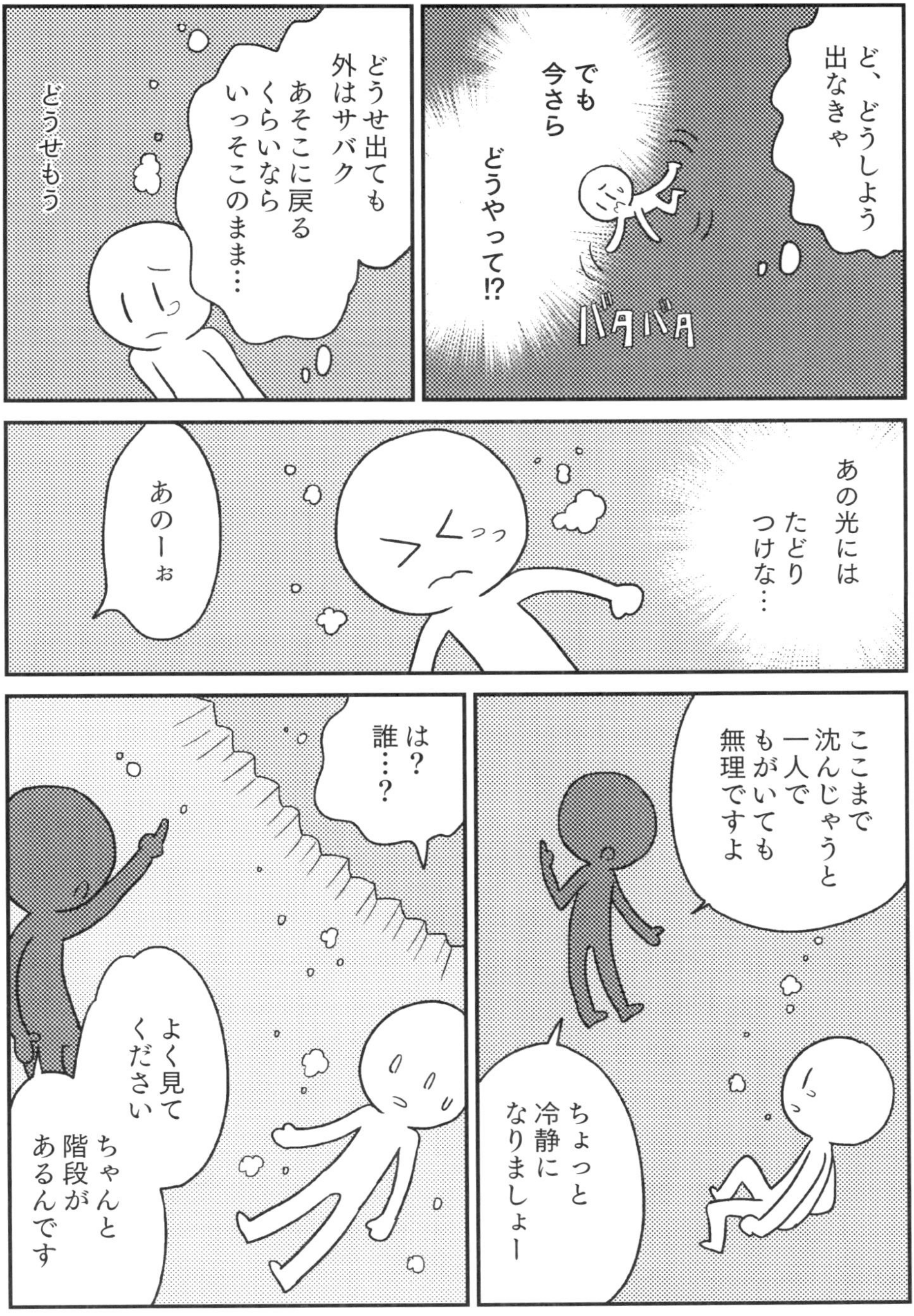

ど、どうしよう
出なきゃ
でも
今さら
どうやって⁉
バタバタ
どうせ出ても
外はサバク
あそこに戻る
くらいなら
いっそこのまま…
どうせもう
あの光には
たどり
つけな…
あのーぉ
ここまで
沈んじゃうと
一人で
もがいても
無理ですよ
ちょっと
冷静に
なりましょー
は？
誰…？
よく見て
ください
ちゃんと
階段が
あるんです

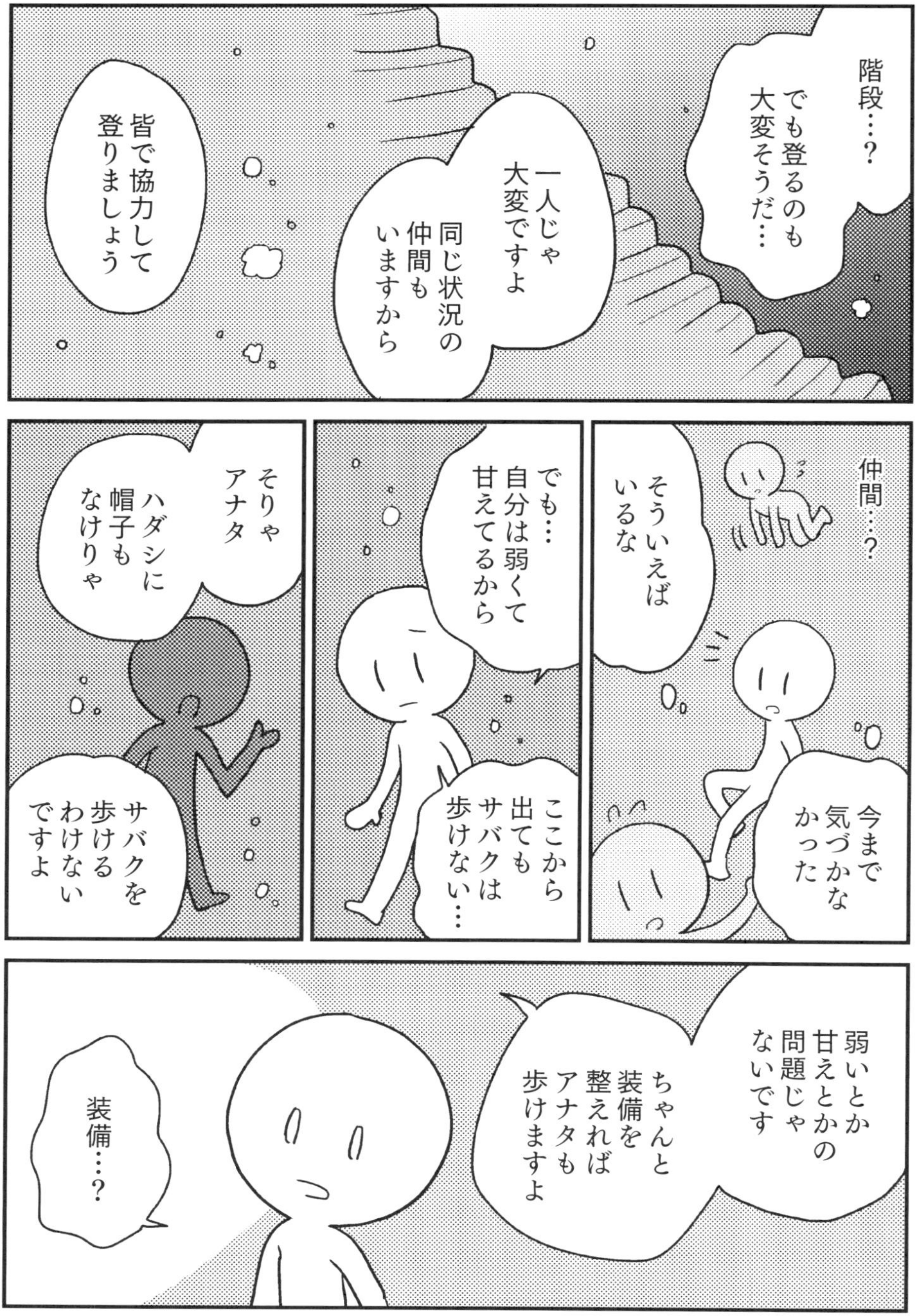
階段…？
でも登るのも大変そうだ…
一人じゃ大変ですよ
同じ状況の仲間もいますから
皆で協力して登りましょう
仲間…？
そういえばいるな
今まで気づかなかった
でも…自分は弱くて甘えてるから
ここから出てもサバクは歩けない…
そりゃアナタハダシに帽子もなけりゃ
サバクを歩けるわけないですよ
弱いとか甘えとかの問題じゃないです
ちゃんと装備を整えればアナタも歩けますよ
装備…？

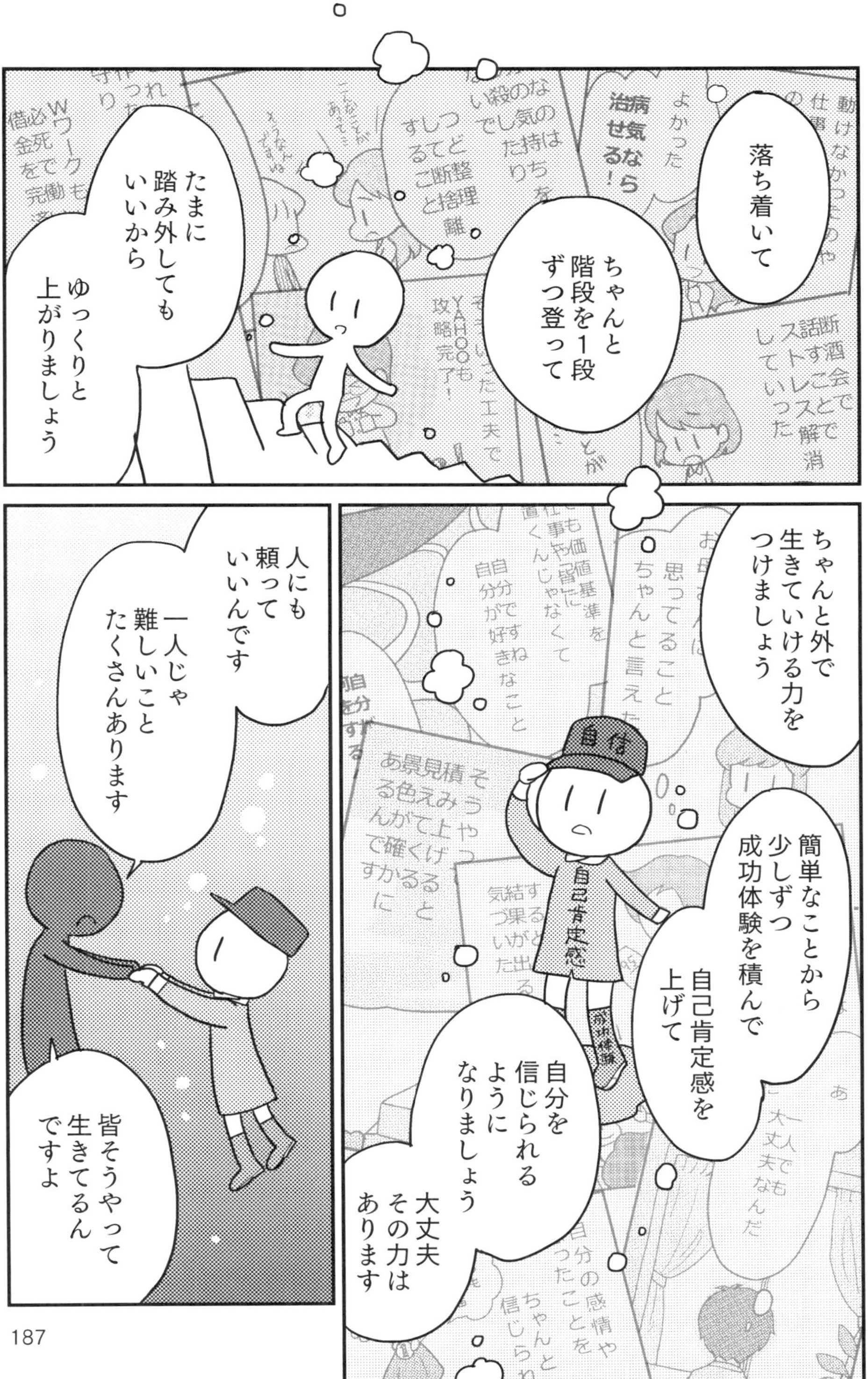
落ち着いて
ちゃんと階段を1段ずつ登って
たまに踏み外してもいいから
ゆっくりと上がりましょう
ちゃんと外で生きていける力をつけましょう
自信
自己肯定感
簡単なことから少しずつ成功体験を積んで
自己肯定感を上げて
自分を信じられるようになりましょう
大丈夫その力はあります
人にも頼っていいんです
一人じゃ難しいことたくさんあります
皆そうやって生きてるんですよ

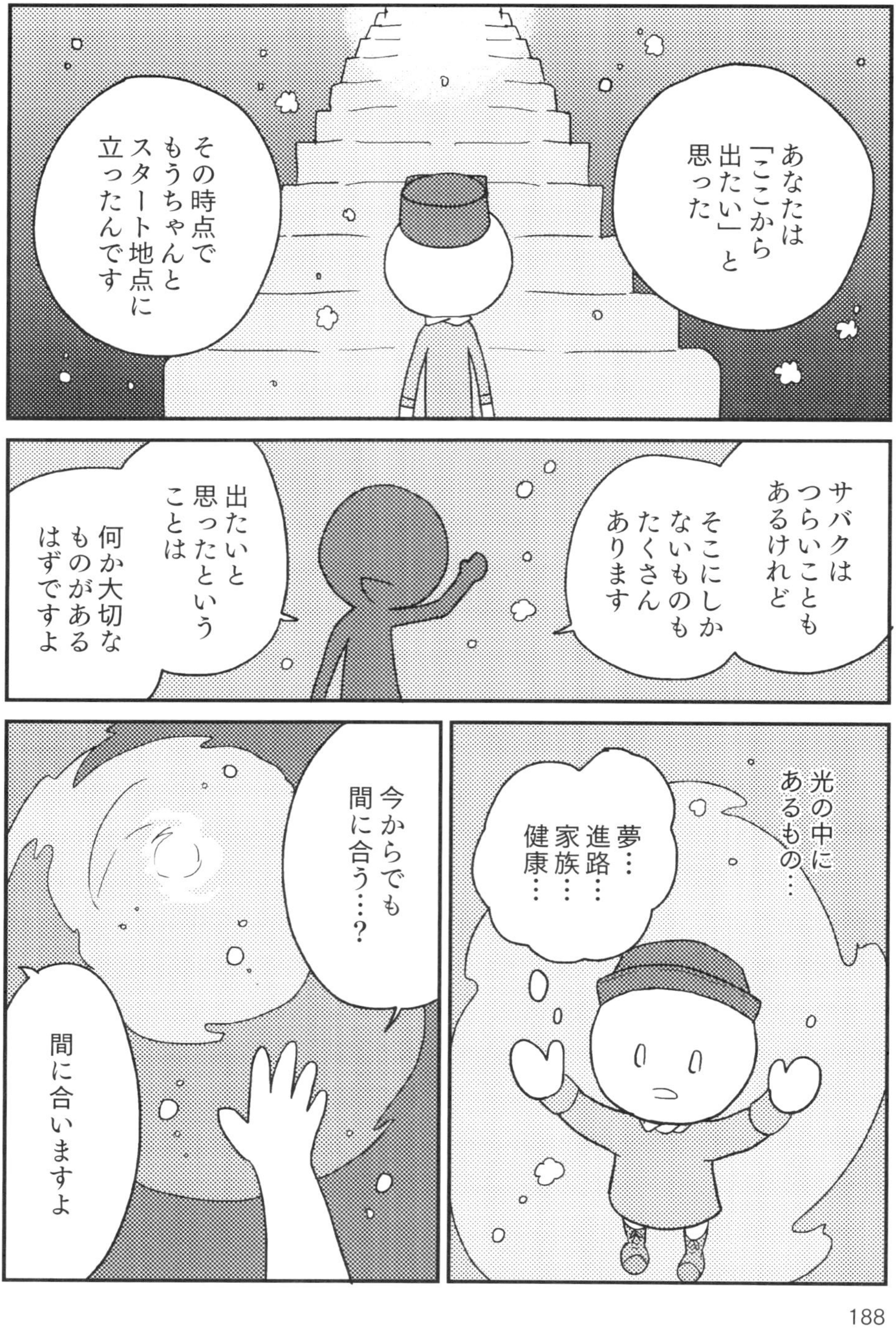
あなたは「ここから出たい」と思った
その時点でもうちゃんとスタート地点に立ったんです
サバクはつらいこともあるけれど そこにしかないものもたくさんあります
出たいと思ったということは 何か大切なものがあるはずですよ
光の中にあるもの…
夢… 進路… 家族… 健康…
今からでも間に合う…？
間に合いますよ

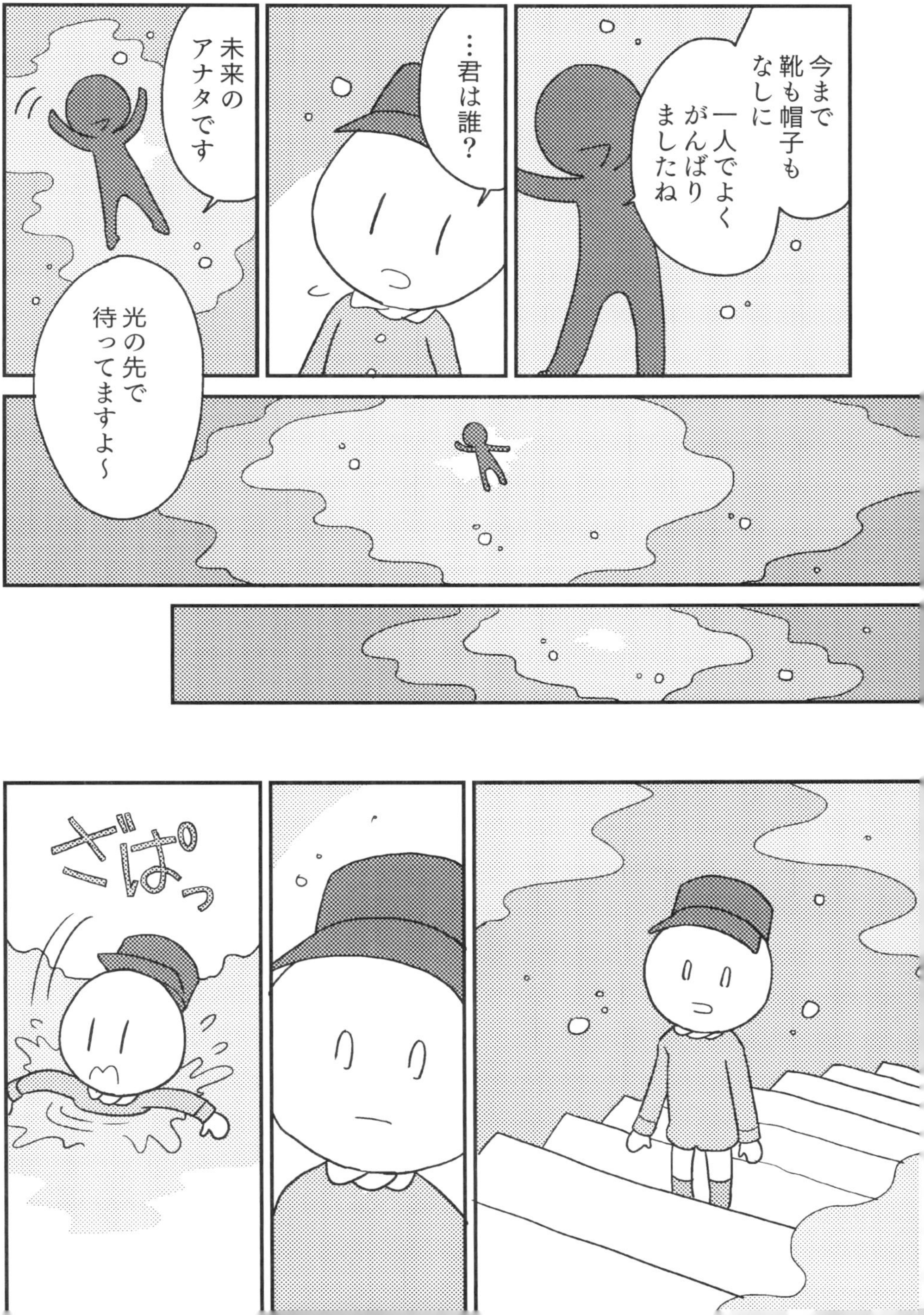
今まで靴も帽子もなしに一人でよくがんばりましたね
…君は誰？
未来のアナタです
光の先で待ってますよ～
ざぱっ

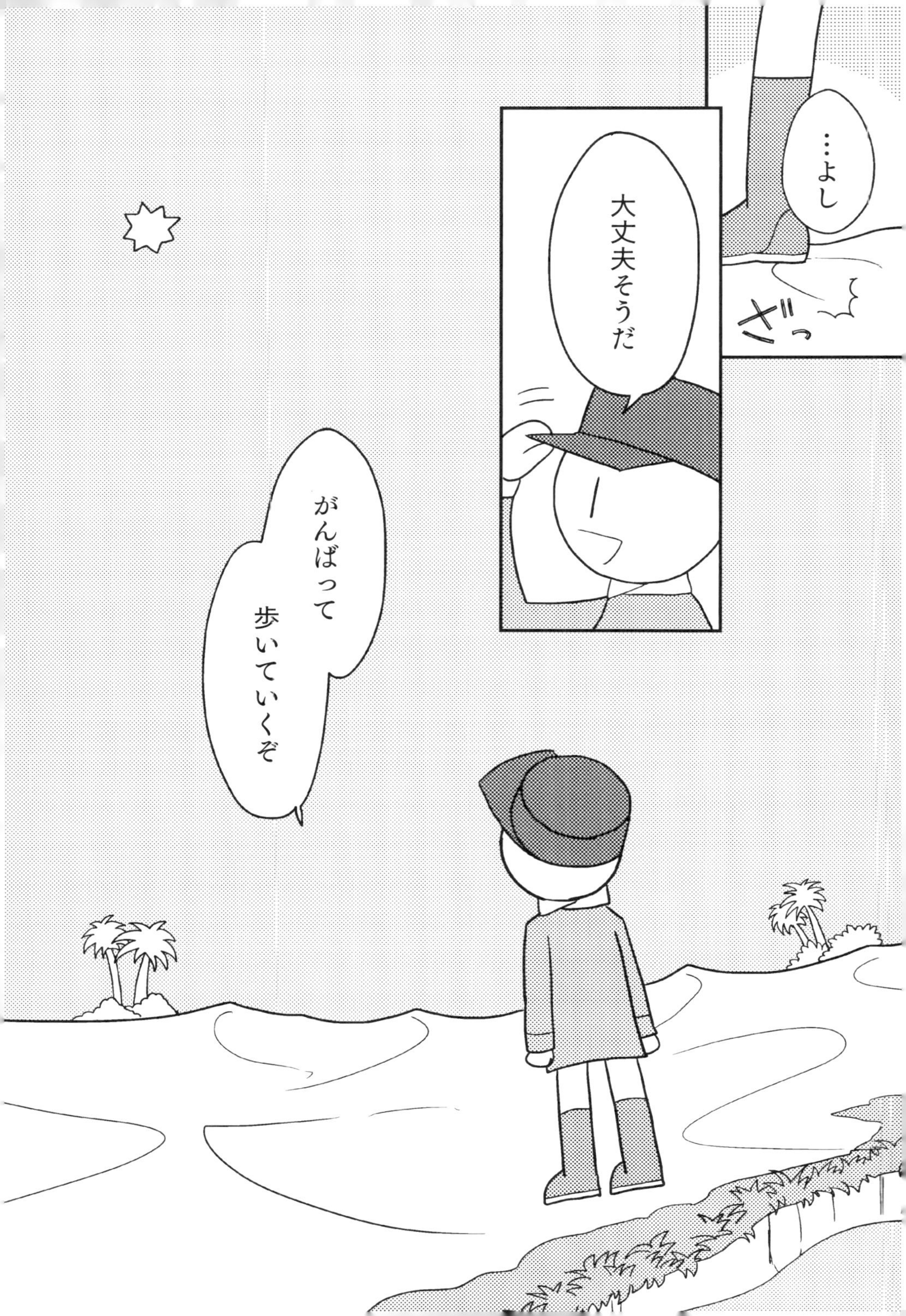
ざっ
…よし
大丈夫そうだ
がんばって
歩いていくぞ

生きていると、
現実がサバクみたいに過酷に感じられたり、
かるい息抜きのつもりが、元に戻れなくなったり……。
そんなこともあるかもしれません。

でも、人は「気づけば」変われる。
変わろうとするのに、遅すぎることはない。
そんなことを、「やめられた」皆さんから、教えてもらいました。

この本を読んで何かに「気づいた」人がいたら、
一緒に変わっていきましょう！
（私もプチスマホ依存対策継続中です……！）

最後までお読みいただき、ありがとうございました。

２０１９年４月　　汐街コナ

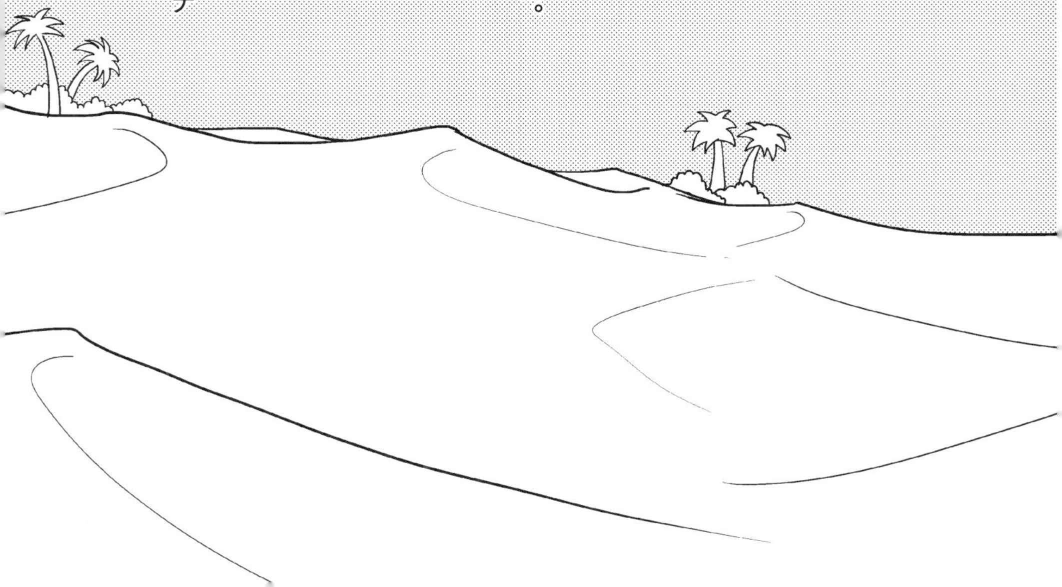

※本書は、依存から脱出した人を取材し、その体験談をドキュメンタリーコミックとしてまとめたものです。描かれている内容は、あくまで個人の体験に基づいた感触、感想で、必ずしも依存症の治療を確約するものではありません。
※冒頭のネズミの実験の出典:『快感回路』(デイヴィッド・J・リンデン著、岩坂彰訳、河出文庫)

著 者　汐街コナ　イラストレーター / 漫画家

広告制作会社のグラフィックデザイナーを経て、漫画•イラストの活動を開始。現在は、装丁画・挿絵・ゲームキャラクターイラスト等を手がけている。
自身がネットプチ依存とブラック企業依存の経験を持ち、デザイナー時代に過労自殺しかけた経験を描いた著書『「死ぬくらいなら会社辞めれば」ができない理由《ワケ》』(あさ出版)が12万部のベストセラーに。

監修者　大石雅之　精神科医 / 大石クリニック医院長

東京慈恵会医科大学卒業。1991年、当時は珍しかった外来でアルコール依存症を治療できる「依存症専門」のクリニックを横浜に開業。アルコールや薬物だけでなく、ネット依存・ギャンブル依存症・買い物依存症・性嗜好障害・窃盗癖(クレプトマニア)・ストーカー・DVなど新たな依存症を抱えた人が訪れるようになり、28年にわたってさまざまな依存症の患者と日々向き合ってきた。今でも依存症専門のクリニックは珍しく、神奈川県から依存症治療の専門医療機関として選定されている。依存症を取り扱ったテレビ番組の監修なども行う。

ずっとやめたかったこと、
こうしてやめられました。

2019年5月30日　初版発行
2019年6月15日　第2刷発行

著 者　汐街 コナ
監修者　大石 雅之

発行人　植木 宣隆
発行所　株式会社サンマーク出版
東京都新宿区高田馬場2-16-11
(電) 03-5272-3166

印 刷　三松堂株式会社
製 本　株式会社若林製本工場

ISBN978-4-7631-3758-6　C0095
ホームページ　https://www.sunmark.co.jp